U0349350

国家科学技术学术著作出版基金资助

中国医学临床百家

肾癌 郑军华2017观点

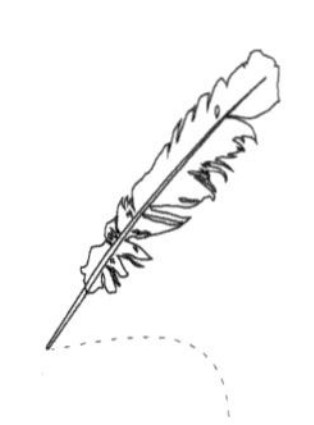

郑军华 /著

科学技术文献出版社
SCIENTIFIC AND TECHNICAL DOCUMENTATION PRESS
·北京·

图书在版编目（CIP）数据

肾癌郑军华2017观点 / 郑军华著. —北京：科学技术文献出版社，2017. 8（2018.3重印）

ISBN 978-7-5189-3041-8

Ⅰ.①肾… Ⅱ.①郑… Ⅲ.①肾癌—诊疗 Ⅳ.① R737.11

中国版本图书馆 CIP 数据核字（2017）第 164592 号

肾癌郑军华2017观点

策划编辑：巨娟梅　责任编辑：巨娟梅　李晓晨　责任校对：张吲哚　责任出版：张志平

出 版 者　科学技术文献出版社
地　　址　北京市复兴路15号　　邮编　100038
编 务 部　（010）58882938，58882087（传真）
发 行 部　（010）58882868，58882874（传真）
邮 购 部　（010）58882873
官方网址　www.stdp.com.cn
发 行 者　科学技术文献出版社发行　全国各地新华书店经销
印 刷 者　虎彩印艺股份有限公司
版　　次　2017 年 8 月第 1 版　2018 年 3 月第 2 次印刷
开　　本　710 × 1000　1/16
字　　数　171千
印　　张　18.5　彩插6面
书　　号　ISBN 978-7-5189-3041-8
定　　价　128.00元

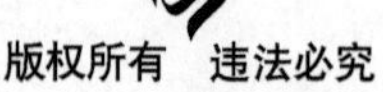

版权所有　违法必究

购买本社图书，凡字迹不清、缺页、倒页、脱页者，本社发行部负责调换

序一

Foreword

韩启德

欧洲文艺复兴后，以维萨利发表《人体构造》为标志，现代医学不断发展，特别是从19世纪末开始，随着科学技术成果大量应用于医学，现代医学发展日新月异，发生了根本性的变化。

在过去的一个世纪里，我国现代化进程加快，现代医学也急起直追。但由于启程晚，经济社会发展落后，在相当长的时期里，我国的现代医学远远落后于发达国家。记得20世纪50年代，我虽然生活在上海这个最发达的城市里，但是母亲做子宫切除术还要到全市最高级的医院才能完成；我患猩红热继发严重风湿性心包炎，只在最严重昏迷时用过一点青霉素。20 世纪 60—70 年代，我从上海第一医学院毕业后到陕西农村基层工作，在很多时候还只能靠“一根针，一把草”治病。但是改革开放仅仅 30 多年，我国现代医学的发展水平已经接近发达国家。可以说，世界上所有先进的诊疗方法，中国的医生都能做，有的还做得更好。更为可喜的是，近年来我国医学界开始取得越来越多的原创性成果，在某些点上已经处于世界领先地位。中国医生已经不再盲从发达国家的疾病诊疗指南，而能根据我们自己的经验和发现，根据我国自己的实际情况制定临床标准和规范。我们越来越有自己的东西了。

要把我们“自己的东西”扩展开来，要获得越来越多“自己的东西”，就必须加强学术交流。我们一直非常重视与国外的学术交流，第一时间掌握国外学术动向，越来越多地参与国际学术会议，有了“自己的东西”也总是要在国外著名刊物去发表。但与此同时，我们更需要重视国内的学术交流，第一时间把自己的创新成果和可贵的经验传播给国内同行，不仅为加强学术互动，促进学术发展，更为学术成果的推广和应用，推动我国医学事业发展。

我国医学发展很不平衡，经济发达地区与落后地区之间差别巨大，先进医疗技术往往只有在大城市、大医院才能开展。在这种情况下，更需要采取有效方式，把现代医学的最新进展以及我国自己的研究成果和先进经验广泛传播开去。

基于以上考虑，科学技术文献出版社精心策划出版《中国医学临床百家》丛书。每本书涵盖一种或一类疾病，由该疾病领域领军专家撰写，重点介绍学术发展历史和最新研究进展，并提供具体临床实践指导。临床疾病上千种，丛书拟以每年百种以上规模持续出版，高时效性地整体展示我国临床研究和实践的最高水平，不能不说是一个重大和艰难的任务。

我浏览了丛书中已经完稿的几本书，感觉都写得很好，既全面阐述有关疾病的基本知识及其来龙去脉，又介绍疾病的最新进展，包括笔者本人及其团队的创新性观点和临床经验，学风严谨，内容深入浅出。相信每一本都保持这样质量的书定会受到医学界的欢迎，成为我国又一项成功的优秀出版工程。

《中国医学临床百家》丛书出版工程的启动，是我国现代医学百年进步的标志，也必将对我国临床医学发展起到积极的推动作用。衷心希望《中国医学临床百家》丛书的出版取得圆满成功！

是为序。

序二

Foreword

孙颖浩

20世纪自然科学理论的三大成就为相对论、量子论和基因论。人类实施的三大计划为曼哈顿计划、阿波罗计划和人类基因组计划。与医学相关的人类基因组工程是最有影响的一项研究，该研究提供了大量的人类基因信息，加上研究技术的进一步完善和发展，使医学领域的研究发生了巨大的变化，研究成果日新月异，尤其是肿瘤的起源和发生机制得以阐明，分子生物学的成果直接渗透到肿瘤的筛查、诊断、影像、治疗和预防等领域。最近10年来，随着基因组学、蛋白组学、代谢组学，以及精准医学的发展，新型的分子靶向治疗、化疗、放疗、免疫治疗、内分泌治疗和各种物理治疗等的开展，泌尿系肿瘤的诊疗难点终将被一一攻克。

中华医学会泌尿外科专科分会第十届委员会提出“顶天立地”的发展战略，“顶天”就是要让中国泌尿外科学界与国际接轨，追求学术高峰；“立地”就是要从中国国情出发，不断地创新，将先进的技术理念和医疗规范普及到基层。最近几年来，我们欣喜地看到，我国泌尿外科医生已经不再是盲目地追随国外的前沿研究，不再是盲从美国和欧洲的疾病诊疗指南，而是更多地从中国泌尿系肿瘤的基础和临床研究出发，在国际的平台上展示我们中国研究的创新和发展成果，根据我国疾病的循证医学来制定临床标准和规范。

《肾癌郑军华2017观点》一书的作者是我国中青年泌尿外科医生的一个代表，从事泌尿外科近30年，在医、教、研方面取得了丰硕的成果。在学术上秉承专科专病发展，一直“情独于肾，与肾为伴”。尤其是近10多年来一直致力于肾癌的微创和浸润转移的转化医学研究，发表此领域SCI论文70余篇，在国际著名杂志《ONCOGENE》、国际著名肿瘤学杂志《British Journal of Cancer》及《Journal of Urology》等上发表论文。以第一完成人获得国家教育部科技成果一等奖一项，上海市医学科技进步二等奖一项，中华医学奖和华夏医学奖各一项。先后荣获了上海市领军人才、上海市优秀学术带头人、上海市卫生系统新百人等称号。

《肾癌郑军华2017观点》一书全面而又细致地将作者多年的研究成果及本年度最新的国际国内会议和共识中的新观点、新信息、新技术、新概念一一进行了分析和解读，并且几乎囊括国内外所有对于肾癌的研究，内容翔实、层次鲜明，将内容整合，分成各个部分，采用标题即观点的形式，方便读者查阅。在语言上，本书力求清晰简练，风格平实质朴，避开了枯燥的教学式写作，言语轻松但不失严谨，观点明确却不沉闷枯燥。

我鼓励我国的泌尿外科医生把自己的创新成果和宝贵的经验传播给国内同行，从而加强学术交流与普及，促进学术发展，推动医学事业的进步。

我认为，《肾癌郑军华2017观点》一书对于临床和科研工作者而言是一部优秀的学术专著，既丰富了临床工作的理论和方法，又拓宽了学术研究的思路。

健康，是每个国民的立身之本，也是一个国家的立国之基。习近平总书记在全国卫生与健康大会上提出了“努力全方位、全周期保障人民健康”的方针。这是我们医务工作者的目标与方向，我期待本书的出版！同时，我也相信，随着更多的、类似的优秀学术专著的出版，我国泌尿外科学界会站在更新、更高的起点上，提升泌尿系肿瘤的诊治水平，从而让病患受益。

是为序。

作者简介

Author introduction

郑军华，医学博士，教授、主任医师，博士研究生导师，现任上海市第一人民医院副院长（原任上海市第十人民医院副院长）。入选上海市领军人才，上海市优秀学术带头人，上海市卫生系统新百人。国务院特殊津贴荣获者。担任中华医学会泌尿外科学分会第九届、第十届委员会委员，兼第十届委员会秘书长，结石与感染学组组长；中国医师协会泌尿外科医师分会常务委员。担任《中华泌尿外科杂志》《中华医学杂志》《中华实验外科杂志》《中华腔镜泌尿外科杂志》等10余种杂志编委。

从事泌尿外科工作近30年，一直“情独于肾、与肾为伴”。成功研制了肾和多器官保存液，并实现成果转化，填补了国内空白。主编国内外第1部《器官保存学》，得到裘法祖院士和吴孟超院士的高度评价。在肾移植患者的排斥反应和肾移植前后性激素、性功能和生育能力领域做了大量的前瞻性和标志性工作。先后以第一完成人荣获两项上海市科技进步二等奖和上海市医学奖，以第六完成人获得国家科技进步二等奖，军队医疗成果一等奖。近10多年来一直致力于肾癌的微创和浸润转移的转化医学研究，在国际著名杂志《ONCOGENE》《British Journal of Cancer》《Journal of Urology》和《Oncotarget》等发表此领域SCI论文70余篇。以第一完成人获得国家教育部科技成果一等奖一项，上海市医学科技进步二等奖一项，中华医学奖和华夏医学奖各一项。

担任上海市第十人民医院业务副院长9年来，先后参加了英国剑桥大学和美国哈佛大学的院长管理班，北京大学、复旦大学、上海交通大学院长管理班的学习，以及相关市级医院挂职锻炼，在医院的快速发展中积累了丰富的医政和行政管理能力和经验，2012年获得中国医院协会医院创新管理二等奖。

前言

Preface

恶性肿瘤的发病率呈逐年上升的趋势，已成为严重威胁人类健康的首要疾病。随着临床诊疗技术的发展，恶性肿瘤治疗手段也有了长足的发展，微创手术的开展使手术的安全性和耐受性明显提高。随着肿瘤分子发病机制的逐渐阐明，针对这些发病机制的靶向治疗药物也逐步进入临床，正在改变着肿瘤的治疗策略。我国科技工作者和临床一线人员在这方面也做了大量卓有成效的贡献。

在此背景下，本书根据国内外肾癌研究和诊疗现状，结合作者 30 余年的肾癌诊疗经验和科研团队多年的研究成果，参考本年度最新的国际国内会议和专家共识中的新观点、新信息、新技术、新概念分门别类地进行了梳理和阐述，力求囊括国内外所有对于肾癌的热点研究，将内容整合，分成各个部分，采用标题即观点的形式撰写，方便查阅。

愿此书能对泌尿外科医师有所裨益，又能为肾癌患者和家属有所参考，这是本书编写的初衷。由于水平有限，又是首次在国内撰写此类图书，考虑问题会有不全面和疏漏，也会有许多不足或错误之处，望各位读者不吝批评和指正，以容日后修正。

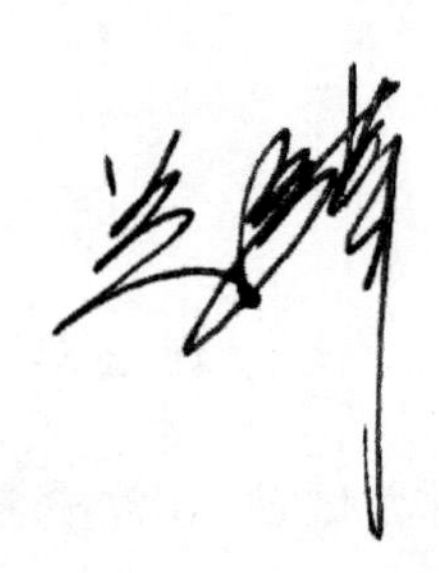

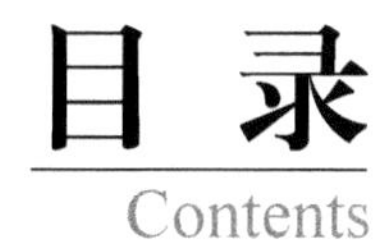

目 录

Contents

肾癌的流行病学和病因学

1. 我国肾癌的发病率近些年呈上升趋势

肾癌是泌尿生殖系统最常见的恶性肿瘤之一，约占成人全身恶性肿瘤的3%。2006 年全球约有 20.9 万新发病例，10.2 万死亡病例。近年来，全世界肾癌的发病率和病死率以每 10 年 2% ～ 3% 的速度增加，呈现上升趋势。我国肾癌的发病率在过去的 20 年间，以平均每年 6.5% 的速度增长，在泌尿系统肿瘤相关死亡中位居第一。在被诊断为肾癌的患者中，有 20% ～ 30% 都属于晚期。调查显示，肾癌在男性中的发病率较女性更高，是女性发病率的 2 倍，高发年龄段为 60 ～ 70 岁。吸烟、喝酒等不良的生活习惯，以及肥胖、生活、工作环境污染等因素，都会增加肾癌的发病风险。

KG Nepple 等研究表明，在美国 1991—2006 年肾癌平均发病年龄呈下降趋势，从 64.7 岁降到 62.7 岁，并且发病患者的比例逐渐增加，65 岁前发病患者的比例从 45.9% 增加到 55.3%。肾癌发病率整体亦呈上升趋势。

我国肾癌流行病学方面也有相关文献报道。我国近几年的肾癌发病率和死亡率也呈明显上升趋势，对人民群众生命健康的危害越来越大。全国肿瘤登记项目的实施以及中国肿瘤登记年报制度的确立，我们可以较为及时地监测肿瘤登记地区恶性肿瘤的流行情况并制定有效的防治策略。刘振伟等的一项研究分析了1973—1999 年上海市区老年人肾癌的发病趋势，近 30 年间，上海市肿瘤登记处共收集到的老年肾癌新发病例数为 2693 例，其中男性 1667 例，女性 1026 例。男性和女性标化患病率分别增加了 188.89% 和 150.00%，表明老年肾癌的标化患病率在 27 年间迅速上升，男性更为明显。肾癌发病率的年均变化百分比分别为 5.30% 和 4.58%（$P < 0.01$）。老年男性（除男性 85 岁以上组，1976—1978 年该组肾癌病例数为 0）各组肾癌发病率的年度变化百分比均大于 3.43%（$P < 0.01$）。老年女性各组的发病率亦呈上升趋势。

张永贞等的调查研究中，2009 年全国共有肾癌新发病例 4916 例，死亡 1619 例。登记地区肾癌发病率为 5.75/10 万（男性 7.07/10 万，女性 4.40/10 万），中标率为 3.03/10 万，世标率为 3.95/10 万，累积率（0 ～ 74 岁）为 0.45%；死亡率为 1.89/10 万（男性 2.37/10 万，女性 1.41/10 万），中标率为 0.88/10 万，世标率为 1.21/10 万，累积率（0 ～ 74 岁）为 0.12%，说明我国肾癌的发病率城市明显高于农村，男性高于女性。在不同地区、不同性别中，随年龄的增长肾癌发病率均呈上升趋势。按照国内外目前的资料来看，肾癌的发病率毫无疑问地在不断地上升，应引起我们的足够重视。

肾癌发病率的上升可能与以下几个因素有关：一是与居民期望寿命的上升、人口构成的老龄化有关。我国的居民平均期望寿命从新中国成立前的 35 岁增加至 2005 年的 73 岁。2016 年北京市卫计委发布了《北京市卫生与人群健康状况报告》并指出，北京地区的居民平均期望寿命已达 81.95 岁。根据国家统计局《2014 年国民经济和社会发展统计公报》，2014 年中国 13.67 亿人口中，60 岁及以上的老人约有 2.12 亿人，占总人口比例的 15.5%；65 岁及以上人口数约为 1.37 亿人，占比为 10.1%。二是与诊断技术的提高有关，随着超声、电子计算机断层扫描（CT）等影像学检查技术的进步以及居民体检意识的增强，使得越来越多的肿瘤病例得以早期发现。三是人们的生活环境因素和生活方式的改变，吸烟、工作和生活压力日益增加，饮食结构的改变（动物性脂肪和肉类摄入增加，蔬菜、水果摄入较少）和体力活动的减少等，都可能导致肿瘤的发生。

肾癌的早期发现并不困难，超声检查就能够有效检出，但许多人仍在出现血尿、疼痛、肿块三大晚期症状时才去就诊，因此建议有条件的人应每年进行一次体检，50 周岁后尽量每半年体检一次，以便及早发现疾病。

（许云飞　整理）

2. 肾癌的发生与遗传学息息相关

肾癌约占成年人癌症的 3%，其发病率每年约增加 2.5%。全世界每年新增约 15 万肾癌患者，同时有 11.5 万患者死于肾癌。在国内，肾癌是仅次于膀胱癌，占第二位的泌尿系恶性肿瘤，同时也是成人最常见的恶性实体瘤。

肾癌是一类具有多种组织类型及不同遗传背景的癌症，具有遗传性和散发性两种发病形式，遗传性肾癌约占全部肾癌的 4%。随着肾癌遗传学研究的进展，对肾癌发病机制的了解也不断深入，这将有助于研发新的抗肿瘤药物及提高肾癌患者的生存率。肾癌遗传学方面的主要研究进展有以下几个方面。

（1）肾癌的分类

肾癌有多种组织病理学类型，根据 2004 年世界卫生组织的分类，肾癌主要分为 10 个类型，包括肾透明细胞癌（clear cell renal cell carcinoma，CCRCC）、多房囊性透明肾细胞癌（muhilocular cystic renal cell carcinoma，MCRCC）、乳头状肾细胞癌（papillary renal cell carcinoma，PRCC）Ⅰ型和Ⅱ型、嫌色细胞癌（chromophobe renal cell carcinoma，CRCC）、Bellin 集合管癌（collecting duct carcinoma，CDC）、肾髓样癌（renal medullary carcinoma，RMC）、Xp11 易位性肾癌（renal carcinoma associated with Xp11.2 translocation/TFE3 gene fusions）、神经母细胞瘤伴发癌（renal cell carcinoma associated with neuroblastoma）、黏液性管状及梭形细胞癌（mucinous，tubular and spindle cell carcinoma）

及尚未分类的肾细胞癌（unclassified renal cell Carcinoma）。其中CCRCC最常见。

（2）肾癌的细胞遗传学变异

染色体畸变在肾癌患者中比较常见。染色体3p丢失常见于CCRCC，这主要与CCRCC有关的*VHL*基因（von Hippel-Lidau disease gene，VHL）随3p丢失所致，与另一条染色体上的断裂基因关系较少，但也有一些断裂基因起着推波助澜的作用。染色体三体也可导致肾癌，如7号、17号、8号、12号、16号、20号、X号。此外，Y染色体丢失可导致乳头状肾细胞癌。还有一类与Xp11.2异位有关的肾癌，这类肾癌主要是与Xp11.2上的*TFE3*基因和其他异位染色体上的基因发生融合所致，如*ASPL*（17q25）、*PRCC*（1q21）、*PSF*（1q34）、*NonO*（Xq12）和*CLTC*（17q23）。

（3）肾癌与基因突变

无论是遗传性还是散发性的肾癌，其发生都和基因突变有关。以下介绍目前已知的一些与肾癌相关的基因。

① *VHL*基因：*VHL*基因1993年被首次发现定位于染色体3p25～3p26区域。在CCRCC中的突变率高达50%，大部分散发型CCRCC患者常常出现*VHL*基因等位突变，如遗传性CCRCC多伴有染色体3p25区的*VHL*基因突变，也有少部分家族遗传性CCRCC存在等位基因互换（3号染色体），如t（3；8）和t（3；2）等。*VHL*基因只有3个外显子，编码两个蛋白产物，

一个是 30-kDa 的蛋白，由全长 213 个氨基酸组成，主要存在于细胞质中，能与细胞膜结合；另一个是 19-kDa 的蛋白，由 160 个氨基酸（54-213）组成，均匀分布于细胞质和细胞核，与细胞膜没有联系，但二者似乎都参与 HIF 蛋白的降解。虽然 *VHL* 基因是一个非常重要的肾癌相关基因，但带有 *VHL* 敲基因的小鼠并未产生肾肿瘤，可能单个 *VHL* 基因的突变尚不足以导致肾癌，还需要其他的遗传变异，这在最近的肾癌基因组外显子序列分析中已经表现出来。

② *PBRM1* 基因：*PBRM1* 也位于 3 号染色体（3p21），是一个新近发现的肾癌肿瘤抑制基因，主要与 CCRCC 有关。在 CCRCC 中的突变率达 40%，仅次于 *VHL* 基因。因此可以说 *PBRM1* 是继 *VHL* 后发现的第二个重要的肾肿瘤抑制基因。如果 3 号染色体发生丢失，一般这两个基因会同时缺失。此外，序列分析也发现有些 CCRCC 患者同时带有这两个基因的点突变。这两个基因在功能上是否有联系还有待进一步研究。尽管近年来认为 *PBRM1* 是一个 CCRCC 相关基因，但最初克隆 *PBRM1* 时，发现 *PBRM1* 编码一个 1582 个氨基酸的 BAF180 蛋白。BAFl80 是一个 ATP 依赖型的染色质重构复合体（ATP-dependent chromatin-remodeling complexes）SWI/SNF 中的一个重要成员，主要参与基因转录。然而，BAFl80 在肾癌中的功能尚不清楚。

③ *FLCN* 基因：*FLCN* 基因位于染色体 17p11.2。*FLCN* 基因与 *VHL* 基因不同，*VHL* 基因突变一般只导致 CCRCC 的发生，

而 *FLCN* 突变几乎导致各类肾癌。一项对来自 30 个 BHD（Birt-Hogg-Dube）家系中的 130 例肾癌患者的研究发现，肾嫌色细胞癌占 34%，大嗜酸粒细胞瘤（oncocytoma）占 5%，而肾嫌色细胞癌与大嗜酸粒细胞瘤混合型占 50%，CCRCC 占 9%，PRCC 占 2%。因此，这是目前唯一一个能同时与各类肾细胞癌有关的基因。*FLCN* 编码一个由 579 个氨基酸组成的 *FLCN* 蛋白。*FLCN* 基因的具体功能还不清楚，目前发现它与线粒体能量系统有关，并可能与 mTOR 和 TGF-β 等信号传导途径有关。与其他肾癌基因不同的还有FLCN基因敲除小鼠模型能复制出人类BHD肾癌。

④ *FH* 基因：*FH* 基因是编码线粒体三羧酸循环中延胡索酸水化酶（fumarate hydratase，FH）的一个基因。人 *FH* 基因位于染色体 1q43，人的 FH 蛋白由 468 个氨基酸组成。2002 年 Tomlinson 等在遗传性平滑肌瘤病伴乳头状肾细胞癌（hereditary leiomyomatosis and renal cell cancer，HRLCC）患者中发现了 *FH* 基因突变，从而确定了 *FH* 基因与肾癌的关系。不过 *FH* 基因只与第Ⅱ型 PRCC 有关，而在其他类型的肾癌中并未发现有 *FH* 突变。而且这类 PRCC 需伴有平滑肌瘤病，也就是 *FH* 突变只存在于 HLRCC 综合征中。*FH* 基因全身敲除小鼠在胚胎期死亡，而 *FH* 基因肾特异性敲除小鼠产生肾囊肿，未见有肾癌发生。

⑤ *TSC1/TSC2* 基因：*TSC1/TSC2* 基因是两个相关基因，*TSC1* 基因位于染色体 9q34.13，而 *TSC2* 基因则位于染色体 16p13.3。*TSC1* 基因编码的错构瘤蛋白（hamartin）能和 *TSC2*

基因编码的薯球蛋白（tuberin）结合，形成蛋白复合物，抑制mTOR信号传导途径。因此，我们一般将这两个基因一起讨论。在散发性肾癌中很少发现有这两个基因的突变。*TSC1* 和 *TSC2* 基因敲除小鼠可出现肾肿瘤，但肿瘤出现很晚。

⑥ *MET* 基因：*MET* 基因与上面的基因不同，*c-MET* 基因是一个原癌基因，位于染色体7q31.2。*MET* 基因编码肝细胞生长因子（hepatocyte growth factor，HGF）的一个长为1390个氨基酸的受体MET。基因突变导致 *MET* 基因激活，致使MET蛋白高度表达，导致肿瘤生长、血管生成及肿瘤转移。*MET* 基因的激活主要与散发PRCC有关，占所有PRCC的5%左右。

⑦ *SETD2* 基因：*SETD2* 基因位于染色体3p21.31，编码一个2564个氨基酸的组氨酸3-赖氨酸36-甲基化转移酶SETD2。通过对407例CCRCC标本的序列分析，Dalgliesh等发现12例有 *SETD2* 基因突变，占所分析病例的3%。此后，Gos-sage等进一步对128例患者的CCRCC分析发现，*SETD2* 基因的突变率占16%。这些研究表明 *SETD2* 也是一个重要的透明肾细胞癌相关基因。值得注意的是，绝大部分 *SETD2* 突变的透明肾细胞癌也伴有 *VHL* 基因突变。

⑧ *BAP1* 基因：*BAP1* 基因也位于3号染色体上（3p21.1），编码一个729个氨基酸的核泛素羧基末端水解酶（nuclear ubiquitin carboxy-terminal hydrolase，UCH），因此是一类去泛素化酶。*BAP1* 蛋白有一个BRCAL和BRAD1结合区，能与乳腺癌

基因蛋白 BRCAL 和 BRAD1 形成复合物，因此是一种 BRCAL 相关蛋白。在一部分乳腺癌患者、肺癌患者及黑色素瘤患者中已检测到了 *BAP1* 基因突变。最近的序列分析发现 *BAP1* 突变也存在于 11%的散发性 CCRCC。然而突变的 *BAP1* 在肾癌发生过程中的作用机制尚不清楚。

⑨ *JARID1c* 基因：*JARID1c* 基因也叫 *KDM5C* 基因，位于 Xp11.22，编码一个有 1560 个氨基酸的赖氨酸特异性脱甲基酶（Lysine-specific demethylase 5C，KDM5C）。*KDM5C* 在 X 染色体上，不受 X 染色体失活中心的控制，即活性和失活的 X 染色体都表达 *KDM5C*。*KDM5C* 的功能是进行转录抑制。Dalgliesh 等的序列分析发现 *JARID1c* 与 PRCC 有关，其在 PRCC 中的突变率为 3%。此外，Gossage 等在对 128 例 PRCC 的突变分析中也获得了 4%的相似结果。与 *SETD2* 基因类似，大部分的 *JARID1c* 突变肿瘤也有 *VHL* 基因突变。

除了以上基因外，序列分析还发现以下基因与肾癌有关，这些基因包括 *UTX/KDM6A*、*NF2*、*MLL2*、*CUL7*、*BRTC* 等。因此，肾癌具有高度遗传异质性。

（4）肾癌的遗传标志物

鉴于肾癌的高复发率（20% ～ 40%），标记与肾癌发生、发展及转移相关的遗传基因及其蛋白产物用于肾癌的检测和诊断就显得尤为重要。现在用于肾癌分类和诊断的标志物有波形蛋白（vimentin）、表皮细胞黏附分子（epithelial cell adhesion molecule, EpCAM)、谷胱甘肽s-转移酶(glutathione S-transferase, GST)、碳酸酐酶Ⅱ(carbonic anhydrase Ⅱ, CA Ⅱ)、细胞角蛋白7(cytokeratin 7, CK7)和分化抗原簇10(cluster of differentiation, CD10)。肾癌预后相关的分子标志物主要是一些与肾癌相关的信号传导通路(signaling pathways),包括VHL和mTOR通路。

(5)肾癌遗传学的发展方向

随着分子遗传学技术的进步,肾癌相关基因被不断发现。近年来的一些新技术,诸如基因表达谱(gene expression profilin)分析、基于阵列的全基因组关联研究(array-based genome-wide association studies)、微RNA(microRNA)研究及下代序列分析表达谱分析(next-generation sequencing-based expression profiling)都是当前先进的研究手段,同时也是当前肾癌遗传学研究的主流和热点。随着这些研究的不断深入,肾癌的诊断和治疗途径将会产生巨大的进步。

(许云飞　整理)

3. 病毒感染与肾癌发病的关系已经得到更大的重视

肾癌的发病机制及其发生、发展的分子生物学基础至今不明,其发生是否也像肝癌、宫颈癌和鼻咽癌一样具有特定的致瘤病毒呢?目前涉及与肾癌发生相关的病毒主要包括BK病毒

(BKV)、EB 病毒（EBV)、人乳头状瘤病毒（HPV）等。其中关于 BKV 的研究相对较多，但主要集中于免疫移植的器官移植患者中。BKV 是一种直径为 40.5 ～ 44nm 的双链 DNA 病毒，人群中普遍存在 BKV 感染，10 岁后人群的血清学阳性率＞ 90%。BKV 感染早期并无明显的临床症状，BKV 对泌尿生殖系统有很强的亲嗜性，之后在体内定植于肾和泌尿生殖道并长期处于隐性感染状态。研究发现，BKV 感染在鼠类动物模型或培养的细胞中能够导致肿瘤的形成或转化。免疫系统抑制是导致病毒复活的原因，当免疫功能低下或抑制时，病毒就会被激活并在尿路上皮内不断复制，部分从尿中排出形成病毒尿。BKV 在小管细胞内复制，导致小管上皮损伤、溶解以及急性肾小管坏死。BKV 还可以通过损伤的小管细胞进入小管周围毛细血管内，从而引起肾功能衰竭、输尿管狭窄等症状。

我们研究团队也对 BKV 与肾癌的发生进行了相关研究，结果显示正常组、肾移植组和肾癌组中均能检测出 BKV DNA，且正常组和肾癌患者以隐性感染为主，表明正常免疫人群中虽然存在 BKV 感染，但并不能导致有效感染。根据 Galloway 等提出的“hit-and-run”理论，是指 BKV 在人类细胞表现出已被转化的表现型以前，就已经在人类细胞中诱导突变的发生，这样就导致宿主细胞基因组发生不可逆的损伤。此后，病毒 DNA 可能不再需要对转化的表现型的维持，并且由于游离 DNA 的稀释或患者体内出现的免疫对抗等因素，BKV DNA 会慢慢从肿瘤细胞中丢失，所以肿瘤样本会检测不出较高浓度的 BKV DNA。肾移植患者中 BKV DNA 含量明显升高，考虑到 BKV 相关性肾病导致移植肾失功能的重要性，在肾移植患者中检测 BKV 也许是必需的。

病毒感染与肾癌发病的关系在免疫抑制的器官移植人群中得到证实，这吸引了越来越多的科学研究者去揭开病毒感染与正常人群中肾癌发病的关系。

（王光春　整理）

4. 肾脏肿瘤干细胞在肾癌发病中的关键作用

肾癌是一种常见的泌尿系统肿瘤，占成人肿瘤发病率的 2%~3%。早期肾癌一般无明显特异性的临床表现，约 30% 的患者在初次诊断肾癌的同时便发现有远处转移。在采取根治性手术治疗的患者当中，仍有 30% 的患者出现肿瘤复发。而临床上针对复发和转移性肾癌的治疗效果尚不理想，亟待治疗肾癌的新途径。随着对干细胞及肿瘤细胞研究的深入，科学家们逐渐发现肿瘤组织中的细胞存在明显的异质性，其中有一小部分细胞具有无限增殖、自我更新及多向分化的能力。这类细胞在肿瘤形成过程中非常重要，在肿瘤的复发及转移中也至关重要，这类细胞被称为肿瘤干细胞。虽然肿瘤干细胞与干细胞名字相似，也存在许多共性，但是其和干细胞也存在着许多明显的差异，肿瘤干细胞更加倾向于积累复制的错误，倾向于无序的、不受控制地生长。

根据肿瘤发生发展中最新的假设，肿瘤干细胞是肿瘤形成的起始细胞并维持肿瘤的生长，它有以下几个特性：①无限克隆形成能力；②表达干细胞表面特有的标志物；③缺乏分化标志物；④多潜能性；⑤以无黏附的球状生长；⑥连续生成可种植的肿瘤。

近年来发现，肾癌组织中也存在这类可以自我更新及多向分化的细胞，这类细胞在肾癌的发生、发展、复发、转移及耐药等生物学过程中起着关键作用，被称为肾脏肿瘤干细胞。2005 年，Florek 等利用体外成球实验初步发现了肾脏肿瘤干细胞。通过对干祖细胞及肾癌细胞表面的 CD133 的检测，发现原先只在干祖细胞中表达的抗原，在极少数的肾癌细胞中也能检测出，提示肾脏肿瘤干细胞的存在。随着研究的逐渐深入，越来越多的干细胞标志物在肾脏肿瘤细胞中被检出，如 CD24、CTR2、CD105、CXCR4 及 CD44+ 等。这些标志物在肾脏肿瘤细胞中表达，被证实与维持肿瘤干细胞的干性及分化能力有关，同时也与细胞增殖、侵袭转移及成球能力等相关。

肿瘤干细胞理论的提出，特别是肾脏肿瘤干细胞的发现，使人们对肾脏肿瘤的认识又加深了一步，通过对肾脏肿瘤干细胞的生物学特性等的研究，或许能为肿瘤的治疗开拓一个新的思路。目前肾癌干细胞相关的研究尚处于起步阶段，肾脏肿瘤干细胞在肾癌发病中的作用尚有待进一步研究明确。

（黄天宝　整理）

5. 吸烟和肥胖与肾肿瘤的关系越来越受到医患的关注

(1) 吸烟与肾肿瘤的发生密切相关

近几年来，随着社会经济的发展，我国居民的生活水平有了很大的提高，生活得到改善的同时，吸烟的队伍也随之慢慢地壮大，上至八十岁老翁，下至十几岁青少年，都乐此不疲，“烟文化”在我国可谓根深蒂固。现今社会，吸烟是一种成熟的标志，递烟、敬烟则是社交的一种重要手段，而吸烟人总是为自己的“吞云吐雾”寻找各种各样的借口。其实吸烟对身体是有百害而无一利的。目前已经发现，吸烟与肺癌、头颈部肿瘤、膀胱癌、肾癌、大肠癌均有密切关系。

肾癌的产生原因较复杂，除与自身生理因素相关外，与烟草也有一定的关系。有临床研究显示，每天吸烟≥ 20 支者患肾癌的相对危险是不吸烟者的 5.33 倍，且吸烟时间越久、吸烟量越大危险性越高；同时，每天吸烟≥ 20 支的肾癌患者，死亡相对风险是不吸烟者的 1.57 倍。究其原因与烟草中多种有毒物质对机体的慢性刺激相关，考虑可能与烟草中含有的芳香胺类和丙烯醛等有害物质有关。此外，吸烟还可增加肿瘤患者的手术并发症及化疗并发症。

然而，由于吸烟者往往同时存在饮酒等相关行为，因此，迄今为止仅有少数肿瘤流行病学研究发现吸烟与肾肿瘤的发生密切相关。在其发病机制研究方面，因为研究对象的不确定性及研究群体的复杂性，尚缺乏大规模的双盲、随机、对照研究。

（2）肥胖与肾肿瘤相关

人体肥胖会增加心血管病、2 型糖尿病等疾病的危险已众所周知。但是，肥胖会增加肿瘤的危险，却少有人知且将信将疑。然而，越来越多的研究揭示，肥胖与肿瘤密切相关。目前许多文献均认为肥胖与肾癌的发生相关。英国曼彻斯特大学癌症研究学院最新系统评价和荟萃分析进一步证实，肥胖可增加多种癌症发生的危险。其研究发现，男性体重每增加 $5kg/m^2$，肾癌的发病危险增加 24%；而女性体重每增加 $5kg/m^2$，肾癌发病危险增加 34%。然而，其具体作用机制仍不清楚。目前认为可能与 IGF-1、雌激素受体、脂质氧化、DNA 损伤等相关。

然而令人惊讶的是，近年来的研究发现，与肥胖促进肾癌发生风险相反，肥胖对于肾癌的治疗效果及预后却有正面影响。

Albiges L 等对来源于 International Metastatic Renal Cell Carcinoma Database Consortium （IMDC）的 1975 例接受靶向治疗的转移性肾癌患者进行了分析，并通过数据库外的 4657 例患者进行验证，结果发现不同体重指数（BMI）（高 BMI 组：$\geq 25kg/m^2$，低 BMI 组：$< 25kg/m^2$）肾癌患者的总体生存率及接受靶向治疗效果显著不同。在 IMDC 组中，高 BMI 组平均总体生存时间为 25.6 个月（23.2 ～ 28.6 个月），而低 BMI 组仅为 17.1 个月（15.5 ～ 18.5 个月）。在验证组中，高 BMI 组平均总体生存时间为 23.4 个月（21.9 ～ 25.3 个月），而低 BMI 组仅为 14.5 个月

（13.8 ～ 15.9 个月）。因此，对于接受靶向治疗的转移性肾癌患者来说，肥胖可以提高总体生存时间。

Donin NM 等对 845 例肾癌患者进行了前瞻性研究，发现 BMI 与肾癌淋巴结转移呈负相关。肥胖与肾癌无疾病进展率及总体生存率相关。与正常体重患者相比，BMI 在 30 ～ 34.9kg/m^2 的患者和 BMI ≥ 35kg/m^2 的患者在总体生存率上均有明显提高。因此，笔者认为肥胖与淋巴结转移呈负相关，可以提高肾癌患者的总体生存率。

Blute ML Jr 等对 100 例极度肥胖（BMI ≥ 40kg/m^2）和 743 例普通肾癌手术患者的肾癌手术治疗效果之间的关系进行了比较，结果发现，极度肥胖并不会增加肾癌患者手术相关并发症，也不增加患者平均住院时间，发生 Clavien ≥ 3a 并发症的比例亦无统计学差异。5 年总体生存率、肿瘤特异生存率及无复发生存率在两组间的差异亦无统计学意义。因此，极度肥胖与肾癌手术围手术期并发症及手术效果无相关性，对于这类患者，手术仍旧是治疗肾癌的标准方案。

目前，肥胖与肾癌发病率的关系已经得到大量循证医学的证据证实，但对肥胖增加肾癌发病风险的机制研究尚需要加强。肥胖可改善肾癌治疗效果及预后在近年来得到大家的认可，并提出了可能的机制。然而肥胖为什么对肾癌发生和治疗方面存在如此之大的差异，目前尚不得而知，需要继续进行大量高质量的临床流行病学研究和基础研究。

（张海民　整理）

6. 高血压与抗高血压治疗与肾癌发病的关系

肾细胞癌（RCC）是一种肾实质的恶性肿瘤，起源于泌尿小管的上皮系统，是一种最为常见的肾恶性肿瘤。在我国泌尿系统肿瘤中，RCC 的发病率居于第二位，在成人的恶性肿瘤中所占比例为 2% ～ 3%，而且其发病率逐年上升。目前 RCC 的发病原因尚不明确，其发病情况可能与糖尿病、肥胖、高血压病、抗高血压治疗、吸烟及遗传等有关。

高血压的原因可能是肿瘤内出现动静脉瘘、肾素的分泌过多以及肿瘤压迫肾的血管所致，最近的流行病学调查研究表明：高血压病及抗高血压药物的应用与肾癌的发生有关。SteffenWeikert 等研究指出，未能控制的高血压与 RCC 的发病危险持续增加相关，高血压病是 RCC 的重要危险因素，对高血压病的控制和预防可以降低 RCC 的发病率。高血压病所导致的肾损害、氧化性应激、缺氧诱导因子（hypoxia-inducible factor，HIF）的上调、脂质过氧化、缺氧诱导基因的上调等因素可能加快 RCC 恶性转化的进程。在几个大的前瞻性队列研究中都显示高血压及其治疗都是 RCC 的危险因素。三项队列研究及一项病例对照研究显示，血压的升高可增加 RCC 的危险因素，两项队列研究都显示血压与危险因素呈现剂量反应关系。一项研究报道个体血压为 160/100mmHg 时，其危险因素比血压为 120/80mmHg 以下的人高 2 倍，血压已经作为肾癌独立危险因素。降压药种类繁多难以区分，大多数研究都是基于有高血压的诊断而不可避免要使用到降压药。一项病例对照研究及一项队列研究显示，有高血压的患者比那些使用降压药的人群 RCC 风险更高。其他研究没有考虑到血压和降压药的独立危险因素。两项队列研究显示，良好的降压可以降低 RCC 的危险性，然而，使用降压药包括利尿剂可能与其危险性不成因果关系。观察这些使用利尿剂和其他降压药的患者可能会混淆其高血压既往史，但是数据仍然不太确定。

（夏盛强　整理）

7. 与肾癌发病相关的其他高危因素

（1）职业

从事金属、化学、橡胶和印刷工业的工人和石棉、镉接触的工人发生肾癌相对危险稍高，但仅是高危因素，统计数据尚不令人信服。德国进行的三项大型研究显示，唯一可能与肾癌有关的化学物质是三氯乙烯（trichloroethylene，TCE）。Brauch 及其同事的研究显示，三氯乙烯暴露人群中肾癌的发病率有所上升，并且发现了特异的 *VHL* 基因变异。

（2）饮食

Tavani 于 1997 年的调查发现高摄入乳制品、低摄入水果和蔬菜是肾癌发病的危险因素。乙醇摄入似乎因性别而有差异。爱荷华州癌症登记处大样本量病例对照研究显示，每周饮酒 3 次的女性患肾癌的危险性比没有饮酒的男性患者明显要低（*OR*=0.5，95% *CI* 0.2 ～ 0.9）。总之，饮食的差异对肾癌发病的影响并无准

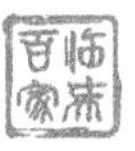

确的证据。

（3）遗传因素

家族性肾癌与遗传有关，具有发病早、多病灶和双侧性的特点。家族性肾癌分为三类：染色体显性型，为第 3 号染色体短臂易位的遗传性非乳头状肾细胞癌；Von Hippel-Lindau 病，该类患者肾癌发病率可达 45%，多病灶和双侧多见；常染色体显性型，多为乳头状肾癌。

（4）激素、药物和生殖因素

仓鼠用乙烯雌酚可形成肾皮质癌，促孕因子如甲地孕酮能影响其过程，但人类应用该药物治疗肾癌并没有改变生存状况。止痛药滥用，尤其是滥用含非那西汀的止痛药，容易诱发肾盂癌。使用致癌药物 thoratrast（一种发射 α 粒子的造影剂）后，肾癌的发生率增加，有统计 124 例 thoratrast 导致的肿瘤中，有 26 例局限在肾。非吸烟女性长期使用口服避孕药（> 10 年），患肾细胞癌的危险性有一定程度的下降（*OR*=0.4，95% *CI* 0.1 ～ 1.0）。瑞典的一项大样本调查显示，多胎生育患者的肾癌发生危险性增加 15%。子宫或卵巢切除后的人群中，RCC 发病率会增加（*OR*=2.3，1.7，1.8）。

（孙晨旻　整理）

参考文献

1. 陈万青，贺宇彤，张思维，等 . 中国 2004—2005 肾癌死亡分析：第三次死因回顾抽样调查资料分析．中华肿瘤防治杂志，2011，18（4）：252-255.

2. 张永贞，杨国庆，张思维，等．中国 2009 年肾及泌尿系统其他癌发病和死亡分析．中国肿瘤，2013，22（5）：333-337.

3. Nepple KG，Yang L，Grubb RL 3rd，et al.Population based analysis of the increasing incidence of kidney cancer in the United States: evaluation of age specific trends from 1975 to 2006. J Urol，2012，187（1）：32-38.

4.Kuroda N，Mikami S，Pan CC，et al. Review of renal carcinoma associated with Xp11.2 translocations/TFE3 gene fusions with focus on pathobiological aspect. Histol Histopathol，2012，27（2）：133-140.

5.Gossage L，Murtaza M，Slatter AF，et al．Clinical and pathological impact of VHL，PBRM1，BAP1，SETD2，KDM6A，and JARID1c in clear cell renal cell carcinoma.Genes Chromosomes Cancer，2014，53（1）：38-51.

6.Popova T，Hebert L，Jacquemin V，et al．Germline BAP1 mutations predispose to renal cell carcinoma. Am J Hum Genet，2013，92（6）：974-980.

7.Stewart GD，OMahony FC，Powles T，et al.What can molecular pathology contribute to the management of renal cell carcinoma？ Nature Reviews Urology，2011，8(5): 255-265.

8.Galleggiante V，Rutigliano M，Sallustio F，et al.CTR2 identifies a population of cancer cells with stem cell-like features in patients with clear cell renal cell carcinoma. J Urol，2014，192（6）：1831-1841.

9.Grange C，Tapparo M，Collino F，et al.Microvesicles released from human renal cancer stem cells stimulate angiogenesis and formation of lung premetastatic niche.

Cancer Res，2011，71 （15）：5346-5356.

10.Peired AJ，Sisti A，Romagnani P.Renal Cancer Stem Cells: Characterization and Targeted Therapies. Stem Cells Int，2016，2016：8342625.

11.Guo F，Wang Y，Liu J，et al.CXCL12/CXCR4: a symbiotic bridge linking cancer cells and their stromal neighbors in oncogenic communication networks. Oncogene，2016，35 （7）：816-826.

12.Du Y，Long Q，Guan B，et al.Prognostic Value of High CXCR4 Expression in Renal Cell Carcinoma: A System Review and Meta-Analysis. Dis Markers，2015，2015：568980.

13. An H，Xu L，Zhu Y，et al.High CXC chemokine receptor 4 expression is an adverse prognostic factor in patients with clear-cell renal cell carcinoma. Br J Cancer，2014，110 （9）：2261-2268.

14.Ma C，Komohara Y，Ohnishi K，et al.Infiltration of tumor-associated macrophages is involved in CD44 expression in clear cell renal cell carcinoma. Cancer Sci，2016，107 （5）：700-707.

15.Hanna N，Mulshine J，Wollins DS，et al. Tobacco cessation and control a decade later: American society of clinical oncology policy statement update. J Clin Oncol，2013，31 （25）：3147-3157.

16. 中国疾病预防控制中心，慢性非传染性疾病预防控制中心 . 癌症控制：从理论到行动 // 世界卫生组织行动规划指南：预防 . 北京：人民卫生出版社，2012.

17.Warren GW，Alberg AJ，Kraft AS，et al. The 2014 Surgeon General's report："The health consequences of smoking——50 years of progress"：a paradigm shift in cancer care. Cancer，2014，120（13）：1914-1916.

18.National Center for Chronic Disease Prevention and Health Promotion（US）Office on Smoking and Health. The Health Consequences of Smoking——50 Years of Progress：A Report of the Surgeon General. Atlanta（GA）：Centers for Disease Control and Prevention（US），2014.

19.Warren GW，Marshall JR，Cummings KM，et al. Addressing tobacco use in patients with cancer：a survey of American Society of Clinical Oncology members. J Oncol Pract，2013，9（5）：258-262.

20.Lortet-Tieulent J，Goding Sauer A，Siegel RL，et al. State-Level Cancer Mortality Attributable to Cigarette Smoking in the United States. JAMA Intern Med，2016，176（12）：1792-1798

21.Singla N，Hutchinson R，Menegaz C，et al. Comparing Changes in Renal Function After Radical Surgery for Upper Tract Urothelial Carcinoma and Renal Cell Carcinoma. Urology，2016，96：44-53.

22.Lee PN，Thornton AJ，Hamling JS. Epidemiological evidence on environmental tobacco smoke and cancers other than lung or breast. Regul Toxicol Pharmacol，2016，80：134-163.

23.De P，Otterstatter MC，Semenciw R，et al.Trends in incidence，mortality，and survival for kidney cancer in Canada，1986—2007. Cancer Causes Control，2014，25（10）：1271-1281.

24.Ondrusova M，Ondrus D，Muzik J，et al. Trends in the kidney cancer incidence and mortality in the Slovak and Czech Republics in 1980-2005 - in the context

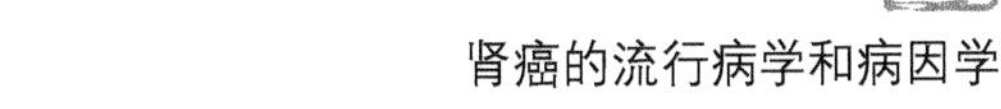

of an international comparison. Neoplasma，2011，58（2）：165-171.

25.Simard EP，Ward EM，Siegel R，et al.Cancers with increasing incidence trends in the United States：1999 through 2008. CA Cancer J Clin，2012，62（2）：118-128.

26.Luke C，Sargent N，Pittman K，et al.Epidemiology of cancers of the kidney in an Australian population. Asian Pac J Cancer Prev，2011，12（11）：2.

27.Golabek T，Bukowczan J，Szopinski T，et al. Obesity and renal cancer incidence and mortality——a systematic review of prospective cohort studies. Ann Agric Environ Med，2016，23（1）：37-43.

28.Albiges L，Hakimi AA，Xie W，et al.Body Mass Index and Metastatic Renal Cell Carcinoma：Clinical and Biological Correlations. J Clin Oncol，2016，pii:JCO667311.

29.Donin NM，Pantuck A，Klöpfer P，et al.Body Mass Index and Survival in a Prospective Randomized Trial of Localized High-Risk Renal Cell Carcinoma. Cancer Epidemiol Biomarkers Prev，2016，25（9）：1326-1332.

30.Blute ML Jr，Zom K，Grimes M，et al.Extreme obesity does not predict poor cancer outcomes after surgery for renal cell cancer. BJU Int，2016，118（3）：399-407.

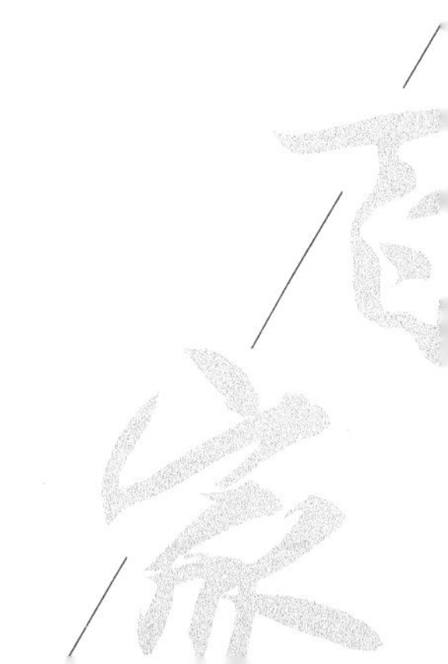

目前肾癌的临床诊断依然主要依靠影像学，新的筛查技术发展迅速

8. 肾癌的分子影像学研究突飞猛进

肾癌是泌尿系常见的恶性肿瘤，约占成人恶性肿瘤的 3%，位居发达国家恶性肿瘤前十位。近年来，肾细胞癌（RCC）的发病率呈逐年上升趋势。与 10 年前相比，RCC 的发病率上升了 2% ～ 3%。2008 年，全世界新发肾癌病例约 271 000 例，居恶性肿瘤第 13 位；因肾癌死亡人数达 116 000 例。20% ～ 30% 的肾癌初诊时已发生远处转移，20% 的患者术后随访出现复发或转移。转移性肾癌预后很差，已成为世界范围肿瘤卫生健康的重大问题。

我国肾癌发病率同样呈现逐年上升的趋势，高发年龄为 50 ～ 70 岁。全国男性肾癌发病率从 1988 年的 2.68 例 /10 万人

上升到2002年的4.17例/10万人，女性由1.58例/10万人上升到2.46例/10万人。RCC具有较高的恶性倾向，25%～30%的患者确诊时已属晚期，30%～40%无远处转移的RCC患者在接受手术治疗后也会出现远处转移。因此，肾癌的诊断和治疗具有极大的挑战性。目前传统医学影像学手段已不能满足其诊疗需求。

分子影像学（molecular imaging，MI）能够在活体状态下对正常及病变组织的细胞和分子进行结构与功能变化信息的定性和定量研究，其原理是将制备好的分子探针引入活体组织细胞中，使标记的分子探针与靶点相互作用，再利用成像系统检测出分子探针发出的信息，经处理后生成图像，能够以图像的形式从分子水平描绘正常及病变组织结构与功能变化信息，在解剖形态基础上，更多地反映着相应组织细胞的生物学特点，其代表了影像医学的发展方向，主要分为核医学分子成像技术、磁共振分子成像技术、光学分子成像技术、超声及多模式成像技术，可为肾癌的早期诊断、治疗及疗效监测提供新的思路，是分子生物学和医学影像技术的交叉学科。

（1）核医学成像

分子核医学将分子生物学技术和放射性核素的示踪技术相结合，从分子水平认识疾病的发生、发展过程，主要研究两个方面的内容：①基于受体的代谢显像、受体显像、放射免疫显像和凋亡显像等；②基于基因的反义显像和基因显像。

分子核医学具有高灵敏性和可用于治疗等优势，但由于空间分辨力低、存在放射性污染等原因，使其临床应用受到一定限制。

肾癌又称肾细胞癌或肾腺癌，病理类型主要有透明细胞癌、颗粒细胞癌和未分化癌，其中以透明细胞癌最常见。肾透明细胞癌（CCRCC）的病理恶性程度Ⅰ～Ⅱ级较多，肿瘤组织血管丰富，血运较好，缺氧较轻，细胞膜葡萄糖转运体 GLUT-1 表达较低，线粒体内己糖激酶活性较低，肿瘤组织葡萄糖代谢水平较低，肾癌组织内 FDG-6P04 分解酶过高，造成肿瘤组织摄取 FDG 较低，从而使 18F-FDG PET 肿瘤显像（下简称 FDG PET）检测肾细胞癌（renal cell carcinoma，RCC）及其转移的灵敏度不够理想。目前认为，FDG PET 对原发性肾肿瘤的诊断准确性不及 CT，但对转移性肿瘤更加敏感。FDG PET 也可用于 RCC 患者再分期研究。SAFAEI 等用 FDG PET 对 36 例转移性 RCC 患者进行了再分期研究。PET 显像前采用传统显像方法（包括 CT、MRI、超声、骨扫描等）、病史、各种医学记录等确定临床分期，结果发现：以临床分期作为标准，FDG PET 的准确率、灵敏度和特异性分别为 89%、87%和 100%；以晚期活检分期作为标准，FDG PET 的准确率、灵敏度和特异性分别为 84%、88%和 75%；但肾盂可摄取大量放射性 FDG，可能会影响肾癌的检出。Shreve 等对 18 例肾病患者静脉注射腺苷酸环化酶（adenylate cyclase，AC）370 ～ 740mBq 后行 FDG PET 肾动态显像，结果显示靶器官与本底比值高，注射 AC 后 10 分钟，FDG PET 可清楚地鉴别 RCC 和非肿瘤肾组织。Kumar 等采用 FDG PET 评估 63 例 RCC 术后患者的复发率，发现准确率、灵敏度、特异性分别为 90%、90%、91%。此外，Lee 等采用回顾性研究方法发现，对 23 例原发性 RCC 患者在肾切除术前行 FDG PET，发现摄取量越大，肿瘤转移的风险越高（5.3 ± 1.7 转移病例，2.9 ± 1.0 无转移病例）。

此外还有几种新的示踪剂，如碳酸酐酶Ⅸ（carbonic anhydrase，CA Ⅸ），其 95% 表达在 CCRCC 上，不表达在正常肾组织、良性或非 CCRCC 的细胞表面，被认为是 CCRCC 潜在的肿瘤标志物，可作为预后的生物学标志。在 95% 的 CCRCC 细胞表明上能发现识别 CA Ⅸ的单克隆抗体 G250。在 PET/CT 中，运用 ^{124}I 标记的 G250 检测 195 例 CCRCC 术前患者，PET/CT 和增强 CT 的灵敏度分别为 86.2% 和 75.5%（P=0.023），特异性分别为 85.9% 和 46.8%（P=0.005）。但是目前使用放射性标记的 G250 仍存在一些问题，如放射剂量大和免疫反应强烈，所以还需要探索更合适的显像剂。

11C- 醋酸盐用于脂肪酸合成，在 RCC 中高度表达，也被认为是肿瘤侵袭和预后差的标志，将醋酸盐注射入血液，很快进入细胞并被代谢成乙酰辅酶 A，不需要尿液排泄，醋酸盐就可以被清除，所以 11C- 醋酸盐可以作为预示泌尿系统肿瘤的指标。

11C- 胆碱也可以作为分子核医学的一种放射性标志物。胆碱是细胞膜不可缺少的一部分，可主动或被动转运入细胞，在细胞内被磷酸激酶磷酸化为胆碱磷酸，肾恶性肿瘤过量表达胆碱激酶和胆碱转运体，且大量胆碱在肾皮质积聚，排出延迟。但11C-胆碱半衰期短，只有20分钟，所以在使用时还存在一定的局限性。

作为示踪剂的还有3'-脱氧-3'-^{18}F-氟代胸苷（FLT），它是胸苷类似物，由胸苷激酶-1磷酸化，且其摄入细胞的量与胸苷激酶-1的活性有关，抑制细胞周期进程可阻止其摄入细胞的量，因此FLT是细胞增殖的指标之一，也可作为示踪肾肿瘤的指标之一（图1～图3）。

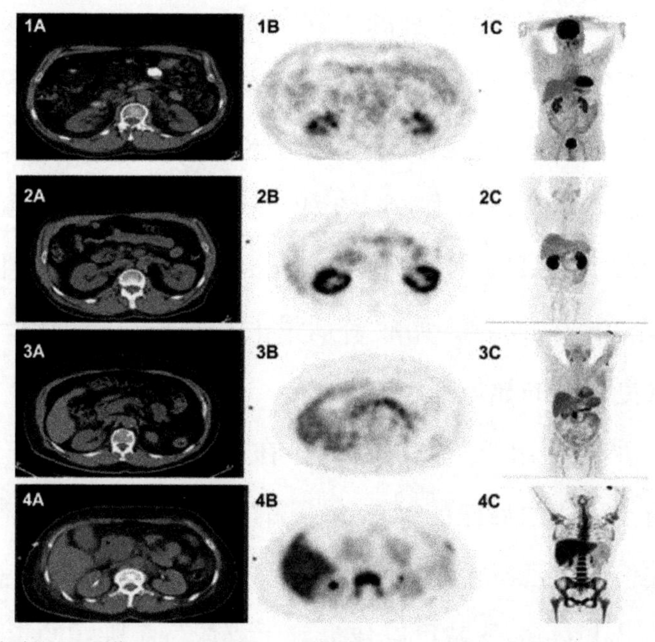

列A：肾水平CT影像；列B：肾水平PET影像；列C：全身PET影像；行1：示踪剂为18F-FDG；行2：示踪剂为^{11}C-胆碱；行3：示踪剂为^{11}C-醋酸盐；行4：示踪剂为^{18}F-FLT。

图1 不同示踪剂下的正常肾PET-CT影像

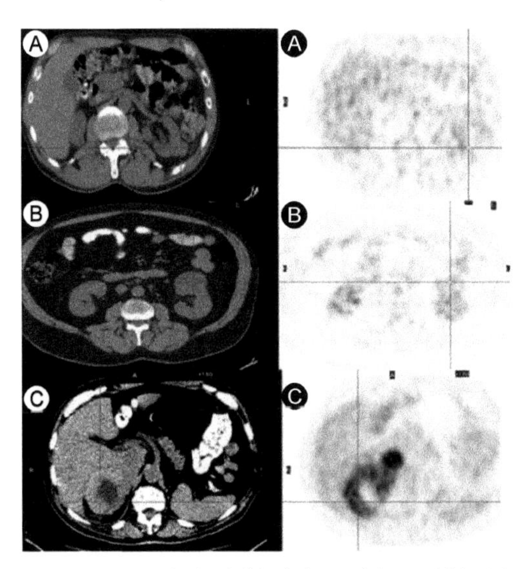

图 A：65 岁，男性，2.5cm Fuhrman 2 级肾透明细胞癌，不摄入示踪剂。图 B：55 岁，男性，6cm Fuhrman 6 级肾透明细胞癌，摄入最小剂量示踪剂。图 C：66 岁，男性，10cm Fuhrman 4 级肾透明细胞癌，肉瘤型 RCC，病灶中央有坏死中心，摄入最大剂量示踪剂，SUVmax=10。

图 2 原发性肾肿瘤 FDG PET-CT 影像（彩图见彩插 1）

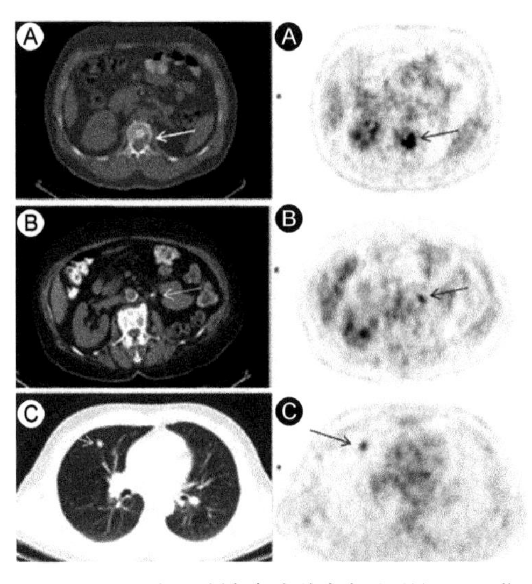

图 A：胸椎溶解病损 SUVmax=8.7；图 B：局部复发肿瘤术后可见 0.9cm 淋巴结，SUVmax=7.8。图 C：0.9cm 肺转移病灶，病理性摄入 SUVmax=4.0。

图 3 转移性肾肿瘤的 FDG PET-CT 影像

（2）磁共振成像

磁共振成像（magnetic resonance imaging，MRI）有很高的空间分辨率和组织分辨率，可在显示组织解剖结构的同时，对深部组织的分子影像学特征进行精细、准确的定位、定量分析，但时间分辨力差、检查费用高，目前大多数学者仍认为它是最理想的分子影像学分析技术之一。应用于肾癌的磁共振分子成像技术主要通过两种方式完成肿瘤的分子显像，第一种用传统 MRI 技术结合造影剂或分子探针显示肿瘤的生物学特性，如动态增强 MRI（dynamic contrast-enhanced magnetic resonance imaging，DCE MRI）、灌注成像（perfusion weighted imaging，PWI）、磁共振基因成像，反映肿瘤的微观结构特点。第二种是利用特异性的波谱信号从分子水平反映肿瘤细胞异常生物学特点的磁共振波谱成像（magnetic resonance spectroscopic imaging，MRSI）。

因为 MRI 的检测敏感性较核医学及光学成像技术低几个数量级，所以需要大量的对比剂在靶组织内聚集和强大的信号扩增系统。目前用于 MRI 的对比剂主要有两类：一是以钆离子（Gd^{3+}）为基础的顺磁性对比剂，能够产生 T1 正性对比效应；二是以单/多晶体氧化铁为基础的超顺磁性对比剂，能够产生较强的 T2 负性对比效应。PWI 和 DCE-MRI 通过对比剂的变化而反映肿瘤微血管灌注、血管穿透性和肿瘤血管外渗漏作用，在肾癌的诊断、分期和疗效监测中均有临床意义。钆喷酸葡胺（Gd-DTPA）是最早被研制出来的水溶性顺磁性对比剂，陈超用超声分散法制

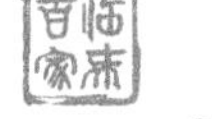

备葡萄糖受体靶向 Gd-DTPA 脂质体用以 MR 成像。将人肾透明细胞癌（Ketr-3）细胞注射到裸鼠皮下，构建肾癌裸鼠移植瘤模型。发现实验组荷瘤裸鼠注射葡萄糖受体靶向 Gd-DTPA 脂质体 5 分钟后瘤体信号强度开始升高，于 3 小时达到峰值，且 5 小时时强化仍较明显，与平扫比较差别有统计学意义（$P < 0.05$）；实验组肌肉信号强度在注射对比剂前后差别无统计学意义（$P > 0.05$）。对照组注射含相同 Gd 离子浓度的 Gd-DTPA，5 分钟后信号瘤体强度迅速升高，0.5 小时信号强度达到峰值，然后迅速下降，5 小时时与平扫比较差别有统计学意义（$P < 0.05$）；对照组肌肉信号强度在注射对比剂前后的差别有统计学意义（$P < 0.05$），可见葡萄糖受体靶向 Gd-DTPA 脂质体可用于肾癌裸鼠模型的 MR 成像，且具有良好的肿瘤特异性。

MRI 增强肾实质期在肾癌的检出方面占有重要价值，增强皮质期尤其是皮质早期亦有助于少部分肾癌病例的检出。由于大多数肾癌好发于肾近曲小管上皮，多位于皮髓质交界近皮质区，肾皮质易受累，皮质早期皮质强化明显，髓质内无明显造影剂排泄且自身强化程度较轻，易于识别肿瘤及其强化特征。而皮质晚期由于造影剂的排泄，髓质强化不均，不仅影响肾癌的检出，对部分肾正常变异病例，如巨大皮质柱亦有可能误诊。

MRI 平扫依据 SE T1W1、FSE T2W2 抑脂序列的信号改变，能较好地评价肾癌的出血、坏死改变，与动态增强结合，评价更确切，且 FSE T2W2 抑脂序列假包膜显示率高，对肾癌定性有较高价值，为增强前常规检查。部分病例在 SE T1W1、FSE T2W2 均呈等信号或信号不典型时，MRI 平扫可以漏诊；亦有部分肾良性占位病例，如肾囊肿伴出血、嗜酸细胞瘤等周围可见类似肾癌假包膜征，单纯依靠 MRI 平扫易出现误诊或漏诊可能（图 4 ～图 6）。

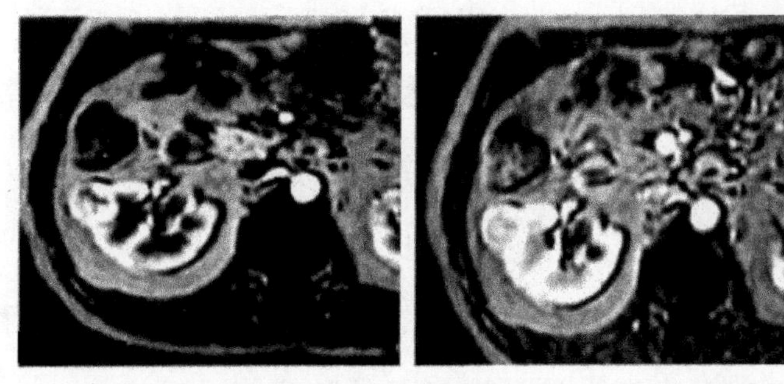

图 4　右肾富血供 RCC 病例，皮质早期即见明显强化，显示优于皮质晚期

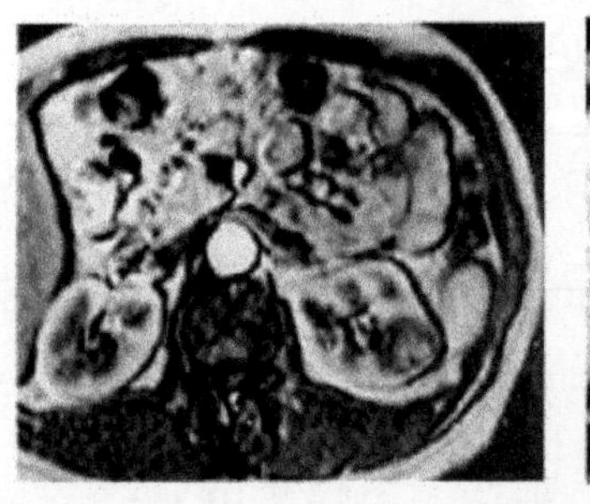

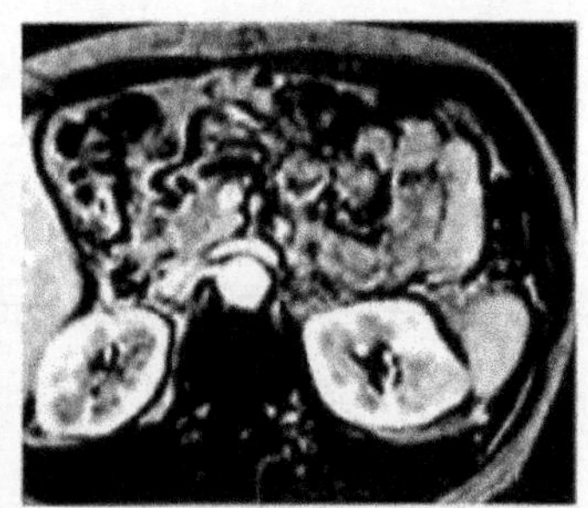

图 5　左肾少血供 RCC 病例，皮质早期强化程度高于皮质晚期，肿瘤强化特点较皮质晚期易于观察

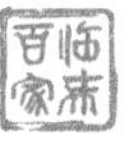

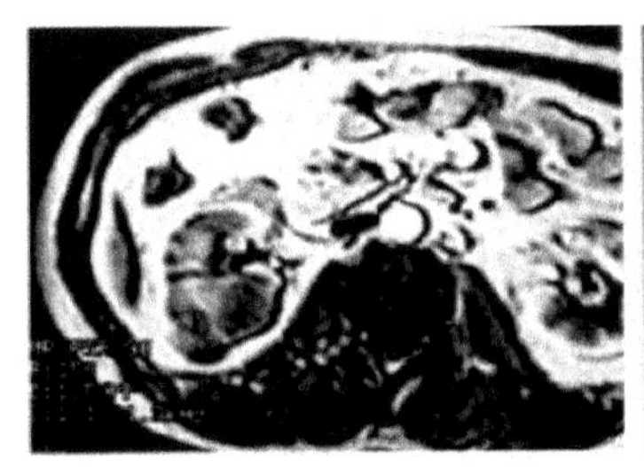
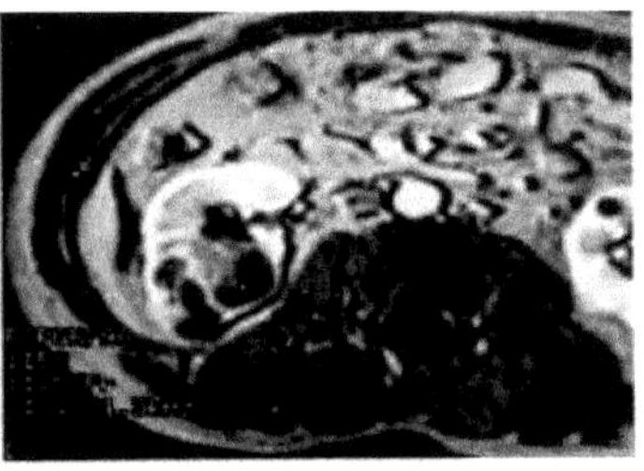

图 6　左肾少血供 RCC 病例，在皮质晚期可以见到不规则强化结节，而皮质早期显示不及皮质晚期

（3）光学分子成像

光学分子成像技术是将荧光物质与能够代表疾病变化的感兴趣标志物相连接，使用特定波长的光激发荧光物质间接反映疾病的变化情况，主要包括生物发光和荧光两种技术。生物发光技术通常利用病毒转染、载体转染等为核酸或细胞标记荧光素酶，从而观察细胞或组织中特定基因、蛋白的表达情况；荧光技术则用荧光基团标记不同配体，通过与靶标相结合，在外界光源的激发下产生光学信号。近红外荧光染料可显著降低组织中自发荧光信号，减少生物组织对光的吸收，增加光的组织渗透深度，目前在肾癌的活体动物实验中研究得还比较少。

（4）超声成像

超声检查（ultrasonography，US）是诊断肾病变的基本方法，具有重复性好、无放射性、价格便宜等优点，但它要求操作者经验丰富，且在大体型患者中往往不能得到满意的影像结果。目前用超声在无症状患者中监测发现肾肿瘤的概率很低，仅0.2%。近年来，针对肾癌的靶向超声分子显像（contrast enhanced ultrasound，CEUS）和治疗成为研究热点。靶向超声造影剂（如亚微米级微泡）能进入血管外间隙对血管外组织显影，为肾癌的诊断和治疗提供了新的思路。超声造影对小肾癌的诊断敏感性和特异性均高于增强CT，且没有电离辐射，可用于小肾癌的诊断。

灰度模式是超声的主要模式，当评估较小的肾病损时，普通超声检查不如 CT 成像。一项比较 CT 和超声的肾病变检出率的研究发现，205 例肾病损中，CT 检出率为 75%，而超声仅为 40%，这与病损的大小密切相关。病损在 0 ～ 5mm，CT 检出率为 47%，而超声检出率为 0。随着病损直径增加，CT 和超声的检出率均增加。普通超声对小病损的检出率不高，但 CEUS 存在着很多优势，如当患者不能使用造影剂，且在 CT 上表现为高密度影时，可用 CEUS 来判断是否为肾囊性病变，而当在 CT 影像上呈囊状，在超声显示为实性时，则可能为 RCC，可将 CT 与 CEUS 结合起来判断肾病变，且 CEUS 能敏感且有效地反映肾囊性病灶的血供情况，已经成为诊断囊性肾癌的一种重要方法，也可以作为肾复杂囊性病灶的随访手段。

尽管超声检测肾肿瘤具有一定的局限性，但彩色多普勒超声已用于检查发现 RCC 患者下腔静脉的血栓，其敏感性和特异性不亚于 MRI。此外，CEUS 还可应用于射频消融或冷冻治疗后的疗效预测。

魏淑萍等将 VEGF-R2 作为靶向超声造影剂，评价裸鼠肾癌新生血管情况，发现超声造影后肿瘤内血流信号较造影前明

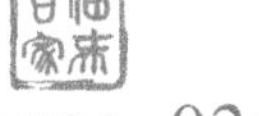

显增强，且肿瘤周边血供更丰富，与免疫组化结果一致，造影后 DPI 平均为（27.33±4.12）dB，微血管密度（microvessel density，MVD）值平均为（39.88±11.79），两者存在显著的相关性（r=0.787，$P < 0.01$）。

（5）多模式成像技术：近年来，各种影像学技术的融合成为影像学研究的新方向。多模式成像是利用 2 种或 2 种以上医学影像学模式对同一物体进行成像以获得补充信息，这种技术可能同时提供解剖、功能、代谢或分子信息。比如光学成像技术缺乏穿透深度及详细的解剖细节，而 MRI 有优良的穿透深度及软组织对比，能提供良好的多方位的解剖影像，两者的互补可以提供关于基因表达的部位、幅度等信息，这两种技术手段无电离辐射，可用于系列检查以评价基因表达的持续时间。这些多模式成像的报告基因以不同的方法连接于同一载体或不同的载体上，其编码产物以前述原理与靶向或可激活探针相互作用后从而可同时对同一生物体进行多种影像学检查。因此，多模式成像设备的研发愈加受到重视，研究人员在对这一新设备探针的合成方面也有了更多的兴趣。已经合成了数种多模式成像的分子探针，这些分子探针可以以融合或单体的形式被应用于 PET/CT、MRI/PET，兼具高组织分辨率和高灵敏性。通过构建多功能分子探针，可在多种模式下成像，综合各自的技术优势，提高肾癌的早期诊断率。而治疗用探针的开发也为肾癌的靶向治疗提供了新途径。分子影像学代表了今后影像医学发展的方向，它对现代和未来的医学模式可能会产生革命性的影响。它不仅可在活体内直接观察肾癌的发生、发展等一系列病理生理变化和特征，同时也为肾癌的基因和药物治疗提供了分子靶点和疗效监测，但其发展有赖于发现能够代表疾病信息的有效靶标、制备适用于临床的探针、寻找克服人体生物学屏障的方法、提高成像信号的放大获取和医用显像仪器的生产制备。只有实现医学、物理、计算机等多学科交叉发展及MRI、超声和核医学等学科之间的相互融合，才有望突破目前分子影像学的发展瓶颈，充分展示分子影像学技术的巨大潜力，为肾癌的早期诊断、治疗及疗效监测提供新的思路。

（李　伟　整理）

9. 有血尿、腰痛和肿块典型“三联征”表现的初诊肾癌患者已很少见

无症状肾癌（incidental renal cell carcinomas）指无临床症状或体征，由B超或CT检查发现的肾癌，原称为“肾偶发癌”。血尿、腰痛、腹部肿块是经典的“肾癌三联征”，但目前，在临床上“三联征”的出现率已经不到15%，且这些患者诊断时往往已为晚期。无症状肾癌的发现率呈逐年升高趋势。1995—2005年国内无症状肾癌的比率达33%，国外则达50%。10%～40%的患者出现副肿瘤综合征，包括高血压、贫血、体重减轻、恶病质、发热、红细胞增多症、肝功能异常、高钙血症、高血糖、血

沉增快、神经肌肉病变、淀粉样变性、溢乳症、凝血机制异常等。30% 的患者就诊时已经为转移性肾癌，常常是由于肿瘤转移所致的骨痛、骨折、咳嗽、咯血等症状就诊。

无症状肾癌患者多由体检发现，平素无明显症状，年龄分布多符合肾癌高发年龄，故在肾癌高发年龄段行常规 B 超查体可以早期发现已有的肾病变，但 B 超诊断率与检查医师的经验有关。偶发性肾癌呈中强度回声，向外凸出于肾表面，但是可因为囊内的出血及钙化或感染，导致超声检查呈现低回声和混合回声；而低回声和混合回声可见于高密度肾囊肿及肾癌，均匀或不均匀的中、强回声可见于肾癌或肾错构瘤，所以仅依靠超声检查有时难以鉴别和确诊。彩色多普勒超声能发现高速血流的特点，对诊断有一定的帮助，但由于偶发性肾癌虽然有血运丰富的特点，但是以低血流为主，所以应用彩色多普勒超声诊断偶发性肾癌并且进行鉴别诊断的意义不是很大。因此，肾癌的最终临床诊断必须结合 CT 等影像学检查。CT 是诊断肾癌最有价值和最精确的方法，可以显示直径为 0.5cm 以上的肿瘤，其早期诊断的敏感性高，对于偶发性肾癌的早期确诊有重要意义。CT 平扫时，肾实质的 CT 值为 20 ～ 40Hu，密度均匀一致。肾皮质、髓质间难以区分，静脉注射碘造影剂后 25 ～ 30 秒，即动脉期时，肾皮质明显强化；1 分钟后，即静脉期，肾髓质开始增强，肾髓质增强的高峰较皮质略高。偶发性肾癌在 CT 增强扫描动脉期 CT 值上升大于 20Hu，病灶强化高于肾皮质的强化幅度，静脉期时病灶的

CT 值上升大于 15Hu，病灶的强化幅度明显低于肾髓质的强化幅度。所以螺旋 CT 对肾癌的诊断有明显优势。肾癌血供丰富，螺旋 CT 增强扫描可显示肿瘤内丰富的血管。肿瘤的大小和血供决定了患者的预后。而且，CT 在术前确定肾癌分期的正确率可达 90%。Ⅰ期：肿瘤局限于肾内，肾包膜完整；Ⅱ期：肿瘤扩散到肾周脂肪，但局限于肾筋膜之内，包括侵犯肾上腺；Ⅲ期：肿瘤累及肾静脉、区域淋巴结及下腔静脉；Ⅳ期：肿瘤侵入邻近组织器官或向远处转移。综合以上分析，螺旋 CT，尤其是多层螺旋 CT 在偶发性肾癌的检出和定性诊断上有着明显的优势，对改善其预后，提高其生存率具有明显帮助。MRI 对于小肾癌（small renal masses，SRMs）的检出率并不如 CT，但对于肾癌与组织器官是否有浸润，肾静脉和下腔静脉内有无癌栓的诊断有明显优势，对鉴别高密度肾囊肿有帮助。由于无症状肾癌不同于小肾癌，而只是肾癌未出现临床表现的一个发展阶段，其自然转归必将是肾外侵袭和转移。因此，对于初诊患者，医务工作者应结合临床表现、实验室检查及影像学表现做出诊断，提高肾癌患者的早期诊断率，从而为后续的治疗提供更有利的时机，延长肾癌患者的存活时间、提高患者的远期生存率（图 7）。

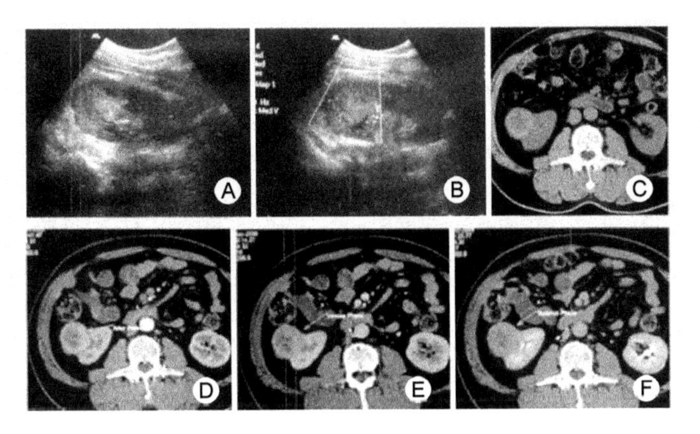

图 A：左肾病灶呈圆形，边界较清晰，病灶呈低回声，病灶部的肾结构不清；图 B：与图 A 同一患者，沿肿瘤的周边血流丰富，肿瘤内部有散在的点状或条状的彩色血流。图 C ～ F 为同一患者。图 C：平扫，右肾病灶密度接近于正常肾实质的密度，中心密度较低，肿块边缘与周围肾实质分界较清晰；图 D：增强动脉时，右肾病灶呈不均匀性强化，病灶内有片状强化，肿块密度高于肾实质；图 E：增强静脉期时，肿瘤增强幅度低于周围正常肾实质的增强幅度，呈相对均匀性强化，病灶的边界清晰；图 F：增强延时 300 秒（排泄期），病灶密度明显低于周围正常肾实质，边界更加清晰。

图 7 无症状肾癌患者的 B 超和 CT 表现

（熊大波 整理）

10. 肾癌患者的副肿瘤综合征需要引起医务工作者的警惕

副肿瘤综合征（paraneoplastic syndromes，PNS）是指发生于肿瘤原发病灶和转移病灶以外，由肿瘤引起的综合征，原称为“肾癌的肾外表现”。有报道显示 10% ～ 40% 的患者因副肿瘤综合征就诊，症状包括高血压、贫血、体重减轻、恶病质、发热、红细胞增多症、肝功能异常、高钙血症、高血糖、血沉增快、神经肌肉病变、淀粉样变性、溢乳症、凝血机制异常等。

所以医务工作者应警惕肾癌患者的副肿瘤综合征，诊断时，必须做的实验室检查项目包括尿素氮、肌酐、肝功能、全血细胞计数、血红蛋白、血钙、血糖、血沉、碱性磷酸酶和乳酸脱氢酶，以作为对患者术前一般状况、肝肾功能以及预后的评价指标。必须检查的影像学检查项目包括腹部B超或彩色多普勒超声、胸部X射线片、腹部CT平扫和增强扫描，但最终确诊靠病理结果。可选择的影像学检查项目包括腹部平片、核素肾图或静脉尿路造影（intravenous urography，IVU）检查指征、核素骨显像检查指征（有相应骨症状、碱性磷酸酶高、临床分期≥Ⅲ期的患者）、胸部CT扫描检查指征（胸部X线片有可疑结节、临床分期≥Ⅲ期的患者）、头部MRI、CT扫描检查指征（有头痛或相应神经系统症状患者）、腹部MRI扫描检查指征（肾功能不全、超声波检查或CT检查提示下腔静脉瘤栓患者）。

（李　远　整理）

11. CT扫描检查依然是确定肿瘤侵犯程度的标准

目前，CT仍然是确定肾肿瘤程度的标准。肾癌的CT表现取决于肿瘤的部位、大小及血供情况。CT对肾癌的诊断有重要作用，可以发现体积较小的肾癌，增强CT扫描能够发现直径≤3cm的小肾癌，有利于早期治疗。CT可准确测定肿瘤密度，并可准确分期，是目前最可靠的诊断肾癌的影像学方法。另外，定期 CT 随诊，可以了解肾癌复发以及对侧肾的情况，同时可观察有无肝、后腹膜淋巴结转移等。

肾癌 CT 表现为：①肾实质内肿块，也可突出于肾实质，肿块呈圆形、类圆形或分叶状，边界清楚或模糊，患肾不规则性增大，并能较清楚地显示肾盂、肾盏受压、变形、移位。②平扫为密度不均匀的软组织肿块，CT 值为 30 ～ 50Hu，接近或略高或略低于正常肾实质，常见肾癌坏死，可见囊变、钙化、出血等。单纯平扫容易漏诊小肾癌，需做对比增强。CT 扫描可以清楚地观察肾及肾周围是否受到侵犯以及局部淋巴结是否肿大，从而判断肾癌的临床分期。③静脉注射造影剂后，正常肾实质密度明显增强，CT 值达 120Hu 左右，但病变区因为缺乏肾小管仅轻度增强，明显低于正常肾实质，使肿瘤境界更为清晰，为分期提供依据。增强扫描能够显示肾静脉、下腔静脉内是否有瘤栓形成，后者表现为血管内的充盈缺损。

肾癌侵犯肾周围组织时，CT 表现为肿瘤向肾周突出，肾表面毛糙不平整，肾周脂肪囊模糊或消失，肿瘤与腰大肌、膈肌脚或周围脏器相连。左肾可表现为向前突出，癌肿穿透肾周筋膜，将胰尾推向前内侧，继而向腹腔蔓延。右肾上部肿瘤可穿破包膜向前上方突出，致使肝向前上移位。肿瘤向内可侵及腰大肌、后腹膜、腹后壁，可破坏椎体，也可侵及同侧肾上腺。当肾癌累及患侧肾静脉时，可表现为肾静脉的不规则增粗。当肾静脉或下腔静脉内发生癌栓时，则在静脉中可见低密度区，增强扫描时可显示管腔中断或腔内有充盈缺损。

（李 远 整理）

12. 其他影像学检查和肾穿刺活检检查仍然有其特定的临床意义

(1) X线检查

平片和尿路造影对于肾癌诊断的价值不大，尤其平片的作用有限。

①平片：对较小的肾肿瘤诊断意义不大，清晰的X线平片对较大的肾实质肿瘤的诊断较有帮助。平片上可见患侧肾轮廓增大，边缘不整齐或呈结节状，有时可见钙化斑点或在肿瘤周围形成弧形钙化线。

②静脉尿路造影：这是常规检查方法，可以了解双侧肾功能以及肾盂、输尿管和膀胱的情况，对治疗有重要的参考价值。肿瘤较大可导致肾轴扭曲或转位。肿瘤侵及肾盂、肾盏时，可见肾盂肾盏变形、伸长、移位或将上部输尿管也推向对侧，甚至越过中线，其形状颇似蜘蛛足样。故名“蜘蛛足征”。但若肿瘤压迫静脉或阻塞血管，患侧肾盂、肾盏均不显影。

③肾动脉造影：对肾癌的诊断准确率很高，约有75%～95%的肾癌可通过肾动脉造影得到确诊。肾动脉造影不但可根据血管的移位、分离、聚集和伸直等改变判断占位性病变的存在，还可根据肿瘤血管的显影情况确定肿瘤的性质。

（2）B 超检查

超声扫描最简便且无创伤，已列为发现肾肿块的首选检查方法，可作为常规体检的一部分。超声扫描不但能确定有无肾肿瘤，而且还可以确定肿瘤的大小、形态，估计肾肿瘤进展程度及肾周围状况，并可与囊性占位等其他肾病变做出鉴别诊断。文献报告，超声诊断肾肿瘤的准确率高达 93.5%～97.1%，被公认为诊断肾肿瘤的首选方法。但是，超声诊断肾肿瘤也有某些不足之处：①超声检查对直径 1cm 以下的肿瘤，有时不易显示，有漏诊的可能；②对肾肿瘤的组织定性困难。

超声显示肾实质内的团块状回声是诊断肾癌的直接征象。通常对肿瘤直径 2cm 以上者，超声断面声像图比较容易显示。尤其对声像图显示肿瘤突入并压迫肾窦或肿瘤向外突出，引起肾包膜隆突不平，而肿瘤呈典型的团块状低回声或混合回声者，即可提示诊断。但是，肾癌的声像图表现无特异性，尤其对肿瘤体积小于 2cm 且声像图表现不典型者，超声诊断有一定的困难。应密切结合临床及其他检查结果，进行综合的分析与判断。必要时可进一步行其他影像学检查或在超声导向下经皮肾穿刺活检，做细胞学和组织学检查，有助于明确诊断。

超声扫描时应注意观察下列内容：①肾轮廓的改变：肿瘤较小时，肾轮廓可无明显改变。较大的肾肿瘤，由于肿瘤向肾表面突起，呈现肾轮廓局限性增大，表面凹凸不平，肾外形失去正常形态，与周围组织分界较清楚。但晚期肾癌向周围广泛浸润时，边界常不清楚。②肾实质回声异常：肾实质内出现异常回声团块，呈圆形或椭圆形，边界较清楚，有球体感，其内部回声多变，中等大的肾癌多呈低回声，仅少数呈强弱不等的混合回声或等回声。当较大的肿瘤内部有出血、坏死、液化时，局部显示边缘不规则的无回声区，内有稀疏分布的点状低回声，若钙化则出现点、块状强回声伴声影。小的肾癌常表现为高回声团块。③肾窦变形：癌肿向内生长压迫或侵及肾窦时，肾窦局部可出现凹状变形、移位和中断乃至显示不清，少数可出现肾盂、肾盏扩张积水。④肾周围血管异常改变：肾癌晚期，当癌组织侵及或随血行转移至肾静脉和下腔静脉时，表现患侧肾静脉或下腔静脉增宽、阻塞，内有不规则低、中水平点状或团块状回声。⑤肾癌转移征象：肾癌转移时，在超声扫描可检查的部位与脏器，显示肾门和腹膜后淋巴结肿大，以及肝脏、肾上腺，对侧肾、输尿管和膀胱等脏器的团块状异常回声。

（3）肾穿刺活检

肾癌的早期诊断和筛查对于肾癌的治疗和提高肾癌患者的存活率具有重要意义。肾穿刺活检是一种最重要的早期诊断肾癌的方法，对于明确诊断、指导治疗和估计预后等方面都具有重要意义。肾穿刺活检主要用于除外一些不以手术为首选治疗方式的疾病，包括脓肿等感染灶、肾外肿瘤的转移灶以及淋巴瘤，也用于已经播散转移的肾癌或难以切除的腹膜后肿物，以明确诊断及组织学分型，指导靶向治疗等。有文献将肾穿刺活检与术后病理检查在确定肿瘤恶性程度和 Fuhrman 分级两个方面的一致性进行了评价，并得出了较为积极的结论，这为在临床中应用该项技术提供了资料支持。

目前，肾组织活检的指征中已被广泛接受的主要有以下几项：①已知有肾外恶性肿瘤史或全身多发性肿瘤；②影像学检查提示无法根治性切除的恶性肾肿瘤；③有其他合并症，难以耐受手术者；④疑似感染灶的肾肿物；⑤肾本身病变，如肾小球肾炎、肾病综合征等。在符合上述几项指征的患者中，穿刺活检在大多数情况下能够进行明确诊断，用以鉴别肾癌与转移癌、淋巴瘤、感染灶等，避免不必要的手术，或用以明确肾癌诊断及其组织学分型，更好地评估手术获益与风险，指导后续治疗方式的选择。

在符合相应指征的情况下，对肾肿物的穿刺活检多能够确诊，并进一步指导制定个体化的治疗方案。随着技术的发展和指征的不断完善，肾穿刺活检将在临床诊断中发挥更重要的作用，为患者争取更大的收益。

（李　远　整理）

13. 基于标志物的肾癌分子诊断对传统理论提出了有力挑战

肾癌在早期常不典型，缺乏特异性，临床上还存在无症状表现，多依赖于影像学检查，甚至约有半数患者是在体检时，经由超声或 CT 偶然发现确诊。因此，寻找具有高度特异表达的分子标志物显得尤为重要。而随着全球对生物标本的基因和蛋白质表达谱的深入研究，同时伴有血、尿等生物标本的易获取性，一些潜在的肾癌肿瘤标志物相继被发现（表1、表2），这些肾癌的肿瘤标志物在对肾癌的早期诊断上展现出巨大的前景。

表1　肾癌患者血清中潜在的标志物

标志物	RCC 组与 HC 组
TRAF-1（肿瘤坏死因子受体相关因子1）	↑
Hsp27（热休克蛋白 27）	↑
SAA（血清淀粉样蛋白 A）	↑
M-65（CK18 的完整表达）	↑
Anti-PHD3Ab（抗缺氧诱导因子脯氨酰羟化酶 -3 抗体）	↑
TuM2-PK（M2 型丙酮酸激酶）	↑
TK1（胸苷激酶 1）	↑
20s Proteasome（20S 蛋白酶体）	↑

注：RCC 组，肾细胞癌组；HC 组，健康对照组。

表2　肾癌患者尿液中潜在的标志物

标志物	RCC 组与 CG 组
NMP-22（核基质蛋白 22）	↑
NGAL	↑
KIM-1（肾损伤分子 -1）	↑
MMPs（基质金属蛋白酶）	↑
AQP-1（水通道蛋白 1）	↑
PLIN2（脂滴包被蛋白 2）	↑

注：RCC 组，肾细胞癌组；CG 组，对照组。

大多数肾癌的亚型有一个特征的免疫组化染色的表现，这有助于正确的肿瘤分类。例如，在 CCRCC 中，VHL 蛋白调控 CAIX 表达，*VHL* 基因失活使得 CD10 和 PAX 2 表达上调；乳头状肾细胞癌 1 型波形蛋白、广谱角蛋白、CK7、AMACR 和 RCC 标志物高表达，但 CD117、肾特异性钙黏附蛋白和小清蛋白不表达；CK7 在乳头状肾细胞癌 1 型中经常呈阳性，在乳头状肾细胞癌 2 型中则较少呈阳性；嫌色细胞癌波形蛋白呈阴性，但显示高表达肾特异性蛋白、小清蛋白、CD117、EMA、广谱角蛋白和 CK7；CK7 是区分良性嗜酸细胞瘤、嫌色细胞癌之间的最佳标记，大多数嫌色细胞癌膜上高表达 CK7，嗜酸细胞瘤通常呈现阴性或局灶性阳性细胞增多；集合管癌常表现为 EMA、CK7、高分子量角蛋白、Pax 2、Pax8 等其中一项或多项阳性。以下是生物标志物在各型肾癌中的表达（表 3 ～表 5）。

表 3 生物标志物在肾透明细胞癌和肾嫌色细胞癌中表达的异同

标志物	肾透明细胞癌	肾嫌色细胞癌
CK7	-	+
CA9	+	-
RCC 标志物	+	-
CD10	+	-
波形蛋白	+	-
CD117	-	+
小清蛋白	-	+

续表

标志物	肾透明细胞癌	肾嫌色细胞癌
E-Cadherin	–	+
EMA	+	+
MUC1	+	+
CK20	–	–
AMACR	–	–

表 4　生物标志物在肾嫌色细胞癌和肾嗜酸细胞瘤中表达的异同

标志物	肾嫌色细胞癌	肾嗜酸细胞瘤
CK7	+	–/+（局灶性）
MOC31	+	–
EpCam	+	–
Caveolin-1	+	–
EABA	–	+
CD82	+	–
S100AL	–	+
小清蛋白	+	+
Ksp cadherin	+	+
CK117	+	+

表 5　生物标志物在集合管肾细胞癌和未分类肾细胞癌中表达的异同

标志物	未分类肾细胞癌	集合管肾细胞癌
CK7	+/–	+
CK20	–	–（极少数局灶性呈 +）

续表

标志物	未分类肾细胞癌	集合管肾细胞癌
P63	-	-（极少数呈+）
RCC	+/-	-
小清蛋白	+/-	+
CD10	+/-	-
CK5/6	-	-
INI1	+	+
Ulex-1	-	+
PAX8	+/-	+
PAX2	+/-	+/-
GATA3	-（极少数局灶性呈+）	-

（李　远　整理）

14. 液体活检技术的兴起——检测患者循环血液中微小 RNA 在分析肾肿瘤发生发展方面较有前途

几个基于体液的方法也加入了肾癌的治疗策略行列，即近年来兴起的“液体活检”概念。这意味着患者有可能避免痛苦的或因各种原因无法活检仍可得到类似组织活检的信息，给医生提供病变细胞来源的重要分子表达谱信息，同时筛选到的疾病相关分子可作为治疗反应或非治疗反应分子标签。其中一个重要新技术——外泌体（exosome）（50 ～ 100nm），是一种胞外细胞器样亚细胞质膜结构，存在于各种体液如血、尿、羊水、恶性肿瘤引起的腹水、支气管冲洗液、滑液、乳汁和唾液中，能运载多种特异性蛋白、微 RNA 及 DNA 片段，在细胞间转运蛋白质和 RNA，与肿瘤的免疫逃避、微环境建立相关，在细胞间信号传递发挥着重要作用。外泌体与凋亡 / 死亡细胞和携带细胞与外环境（包括血流）传递信息的微粒均属于微囊泡（microvesicle，MV）（30 ～ 1500nm）的一部分。外泌体含有包括长链非编码转录本在内的几乎完整的转录组和微 RNA 表达谱，更能深入反映体内真实状况。血浆及其他体液中微 RNA 非常稳定，不受内源性 RNase 的降解，其原因据分析是在外泌体中经过修饰所致。对于提供活检结果的患者，尿来源外泌体中 *PCA3*、*TMPRSS2*、*ERG* 等可靠的前列腺癌特异基因将用于下一代基于体液的检测而帮助早期诊断和治疗。体液中由各种细胞分泌的外泌体转运至效应器官，进入相应的靶细胞，进行相关的信号传递，达到改变靶细胞基因表达目的，进而影响机体的生物学功能。近来利用纳米级外泌体微粒制成的新型肿瘤疫苗，通过抗原提呈细胞（antigen presenting cell，APC）技术促使免疫系统识别和杀伤肿瘤细胞，这无疑为肿瘤的治疗开辟了一个全新的领域。

（叶　林　整理）

15. 重要的应用前景——循环内皮祖细胞在肾癌患者诊治中的研究进展

新生血管形成在肾细胞癌中异常丰富，并且其在肾细胞癌的

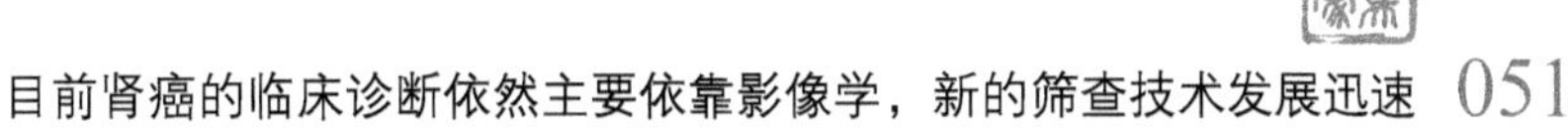

侵袭、转移和疾病进展中起重要作用。目前研究发现，骨髓中的内皮祖细胞（endothelial progenitor cells，EPCs）在某些病理性的刺激条件和外源性生物活性因子的作用下，会被动员入外周循环成为循环内皮祖细胞（circulating endothelial progenitor cells，CEPCs)，归巢到靶向部位，增殖并分化为成熟的内皮细胞，参与新生血管形成，这一过程被称为是血管发生（angiogenesis）。血管发生是除血管新生外出生后新生血管形成的另一条重要的途径，被认为在新生血管丰富的肿瘤中可能起重要作用。在骨髓中CEPCs 表达 CD34、CD133 和 VEGF-R2 等标志，不表达单核巨噬细胞标志 CD45。进入外周循环后，CEPCs 逐渐分化，CD133 的表达迅速降低，开始表达皮细胞的特异性标志，并且继续表达 CD34 和 VEGF-R2。因此，目前认为外周循环中 CD34+VEGF-R2+CD45 细胞为真正的 CEPCs。

随着 CEPCs 的发现，其在新生血管丰富的恶性肿瘤中的作用引起了学者们极大的兴趣。通过流式细胞术在肺癌、肝癌、胶质瘤、淋巴瘤和乳腺癌中检测了 CEPCs 水平，结果发现在上述恶性肿瘤中 CEPCs 水平显著高于健康对照，并且与肿瘤恶性程度呈正相关。我们课题组前期检测了肾细胞癌患者 CEPCs 的含量和血清血管内皮生长因子（vascular endothelial growth factor，VEGF）水平，同时分析其相关性和临床意义。结果发现，肾细胞癌患者中 CEPCs 的均值为 0.2809%，含量要远高于良性肾肿瘤患者（均值为 0.0734%，$P < 0.001$）和健康对照患者（均值

为0.0764，$P < 0.001$）。Ⅲ～Ⅳ期RCC患者CEPC的含量高于Ⅰ～Ⅱ期RCC患者（$P < 0.001$）。RCC肿瘤体积＞7cm的患者，其CEPC均值远高于肿瘤体积≤4cm的患者和肿瘤体积在4～7cm的患者。同时，RCC患者中血清VEGF含量要远远高于肾良性肿瘤患者和健康对照者（P均< 0.001）。术前RCC患者CEPCs计数和其相应血清VEGF水平呈正相关（r=0.710，$P < 0.001$）。接受根治性手术后CEPCs和血清VEGF都出现显著下降。结果提示了CEPCs在RCC患者体内高表达，并且和患者体内血清VEGF含量呈正相关。我们进一步研究发现，RCC患者CEPCs克隆出现的时间早于健康对照（均数6.72天 *vs.* 14.67天，$P < 0.001$），肾细胞癌患者CEPCs克隆数多于健康对照（均数10.6个 *vs.*1.83个，$P < 0.001$），并且RCC患者CEPCs培养成功率高于健康对照（87.8% *vs.*40.0%，$P < 0.001$，图8）。细胞生长曲线在肾细胞癌患者和健康对照组中无差异。流式细胞鉴定CEPCs均表达内皮细胞特异性标记，包括CD31、CD105、CD144、CD146和KDR，高表达干祖期标记CD34和部分表达CD133，不表达CD14和CD45，RCC患者CEPCs表达VEGF-R2高于健康对照。进一步研究发现，RCC患者和健康来源CEPCs都具有摄取*Dil-acLDL*和结合*FITC-UEA-1*的能力及类似内皮细胞的体外成管能力。上述结果提示了CEPCs可以作为RCC的新生物学标记，并且CEPCs可能通过血管发生在RCC疾病进展中起重要作用。此外，Farace和他的同事们报道

了晚期肾癌靶向药物治疗中治疗前 CEPC 的水平和无疾病进展期（Progression-free survival，PFS）和总生存期相关，提示 CEPCs 是判断靶向治疗患者预后的指标。进一步明确了 CEPCs 在晚期肾癌靶向药物治疗中的作用，明确了是否可以通过阻断 CEPCs 进一步提高靶向药物治疗的疗效，有望为晚期 RCC 的治疗提供新的途径。

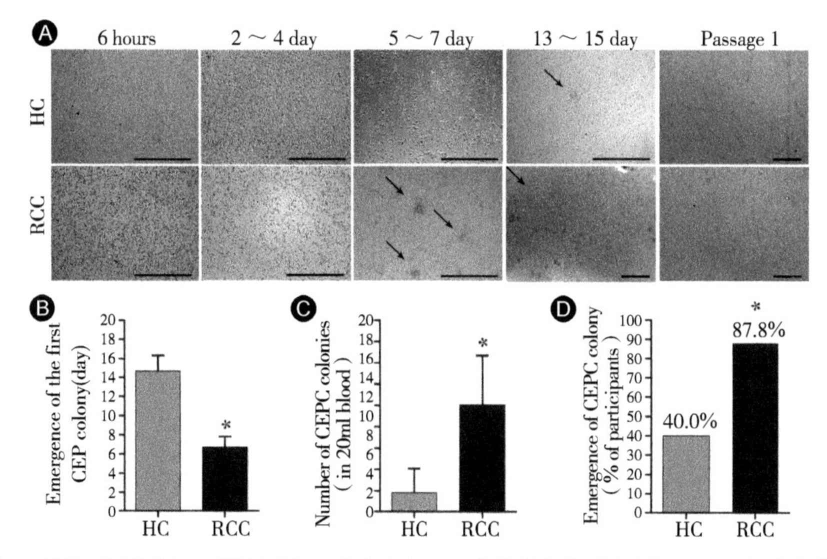

图 A：倒置显微镜下 CEPC 形态；图 B：首次出现 CEPC 细胞集落的时间；图 C：CEPC 细胞集落数；图 D：出现 CEPC 细胞集落的比例

（$^*P < 0.001$）（数据来源：The J Urol，2015 年）。

图 8　RCC 和 HCs 患者中 CEPC 培养和分析

（顾闻宇　整理）

16. 癌基因激活和抑癌基因失活是肾癌发生的重要分子生物机制

肾癌是一种多基因相关的肿瘤，发病机制复杂，有很多组织学类型，如透明细胞癌、多房囊性肾细胞癌、乳头状肾细胞癌及嫌色细胞癌等。不同组织学类型的肾癌有不同的基因改变，它们的临床特征、对治疗的反应也不尽相同。病程发生、发展的分子生物学基础迄今为止尚未阐明。由于肾癌生物学行为多变，并且其发生发展的分子机制目前尚不清楚。癌的生成涉及多种基因的变化，单独一种基因的突变不足以致癌，多种基因变化才能引起细胞生长和分化的机制紊乱，使细胞的增生和凋亡失控而出现癌变。最常发生异常变化的两类基因为抑癌基因（tumor suppressor gene）及癌基因（oncogene）的变化。在体内外各种病理因素刺激下，抑癌基因发生点突变、DNA 片断缺失或移位突变而失活，癌基因被激活从而导致细胞持续增长和分化失控从而引起癌变。因此，对肾癌相关基因的研究不仅加深了人们对肾癌发病机制的了解，寻找肾癌的特异性或相关性基因将为其临床诊断和治疗及预后判断提供新的思路和理论依据，具有重要的临床意义。本文主要从与肾癌相关的癌基因、抑癌基因以及其他一些特异性基因共三个方面对肾癌相关基因进行论述，分析肾癌发生主要相关基因 *PBRM1*、*VHL*、*BHD* 及 *TGF-β1* 等在肾癌诊断和治疗方面的价值。

（1）肾癌与癌基因

myc 基因家族属核蛋白类，目前发现 *myc* 家族至少由 *c-myc*（*cell-myc*）、*n-myc*（*human-myc*） 和 *l-myc*（*myc-related-gene*）3 个成员组成，*c-myc* 是髓细胞性白血病病毒 v-myc 的同源物，可促进细胞增殖、去分化和转化等，与多种肿瘤形成有关。*c-myc* 有诱导细胞表型改变的作用。Yao 等发现 *c-myc* 蛋白在肾癌中表达明显增高。也有学者发现 *VHL* 基因缺失可使 RCC 细胞株中 *c-myc* 基因转录活性增高且细胞增殖明显。姜艳芳等用 PCR 的方法检测 RCC 和正常组织中 *c-myc* 的表达，结果发现 RCC 中 *c-myc* 表达明显高于正常组织。王子明等发现 *c-myc* 反义寡核苷酸能特异性地抑制肾癌细胞生长。最近 Dormoy 等发现转录因子 *Lim1* 可能是 RCC 中一种新的原癌基因，它可通过激活 PI3K/Akt 和 NF-κB 通路从而促进 RCC 细胞生长，而且干扰 *Lim1* 表达后能阻断裸鼠移植瘤（移植人 RCC）的发生。

（2）肾癌与抑癌基因

目前研究较多的与肾癌有关的抑癌基因有 *VHL*、*p53* 和 *p16* 等。

VHL 基因是一种抑癌基因，具有在转录水平抑制基因表达，控制细胞周期、基因组稳定及细胞死亡等作用。*VHL* 基因的命名就来源于希-林氏综合征，它又被称为 eloginbinding 蛋白。*VHL* 基因 1993 年被首次发现定位于染色体 3p25 ～ 3p26 区域，*VHL* 包括 3570 个腺嘌呤、4098 个胸腺嘧啶和 3314 个胞嘧啶。在肾透明细胞癌中的突变率高达 50%，大部分散发型肾透明细胞癌患

者常常出现*VHL*基因等位突变，如遗传性透明细胞癌多伴有染色体3p25区的*VHL*基因突变，也有少部分家族遗传性CCRCC存在等位基因互换（3号染色体），如t（3；8）和t（3；2）等。GC含量丰富区的甲基化使基因转录活性被抑制而失活是使*VHL*基因失活的主要原因之一，且甲基化后的CCRCC中用Northern blot方法均检测不到*VHL*基因的表达。有资料表明多数透明细胞癌中*VHL*基因存在等位基因失活，这些结果提示*VHL*基因在透明细胞癌的发生中起重要作用。2004年有学者发现*VHL*基因可以调节低氧诱导因子（HIF-1和HIF-2）的表达。*VHL*基因失活可以导致HIF的过表达，但有的RCC无VHL TSG失活也会出现HIF的过表达，因此RCC中HIF的表达可能同时存在着依赖和不依赖*VHL*基因的两种激活途径。Linehan等研究发现CCRCC细胞缺失*VHL*基因可出现转化生长因子α（transforming growth factorα，TGF-α）和表皮生长因子受体（epidermal growth factor receptor，EGFR）的过度表达。目前认为*VHL*基因能调节HIF的表达，调控细胞增殖等。DATTA等将*VHL*蛋白β区的104～123的氨基酸多肽（TATFLAGVHL-肽）引入786-0肾癌细胞，结果发现肿瘤细胞增殖指数下降56%，与对照组相比有统计学意义，且将TATFLAGVHL-肽注射到CCRCC的裸鼠皮下移植瘤内，结果使CCRCC裸鼠种植瘤部分消退。该研究将为肾癌的治疗提供新靶点。目前*VHL*基因的研究还处在体外研究的动物实验阶段。在肾癌中*VHL*基因缺失导致低氧诱导因子

(hypoxia-inducible factor，HIF)：HIF-1α 和 HIF-2α 被激活，从而进一步激活包括低氧反应、血管生长因子和其他的信号通路，而这些信号通路都与致癌作用有关。Prenen 等研究发现 *VHL* 基因对遗传性和散在性肾癌有重要的作用。*VHL* 基因缺失可导致 *VHL* 病和遗传性肾癌发生，并且发现 75%的散在性肾癌也有 *VHL* 基因缺失。Kim 等研究发现 98%的透明细胞癌有 *VHL* 基因的丢失，直径＜ 1cm 的肿瘤 80%有染色体 3p 丢失或仅有 3 号染色体单体异常，表明 *VHL* 基因缺失是肿瘤发生的早期改变，这为肾癌的早期诊断提供了可靠的理论依据。

野生型 *p53* 基因的主要生物学功能是调控细胞周期和诱导细胞凋亡。*p53* 在细胞周期的多个环节均起重要作用，在 DNA 损伤时可抑制 Cdk 活性并促进 DNA 修复，但是 DNA 损伤严重时，它却诱导细胞凋亡途径，从而维持细胞基因组的稳定。*p53* 基因突变或蛋白功能异常是目前发生最广泛的抑癌基因突变，占所有肿瘤的 50% 以上。有学者发现在有淋巴结转移和远处转移的肾癌患者中，*p53* 阳性的比例明显增多，这提示 *p53* 基因的突变可能与 RCC 的侵袭和转移有关。也有学者在体外将 *p53* 基因转染至 RCC 细胞中，能显著抑制肿瘤细胞的生长。

p53 基因是重要的肿瘤抑制和转录基因，对阻滞细胞周期、促进细胞凋亡、维持基因组稳定、抑制肿瘤血管生成等具有重要的作用。Song 等应用免疫组化法研究发现 *p53* 只在肿瘤组织中表达，与肿瘤的大小、分级及分期相关。进一步研究发现，*p53*

的亚型除了 *p53B* 只在肿瘤组织中表达，其余亚型在正常组织和肿瘤组织都有表达，并且 *p53B* 表达与肿瘤的分期有关，因此 *p53B* 可能是对肾癌发生起重要基础性作用，可能是新的肾癌预后预测和靶向治疗的标志物。Klatte 等研究表明，*p53* 与局限性肾癌切除后的预后有关，*p53* 表达增加与肾癌切除后预后差有关，其预测能力优于临床和病理因素，并可能识别具有浸润能力的局限性肾癌的亚型。表明 *p53* 是诊断肾癌及预测肿瘤复发的重要标志物，可作为局限性肾癌疗效评判的标志物之一。

p16 基因是 1994 年发现的新抗癌基因，它直接参与细胞周期的调控，部分肿瘤细胞株发现有纯合子缺失和突变，*p16* 基因已经在肺癌、肾癌、乳腺癌等多种肿瘤中发现纯合子缺失以及无义、错义及移码突变。Maruschke 等用免疫组化检测 RCC 中的 *p16* 和 *pRb* 表达，结果发现 *p16* 和 *pRb* 表达存在明显的相关性（P=0.040），但是 *p16/pRb* 表达与肿瘤的大小、分级和淋巴结转移无关。Vidaurreta 等研究组均发现 22.9% 的 RCC 患者存在 *p16* 基因的超甲基化。Sanz-Casla 等发现 RCC 患者存在 *p16* 基因杂合性缺失和甲基化。

（3）*PBRM1* 基因

肾癌是多基因相关疾病，其发生发展受多基因突变的影响。最近，英国桑格研究院、新加坡国立癌症中心等处的研究人员发现 RCC 第 2 大突变基因 *PBRM1*。科学家用大规模外显子组测序技术发现 *PBRM1* 基因在 CCRCC 中突变率达 41%（92/227）。

该基因也位于3号染色体短臂（3p21），编码蛋白BAF180，是SWI/SNF染色体重塑复合物（PBAF）的一个亚基。SWI/SNF复合物最早在酿酒酵母中发现，是ATP依赖的染色体重塑复合物，具有高度保守性，人类同源类似物称为PBAF。在复制、转录、DNA修复和细胞增殖分化过程中发挥作用。它由许多亚基构成，任一亚基的丢失将导致该复合物功能缺失，SWI/SNF复合物功能的缺失与许多恶性肿瘤有关。

PBRM1蛋白（ BAF180）由1689个氨基酸组成，其中包括一个DNA结合区域（*HMG*），2个蛋白质相互作用组件*BAH1*和*BAH2*，6个乙酰化组蛋白结合区BD1-BD6。在细胞有丝分裂和基因转录中发挥重要作用。P*BRM1*基因突变在乳腺癌中被发现，发挥抑癌基因的功能。研究人员用RNA干扰技术证明*PBRM1*基因是肾细胞癌的一个抑癌基因，至少参与组蛋白H3的识别和修饰。作为一个新发现的肾细胞癌基因，对*PBRM1*的深入研究将为肾癌的诊断和治疗提供新的方向。

（4）VHL-HIF缺氧反应基因通路

近年来，随着分子生物学实验技术的发展，例如，基因序列和高流通量组织序列等微阵列（tissue microarray，TMA）技术，能够检测和分析数以百计不同的生物分子表达，包括DNA、RNA和蛋白质。但*VHL*基因的失活仍然是肾癌主要的基因改变，特别是在CCRCC中。Nickerson等发现经病理证实的CCRCC患者中91%存在*VHL*基因的突变或超甲基化。*VHL*基因位于 3 号染色体短臂（3p25.3），失活方式包括基因突变、杂合性缺失 LOH 及基因甲基化。*VHL* 基因失活导致其编码的 *VHL* 蛋白失去正常功能，从而导致 HIF 不能被有效降解，最终致缺氧诱导基因的激活。HIF-α 的靶基因很多，主要包括与肿瘤血管生成相关基因产物如：VEGF、血小板源性生长因子（platelet derived growth factor，PDGF）、胎盘生长因子（PLGF）和环氧合酶 -2（COX-2）。细胞增殖相关基因产物如：转化生长因子 -α（TGF-α）、胰岛素样生长因子（IGF）、表皮生长因子（EGFR）等。PH 控制相关基因产物如：碳酸苷酶Ⅸ（CA9）和碳酸酐酶Ⅻ（CA12）。糖代谢相关基因产物如：葡萄糖转运酶 -1、6 磷酸果糖激酶 -1、丙酮酸脱氢酶激酶。这些分子的表达与肿瘤增殖、分化及预后有关。

（5）*BHD* 基因

1977 年，Birt 报道了一种以皮肤良性肿瘤为主要表现的常染色体显性遗传病，并命名为 BHD 综合征（Birt-Hogg-Dube syndrome），典型表现为头颈部和上肢的多发性纤维毛囊瘤，并可能伴有肺囊肿和结肠息肉。Pavlovich 等对 19 个家系的 130 例 BHD 肾癌进行统计，发现嫌色细胞癌 44 例（34%），嗜酸细胞瘤 7 例（5.3%），嫌色细胞癌与嗜酸细胞瘤混合型肿瘤 65 例（50%），透明细胞癌 12 例（ 9.2%），其他 2 例（1.5%）。*BHD* 基因位于 17 号染色体（17p11.2），也称 *FLCN*，编码蛋白促卵泡激素（follicle-stimulating hormone；FSH），通过与腺苷酸活化蛋白激酶（amp-activated protein kinase，AMPK）结合，进而调节mTOR 信号通路的活性。mTOR 是一种胞内丝氨酸 / 苏氨酸蛋白激酶，在细胞生长、增殖、分化及细胞周期调控等多个方面起重要作用。近年来，研究发现 mTOR 相关的信号通路复杂且涉及面广泛，其中多个元素的调控异常都与肿瘤的发生密切相关。mTOR 抑制剂（如雷帕霉素）能够抑制由于该信号通路异常引起的癌基因的转化、肿瘤的生长和肿瘤血管生成，可能对此类患者有效。

（6）TGF-β1

转化生长因子 -β（TGF-β）作为 TGF-β 细胞因子超家族的成员，调节多种靶基因的表达，在胚胎生长、发育、细胞分化、增殖及凋亡中发挥重要作用，同时参与细胞外基质的分泌和发育分化等多种生理过程。TGF-β1 是由 2 个结构相同或相近、分子质量为 12.5kDa 的亚单位借二硫键连接的双体，其结构和功能高度保守。目前已发现 5 种 TGF-β1 异构酶，即 TGF-β1 ～ TGF-β5，哺乳动物中有 TGF-β1 ～ TGF-β3 三种形式，其中对 TGF-β1 的研究最广泛和活跃。TGF-β1 与肿瘤的发生、发展密切相关，在调节细胞的生长与分化过程中具有广泛但又可能是相互矛盾的作用。到目前为止，TGF-β1 与肿瘤生物学行为之间的关系在各种文献中报道较多。

肿瘤的发生常常与 TGF-β1 受体的表达降低或失活相联系。TGF-βI 型受体（TβR-I）在恶性转化中较少发生突变或缺失，但

TGF-Ⅱ型受体（TβR-Ⅱ）的失活突变位点较多。有研究表明，TGF-β1 的过度表达及 TGF-βⅡ型受体的生长抑制信号通路的丢失导致了肝肿瘤的进展，在口腔鳞癌中 TGF-βR 表达下降，将 dnTGF β Ⅱ型受体 cDNA 转染到 TGF-β 抑制的口腔鳞癌细胞系，促进肿瘤细胞的生长和肺转移。由此可见，TβR-Ⅱ基因的改变，是造成癌细胞逃避 TGF-β 的自分泌及旁分泌控制的机制之一。TGF-β1、TGF-β1 及其受体、Smads 蛋白与肿瘤发生、发展的关系在人的 RCC 中可能也同样存在，但在 RCC 中有关这方面的研究国内、外报道都非常少见，只有零星的文献记录，有的地方还存在着争议，很多机制还需要进一步探讨。国内巴建明等采用 RT-PCR 及表达丰度定量法检测肾细胞癌组织和正常对照组中 TGF-β1 ～ TGF-β3、TGF-βR Ⅰ～ TGF-βR Ⅲ的 mRNA 表达，结果发现，肾细胞癌组织 TGF-β1 ～ TGF-β3 表达水平均明显高于正常对照组，而 TGF-β1 更为显著；TGF-βR Ⅱ表达水平明显低于正常组，而 TGF-βR Ⅰ、TGF-βR Ⅲ的表达水平略高于正常对照组，差异不显著。Miyajima 等的研究也支持此观点。由此可推测 TGF-β1 的高表达及 TGF-βR Ⅱ的低表达在肾细胞癌的发生、发展中起着非常重要的作用，检测其表达水平对肾细胞癌的诊断和判断预后有意义。

从基因水平探讨肿瘤的发生发展机制，开发研制特异性的基因诊断、靶向治疗药物正在成为征服肿瘤最强有力的手段。RCC 不是一种单纯的疾病，组织学类型复杂，每种类型有不同的基因改变。CCRCC 涉及 *VHL*、*PBRM1* 等基因；Ⅰ型乳头状肾细胞癌涉及 *MET* 基因；Ⅱ型乳头状肾细胞癌涉及 *FH* 基因；嫌色细胞癌涉及 *BHD* 基因。随着这些基因研究的不断深入，肾癌的诊断方法、靶向治疗途径将会产生巨大的进步。

（叶　林　整理）

17. 雄激素受体和肾癌

肾癌因其耐受放化疗及免疫治疗的特点，使得外科手术成为唯一有效的治疗方法。虽然络氨酸激酶抑制剂等靶向药物治疗的引入为晚期肾癌患者打开了一扇新的大门，但其效果仅限于选择性的病理类型的患者，并且远期大多数患者都产生了药物抵抗。因此，深入研究肾癌发生的分子机制，寻求更好的肾癌治疗方法显得尤为重要。

（1）雄激素受体在肾癌中的地位和作用

鉴于放化疗及其免疫治疗的局限性，人们开始探索肾细胞癌的性激素研究。早期研究表明，在性别差异方面，肾癌发病率在男性与女性的比例为 1.6 ： 1.0。2008 年泌尿外科权威期刊《欧洲泌尿学》（European Urology）杂志公布了一项 1973—2004 年的肾细胞癌流行病学调查，在 35 336 例患者中，男性患者达到 22 288 例，占总比例 63.1%，这表明性激素和（或）它们的受体在肾癌发生发展中可能发挥重要的作用。1978 年，Concolino

等认为人类RCC是一种激素依赖性肿瘤，提出了类固醇激素治疗RCC的假说。在激素受体研究中，雄激素受体（androgen receptor，AR）的研究最为广泛。AR一般由四个结构域组成：N端转录激活区（N terminal transcriptional activation region，NTD）、DNA结合区（DNA binding domain，DBD）、铰链区（hinge area）和配体结合区（ligand binding domain，LBD），其主要功能是作为调控基因表达的一种结合DNA的转录因子。当雄激素双氢睾酮在细胞质中与之结合后会使之激活继而转运进核内并与雄激素受体反应元件（Androgen Receptor Element，ARE）结合来调节下游基因表达。目前已经证明AR在前列腺癌、膀胱癌、肺癌、乳腺癌和肝癌等肿瘤中异常表达，且AR从细胞质进入细胞核往往提示预后不良。

在以往的肾癌临床研究中，AR的作用和地位一直存在争议。Loda等比较在前列腺癌中AR的阳性表达，分析在10例肾癌组织中AR表达阴性（只有1例AR阳性病例）。Brown等发现在12例肾癌原发灶中有5例AR表达阳性。而在5例肾癌转移组织中，有1例AR表达阳性。随后，一项研究发现在21例肾癌组织中有3例AR阳性，另一项研究表明在41例肾癌标本中，AR检出阳性有12例。目前最为系统的临床研究是Langner等学者在182例肾癌组织中检测AR阳性例数为27，占总比例15%，且与临床分期和肿瘤分化相关。上述的临床研究提供了AR和肾癌发生、发展的一些信息，但是这些数据没有表明在正常肾组织和

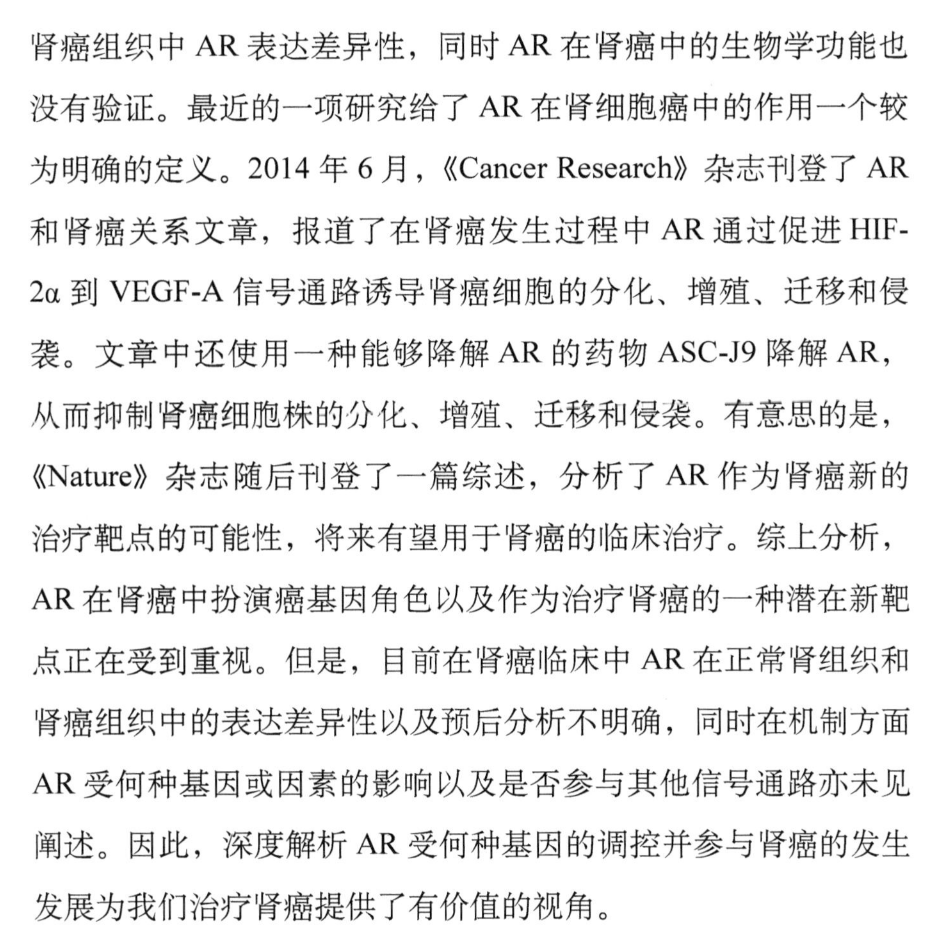

肾癌组织中 AR 表达差异性，同时 AR 在肾癌中的生物学功能也没有验证。最近的一项研究给了 AR 在肾细胞癌中的作用一个较为明确的定义。2014 年 6 月，《Cancer Research》杂志刊登了 AR 和肾癌关系文章，报道了在肾癌发生过程中 AR 通过促进 HIF-2α 到 VEGF-A 信号通路诱导肾癌细胞的分化、增殖、迁移和侵袭。文章中还使用一种能够降解 AR 的药物 ASC-J9 降解 AR，从而抑制肾癌细胞株的分化、增殖、迁移和侵袭。有意思的是，《Nature》杂志随后刊登了一篇综述，分析了 AR 作为肾癌新的治疗靶点的可能性，将来有望用于肾癌的临床治疗。综上分析，AR 在肾癌中扮演癌基因角色以及作为治疗肾癌的一种潜在新靶点正在受到重视。但是，目前在肾癌临床中 AR 在正常肾组织和肾癌组织中的表达差异性以及预后分析不明确，同时在机制方面 AR 受何种基因或因素的影响以及是否参与其他信号通路亦未见阐述。因此，深度解析 AR 受何种基因的调控并参与肾癌的发生发展为我们治疗肾癌提供了有价值的视角。

（2）《致癌基因》（Oncogene）杂志报道 AR 调控肾癌细胞增殖的新机制

我们团队最近研究发现了一个新的能结合 AR 的长链非编码 RNA（LncRNA）：LncRNA-SARCC，该 LncRNA 转录后调控 AR，抑制 AR 蛋白稳定性，并进一步通过促进 MDM2 表达泛素化降解 AR 蛋白及其下游 HIF-2α/C-MYC 信号通路。在缺氧环境下，LncRNA-SARCC/AR 复合物和 HIF-2α/C-MYC 信号通路之间的负反馈机制差异性调节肾细胞癌的发生发展。该项研究结果试图从 AR 和 LncRNAs 角度阐述肾癌发生的原因，并且从分子机制上解释 AR 和 LncRNAs 相互作用共同影响肾癌的发展，使我们对肾癌的病因学有了一个新认识，并且为将来肾癌的治疗提供一种潜在的新方法，即通过靶向 LncRNA-SARCC/AR/HIF-2α/C-MYC 这一新发现的信号通路来影响肾癌发生。该成果于 2016 年 3 月 14 日发表在国际著名期刊《Oncogene》上。

（3）《自然》（Nature）杂志评论 AR 通过作用 LncRNAs 促进肾细胞癌发展

《Nature》在 2016 年 4 月 5 日发表评论：RCC，尤其是 CCRCC，在发生和发展中和缺氧信号通路有关，同时也具有明显的性别差异性。相关研究已经发现 AR 能促进 RCC 发展，但具体机制仍不清楚。《Oncogene》的最新研究表明，AR 可能通过依赖 VHL 状态和促进 HIF-2α 及其 VEGF 表达等缺氧信号通路调控 RCC 的发生发展。

综上所述，AR 在肾癌发生发展中发挥重要作用，靶向 AR 为肾癌的治疗提供了一种新的可能的方向。

（翟　炜　整理）

18. 肾癌 Fuhrman 分级系统的争议和国际泌尿病理学会分级系统的提出

肾癌预后的预测主要依靠 TNM 分期和 Fuhrman 分级。尽管在肾癌预后因子的研究上取得很大进展，但许多因子在临床实际应用上仍较少，缺少大量临床支持以及存在不少争议。1997 年，罗彻斯特肾细胞癌共识会议上，肾癌病理分级学组共同评价了推荐的肾癌预后参数的推行工作。在这次会议上，美国病理学家预后标志物工作小组评估了大量的预后标志物。在大量待评估预后标志物中，只有手术边缘阳性、远处转移、pTNM 分期、肉瘤样结构、肿瘤类型、肿瘤分级等预后因子有大量文献的支持，被确定为 1 类预后因子，并且在临床上广泛应用。1 类分级主要根据低级别和高级别肿瘤的对比定义。在这些预后标志物中，Fuhrman 分级系统在病理学中应用最为广泛，是肾癌生存期的独立预测因子，并且被认为是预测肾癌预后的最佳因素。

Fuhrman 分级系统是基于核大小、核的多形性和核仁的突出情况进行评估。研究认为，Fuhrman 分级与转移和生存率密切相关。1 级的转移率显著低于 2 ～ 4 级；生存率则分为 3 个级别，1 级最高，2 ～ 3 级其次，4 级患者的生存率最差。尽管 Fuhrman 分级被病理学家和临床医生广泛应用，但在临床实际应用过程中，它的有效性也逐渐被质疑，问题也越来越多。病理类型就是最显著的问题。肾癌并非单一的肿瘤类型，具有许多亚型，来源于不同的肾单位，具有不同的基因突变、形态学特征以及临床特征。最早的 Fuhrman 分级是针对一系列肾癌病理类型定义的，包含 CCRCC 和 PRCC。有学者试图将 Fuhrman 分级应用于混合型的肾上皮肿瘤，忽略形态学参数，但结果并不理想，Fuhrman 分级判断预后的有效性出现显著下降，可见在使用 Fuhrman 分级对肾癌预后进行判断时，病理类型因素不能忽略。

在只涉及 CCRCC 的研究中，1 ～ 4 级的患者之间生存期存在显著差异，而将 1+2 级合并，3+4 级合并后，两组之间生存期也存在显著差异，但是当和局部淋巴结转移和远处转移因素进行多因素分析时，各级患者生存率之间的差异又不明显。另外，Fuhrman 分级（G1+G2 *vs.* G3+G4）与 pT1 期患者预后相关，而与肿瘤大小无相关性。对于 PRCC，关于 Fuhrman 分级与预后相关的研究较少，有两项研究多因素分析显示，Fuhrman 分级与 PRCC 预后无显著相关性。关于肾嫌色细胞癌的研究则更少，与肾嫌色细胞癌较少有关。

Fuhrman 分级的应用受多重因素影响。Fuhrman 分级是依据同时对核大小、核多形性和核仁的突出状况进行分级，各项参数间缺乏客观的一致性。虽然核大小可以客观测量，但核仁突出更具有客观意义，并且核多形性无明确的客观标准。有病理学家尝试只考虑核仁的突出状况来进行 Fuhrman 评分。

核多形性的定义并不精确，并且核多形性特征易受不同观察者的主观标准影响。许多 400 倍镜下可见的核仁在 100 倍时也非常清晰。那么，低倍镜下是否足以将此类评估为 3 级则依靠观察的病理医生来决定。由于观察医生的主观差异因素，可重复性差。

最近有研究分别评估了 Fuhrman 分级里的三个评价标准（核

大小、核仁多形性和核仁的突出情况）与 PRCC 和肾嫌色细胞癌预后的关系。对于肾嫌色细胞癌，核大小和多形性与预后均无显著相关性。在最大程度放大核的多形状态后，在不纳入 TNM 分期因素的单因素分析中，观察到核仁突出与 RPCC 预后显著相关。而在肾嫌色细胞癌中，核大小、核仁多形性和核仁突出与其预后均无显著相关性。可见，Fuhrman 分级在此类肾癌中应用时应慎重考虑。

Fuhrman 分级在各类肾癌中的应用仍存在争议，罗彻斯特共识会议分级小组声明：由经验丰富的医生评估，目前大多数的分级系统对肾癌预后的判断都具有意义，尤其是对于低级别的肿瘤，并主张提出新的分级系统，但新的分级系统也应当基于核的形态来分类。最近有研究表明，对于 PRCC 的分级应当只考虑核仁突出，并且是最大程度放大核多形性情况下对核仁突出进行评估。目前尚无分级系统对判断肾嫌色细胞癌的预后有效。

2012 年，国际泌尿病理协会（the International Society of Urological Pathology，ISUP）召开了关于肾癌分级、预后因子、分期、免疫组织化学和分子水平评估共识会议。在会议上，工作小组提出 Fuhrman 分级 1 ～ 3 级的肾癌应基于核仁突出进行分级。而 4 级肾癌则应基于核多形性肉瘤样和（或）横纹肌样分化进行分级。核仁突起主要在光学显微镜下的特定放大倍数下观察。ISUP1 级：×400 镜下无核仁或者核仁不明显；ISUP2 级：×400 镜下核仁显著而在 ×100 镜下核仁不明显或者不可见；

ISUP3 级：×100 镜下核仁可见（图 9）。

ISUP 分级适用于 CCRCC 和 PRCC，而对肾嫌色细胞癌不适用。关于肾嫌色细胞癌的分级方法已经发表，但该研究建议只有在对该分级方法与肾嫌色细胞癌预后的关系进一步研究方可应用，否则肾嫌色细胞癌不宜行组织学分级。

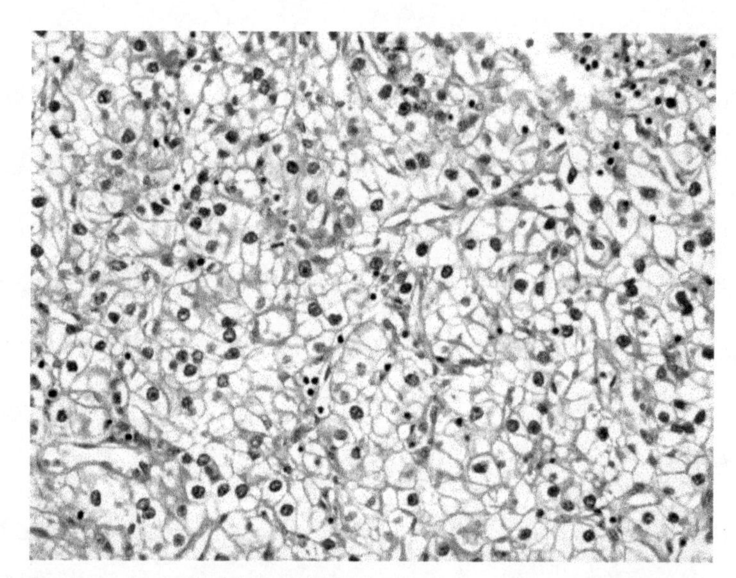

图 9　ISUP 3 级肾透明细胞癌（H&E 染色，×100）（彩图见彩插 2）

（胡光辉　整理）

19. 肾肿瘤新类型和对现有肾癌的新观点——2013 国际泌尿病理学会肾癌共识建议解读

2015 年 3 月在瑞士苏黎世举行的世界卫生组织（WHO）共识会议上讨论了 2016 WHO 泌尿生殖系统肿瘤分类重大变更。国际泌尿病理学会（ISUP）温哥华共识会议提供了2016 WHO肾肿瘤分类基础。诸多泌尿病理学家根据病理学、流行病学和遗传学的重新认识和评估修订了2004 WHO肾肿瘤分类。本文将总结新的WHO分类中肾肿瘤的重要进展，包括现有的肾肿瘤类型、新的肾肿瘤、新发实体瘤和WHO/ISUP肾肿瘤分级系统。

（1）WHO对RCC分类的更新

1）2016 WHO最新肾癌分类的命名依据如下：①细胞质为主的CCRCC和肾嫌色细胞癌；②细胞结构为主的PRCC；③肿瘤解剖定位为主的集合管癌和肾髓质癌；④与某种特异性肾疾病相关的获得性囊性病相关性肾癌；⑤分子突变为特征的肾癌亚型如MIT家族转位癌、琥珀酸脱氢酶缺失性肾癌；⑥家族综合征如遗传性平滑肌和肾癌，综合征相关肾癌。

对比2004 WHO肾癌病理分类，家族性肾癌也会以散在形式发生（例如：VHL综合征透明肾细胞癌或者伴有伯特霍格迪贝综合征的肾嫌色细胞癌）将与相应的散发性肾肿瘤类型一起讨论。

对比2004年版，2016版WHO肾肿瘤分类纳入了6种新的肾细胞癌亚型，另有4种尚未充分认识的肿瘤列为暂定的肾细胞癌亚型，并对某些原有类型肾肿瘤的认识进行了更新（表6）。

表 6　2016 新版 WHO 新增肾细胞癌和暂定肾细胞癌亚型

分型	中文名称	英文名称
新增亚型	遗传性平滑肌瘤病肾细胞癌综合征相关性肾细胞癌	Hereditary leiomyomatosis renal cell carcinoma syndrome-associated renal cell carcinoma
	MiT 家族易位性肾细胞癌包括 Xp11 易位性肾细胞癌和 t（6，11）肾细胞癌	MiT family translocation renal cell carcinoma
新增亚型	琥珀酸脱氢酶缺陷相关的肾细胞癌	Succinate dehydrogenase deficient associated renal cell carcinoma
	管状囊性肾细胞癌	Tubulocystic renal cell carcinoma
	获得性囊性肾疾病相关性肾细胞癌	Acquired cystic disease associated renal cell carcinoma
	透明细胞乳头状肾细胞癌	Clear cell papillary renal cell carcinoma
暂定亚型	神经母细胞瘤相关性嗜酸细胞性肾细胞癌	Oncocytic renal cell carcinoma occurring after neuroblastoma
	甲状腺滤泡样肾细胞癌	Thyroid-like follicular renal cell carcinoma
	间变性淋巴瘤激酶易位的肾细胞癌	ALK translocation renal cell carcinoma
	伴有平滑肌瘤样间质的肾细胞癌	Renal cell carcinoma with leiomyoma like stroma

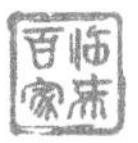

2）多房囊性肾细胞癌更名：目前多篇文献相继报道多房囊性肾细胞癌患者无复发转移。因此，WHO 推荐此类肾癌更名为“低度恶性潜能多房囊性肾细胞癌”。该类肿瘤几乎由无数的低级别肿瘤细胞组成的囊性肿瘤（WHO/ISUP 分级为 1 级或 2 级）。囊肿由富含透明细胞质的单层肿瘤细胞组成。细胞间隔包含最大程度的透明细胞，但无膨胀性生长特点。

3）PRCC 新分型：传统的 PRCC 划分为两类：1 型 PRCC 和 2 型 PRCC。一部分肿瘤同时具有 1 型和 2 型 PRCC 的混合型特性。

最近分子研究认为 2 型 PRCC 可能不由单一明确的实体构成，而是由不同分子背景的亚群构成。含有嗜酸性粒细胞胞浆的 PRCC 和嗜酸细胞瘤样低级别细胞核 PRCC 被统称为嗜酸细胞性 PRCC。由于该类肿瘤细胞形态没有完整性，因此未能被 WHO 视为一类实体瘤。温哥华共识会议推荐该类肿瘤为暂时性的 2 类 PRCC。

4）乳头状腺瘤获明确定义：2015 年之前认为＜ 0.5cm、＞ 1.5 cm 的肿瘤。增加切缘的决议是因为包膜不完整的 1 ～ 2 级肿瘤没有远处转移的能力。然而，值得注意的是基于穿刺活检诊断乳头状腺瘤需要极其谨慎，因为任何包膜的存在或分级异质性可能无法可视化。目前规定供肾上＜ 0.5cm 的乳头状腺瘤不是肾移植的禁忌证。

5）混合性上皮间质肿瘤（MEST）范畴扩展：MEST 包括从

成人囊性肾癌到实体肾癌等一系列肿瘤。成人囊性肾癌和儿童囊性肾癌最初被作为一个独立的 MEST 实体分类。在相似的年龄、性别分布和组织化学特点的基础上，成人囊性肾癌现今被归入 MEST 这一范畴。WHO 肾肿瘤委员会推荐使用“混合性上皮间质肿瘤家族”这一术语来定义上述两类实体肿瘤。与成人囊性肾癌相对应的是，小儿囊性肾癌是特异性 *DICER-1* 基因突变的实体瘤。

6）“肾类癌”归为“肾神经内分泌肿瘤”：大多数肾类癌预后不良并和肾切除术后发生转移相关。肾肿瘤委员会推荐将“肾类癌”重新定义为“分化良好的肾神经内分泌肿瘤”，同时在内分泌肿瘤范畴中还包括小细胞神经内分泌癌、大细胞神经内分泌癌以及副神经节细胞瘤（肾外嗜铬细胞瘤）。肾类癌这个说法如今已经过时了。

（2）新的肾肿瘤类别

过去十几年出现了一些新的实体瘤。因此，WHO 工作小组授权决定，如果有足够的分子、临床随访数据和病理分型数据证明，可在分类系统作为一个新的肿瘤实体。在 2016 年 WHO 分类中新的上皮性肾癌包括遗传性平滑肌瘤病性肾细胞癌（Hereditary leiomyoma renal cell carcinoma，HLRCC）相关性肾癌、琥珀酸脱氢酶 B（succinate dehydrogenase B，SDHB）缺乏性肾细胞癌、管状囊状肾细胞癌、获得性囊性肾细胞癌和透明细胞乳头状肾细胞癌。小儿囊性肾肿瘤主要是发生在儿童的肾母细胞瘤和囊性肿瘤。

① HLRCC 相关性肾细胞癌：是发生在非肾平滑肌的一类罕见肿瘤，证实是延胡索酸水合酶（fumarate hydratase，FH）种系突变造成。肿瘤具有乳头状结构，含有丰富的嗜酸性细胞质、巨大细胞核、核仁外周清晰且明显。这类肿瘤预后不佳。

② SDHB 缺乏性肾细胞癌：由嗜酸粒细胞或透明细胞构成。SDHB 表达缺失是线粒体复合物 II 功能障碍的一个标志，因为有大量的 SDHB 表达缺失，免疫组化可有效地诊断该类肿瘤。该类肿瘤多见于年轻人，大多数患者 *SDH* 基因种系突变。大多数肿瘤是实体瘤，伴有棕色切缘，有时候是红色切缘。最显著的特点是细胞质有空泡存在。有时候呈絮状包裹。大多数 SDH 缺失性肾细胞癌预后较好。但若伴有肉瘤样分化或坏死病灶，预后则较差。

③ 管状囊状肾细胞癌（tubular cystic renal cell carcinoma，TCRCC）：是一种囊性肾上皮肿瘤。宏观上有多个小到中等大小的囊肿，并有一个海绵状的切缘。细胞核巨大，WHO/ISUP 分级为 3 级核仁。细胞质含有大量的嗜酸性粒细胞和嗜酸细胞瘤样特征。在 70 例病例报道中，只有 4 例提示肿瘤转移到骨、肝脏和淋巴结。

④ 获得性囊性疾病相关性肾细胞癌（acquired cystic disease associated RCC）：往往发生在终末期肾疾病和获得性囊性肾疾病。组织学上表现为广泛的筛状、微囊或滤网样结构。嗜酸性粒

细胞伴有或不伴有透明细胞质和显著的核仁，草酸钙晶体沉积常见。通常不表达 *CK7* 基因，大多数肿瘤生长缓慢。

⑤透明细胞乳头状肾细胞癌：是一种排列在肾小管和肾乳头上的低级别透明上皮细胞组成的肾上皮性恶性肿瘤，核常常远离基底部而朝向腔面分布。在所有切除肾肿瘤中其发生率占 5%，可在散发性终末期肾疾病和希佩尔林道综合征中出现。一些过去称为血管腺瘤样肾细胞癌的肿瘤，肿瘤细胞具有弥漫性 *CK7* 表达阳性和杯状分布的碳酸酐酶Ⅸ表达阳性，CD10 阴性或仅仅局灶性阳性表达。目前认为这类肿瘤生长较缓慢。

（3）新型肾实体瘤

2013 版 ISUP 温哥华分类系统明确了一类新型的肾实体瘤。其中某些新型实体瘤已经被 WHO 接受，其余部分尚未明确。WHO 分类指出：尽管这些实体瘤似乎很容易区分，但是它们是罕见的肿瘤，尚无充分的形态学、免疫组化和分子生物学研究。因此，需要进一步深入研究以细化这些罕见肿瘤的诊断标准和临床结果。

SDH 缺乏性肾癌在 2013 版温哥华分类系统中被视为新型实体瘤，但现在则被视为一个已确立的实体瘤。神经母细胞瘤相关性肾细胞癌（RCC in neuroblastoma survivors）被收录在 2004 版 WHO 分类中，但现在部分这类肿瘤被认为是 MIT 家族异位性肾癌。目前公认的病理分型很难分类剩余部分该类肿瘤。尽管这些肿瘤有不同的突变体，但是 2016 版 WHO 分类系统着力于新发实体瘤，因此，分类系统决定移除该类实体瘤。

甲状腺滤泡样肾细胞癌（thyroid-like follicular RCCs）极少报告，大多数肿瘤生长缓慢。*ALK* 基因重组相关性肾癌（RCCs associated with ALK-gene rearrangements）目前文献报道不足 10 例，其中一些是髓内肿瘤。近来有文献报道了血管平滑肌瘤样肾细胞癌，其中之一是血管腺瘤样肾细胞癌，它可能是肾透明细胞癌突变体或肾透明乳头状细胞癌。该类肿瘤一部分呈散发性分布，一部分和结节性硬化症相关。近来的一篇报道明确了肿瘤中 *TCEB-1* 基因突变和该类肿瘤形态有关。

（4）肾癌的分级

针对肾细胞癌有诸多分级系统，Fuhrman 分级是最常用的肾癌分级系统，但不适用于肾嫌色细胞癌。此外，Fuhrman 分级同样不适用于最新的肾癌亚型分级。基于这些原因，WHO 推荐 WHO/ISUP 4 级分级系统（表 7）。该系统根据细胞核仁显著性定义了 1 ～ 3 级肾癌肿瘤分级。4 级被定义为存在明显的细胞核多型性、瘤巨细胞、伴有或不伴有杆状和肉瘤样分化。该分级系统在 CCRCC 和 PRCC 证实有效。其他肿瘤类型由于报道例数太少尚未得到验证。

（5）若干重要问题的研究

①在大多数 CCRCC 中，VHL 肿瘤抑制蛋白 pVHL 通过 HIF 依赖的调控方式行使抑癌基因功能。然而，在染色体 3p 位点包含 7 个潜在 CCRCC 抑癌基因：*VHL*、*PBRM1*、*BAP1*、*SETD2*、

表 7 Fuhman 分级和 WHO/ISUP 分级的对比

分级	Fuhman	WHO/ISUP
G1	直径 10 μ m 圆形，一致，核仁不明显或没有	400 倍下瘤细胞无核仁或核仁不明显
G2	15 μ m，不规则，有核仁。光镜 ×400 倍	400 倍下瘤细胞可见清晰的核仁，但在 100 倍下核仁不明显或不清晰
G3	20 μ m，明显不规则，大核仁。光镜 ×100 倍	100 倍下可见清晰的核仁
G4	20+ μ m，怪异或分叶，大核仁。染色质凝块，梭形细胞	瘤细胞显示明显多形性的瘤巨细胞，肉瘤样或横纹肌样分化

RASSF1A、*TU3A* 和 *DLEC1*。不同突变基因的组合影响 CCRCC 的发生和发展，这将是未来的重点研究领域之一。

②鉴定新的治疗药物是一项重要并且持续的研究内容，这些药物能有效地治疗特定基因变异的肾癌细胞，包括新出现的免疫位点靶向治疗和肿瘤相关抗原的免疫治疗。不同于其他实体肿瘤(黑色素瘤或肺癌)，目前尚没有适于常用的预测性分子生物标志物。使用这种生物标志物必须全面考虑伴多发性肿瘤克隆并行进化的瘤内遗传异质性。

③过去的几年，我们对肾癌的遗传学有了更为广泛的认知。使得我们更加深入地了解肾癌的分子发病机制。这将被纳入未来的 WHO 分类中，并且精确定义某些新兴的肾实体瘤（如：*TCEB1* 突变型肾癌，血管腺瘤样肾癌）或 PRCC 亚型。

④新的 WHO/ISUP 分级系统对 CCRCC 和 PRCC 有效，但不适用于其他类型的肾癌。目前已有几种分级方案预测肾嫌色细胞癌的发生行为及预后，这将为将来国际统一的肾嫌色细胞癌分级系统奠定良好的基础。

（车建平　整理）

20. 肾癌病理诊断报告需要更加精细和规范化

RCC 应用最广泛的是 1982 年发布的 Fuhrman 分级系统。虽然应用广泛，但该分级系统仅仅是基于对 103 例肾癌进行分析的结果，其中只有 85 例获得随访，而且没有考虑 RCC 的组织学分型。实践应用中，该分级系统存在判读困难及可重复性差等问题。因此在 2016 版 WHO 肾肿瘤新分类中，该系统被新的分级标准所取代，称为 WHO/ISUP 分级系统。新的分级系统使用核仁明显程度这一参数将 RCC 分为 1 ～ 3 级，4 级为瘤细胞显示明显多形性的核、瘤巨细胞、肉瘤样或横纹肌样分化。该分级系统已经证实为 CCRCC 和 PRCC 很好的预后指标，但嫌色细胞癌不适用于该系统。

肉瘤样及横纹肌样形态是另一个不良预后指标，并经常和可识别的癌性成分混合存在，诊断肉瘤样形态无须最低面积比例限制，只要存在肉瘤样分化就需要在报告中指出，并描述所占比例，同时报告可识别的癌组织类型。

肿瘤性坏死与肾细胞癌的预后不佳有关，需要评估包括肉眼和显微镜下可见的肿瘤性坏死。推荐在 CCRCC 的常规报告中指出是否存在肿瘤性坏死及坏死成分的比例。

RCC 是具有高度血管化间质的肿瘤，因此脉管内肿瘤浸润相对比较常见。但现有的证据还不足以证实 RCC 微血管浸润是 RCC 的预后因子，不应加入 RCC 现有的 TNM 分期之中。

RCC 的组织形态学表型具有明显的预后意义。CCRCC 的预后要差于乳头状肾细胞癌和肾嫌色细胞癌。而 PRCC 又分为 I 型和 II 型，I 型预后好于 II 型。集合管癌为高度恶性肿瘤，而透明细胞乳头状癌具有极好的预后（表 8）。

表 8　乳头状肾细胞癌的组织学分型

项目	I 型乳头状肾细胞癌	II 型乳头状肾细胞癌	嗜酸细胞乳头状癌
组织学形态	细胞小、胞浆少、单层排列	细胞核级别较高、嗜酸性胞浆、假复层排列	低级别细胞核、嗜酸性胞浆、单层排列
免疫组化	常见 CK7 阳性、E-cad 阴性	常见 E-cad 阳性；一部分 CK7 阳性	不确定
预后	较 II 型好	较 I 型差	不确定

（车建平　整理）

21. 肾透明细胞癌的病理分型与分子生物学机制

CCRCC 是 RCC 最常见的病理亚型，占 70% ～ 80%，起源于肾近曲小管。CCRCC 常表现为肾实质区的圆形实性肿物，且经常突出于正常肾轮廓之外，与周围正常肾组织界限清楚，可见假性包膜。大体标本切面多呈实性，通常为五彩状，肿瘤中常见坏死、出血，偶见钙化或骨化。因癌细胞含有大量脂质和糖原使细胞质呈透明状。CCRCC 的发生与 3p 丢失和 *VHL* 基因（3p25）失活密切相关，散发 CCRCC 病例中，*VHL* 基因突变或甲基化失活可高达 90%。在正常情况下，*VHL* 基因可以抑制 HIF-1α 及 HIF-2α 的转录，当 *VHL* 基因发生突变或缺失时，HIF 被过度活化，从而影响 VEGF、血小板衍生因子（platelet derived growth factor，PDGF ）和葡萄糖转运蛋白 1（glucose transporter 1，GLUT-1）的水平，促进 CCRCC 的发生发展。目前已发现 3 号染色体短臂还包括其他抑癌基因与 CCRCC 有关，这些基因包括组蛋白赖氨酸甲基化酶基因 *KDM6A*（*UTX*）、*KDM5C*（*JARID1C*）、组蛋白赖氨酸甲基转移酶基因 *SETD2* 以及 SWI/SNF 染色质重塑复合物基因 *PBRM1*。此外，mTOR 信号通路相关基因（*PI3K3CA*，*PTEN* 和 *mTOR*）也与 CCRCC 的发生、发展密切相关。其他常见的染色体缺失区域包括 4q、6q、9p、13q、Xq、8p，常见的染色体扩增区域包括 5q、9q、17p、17q。Jiang 等利用分枝树模型及时间树模型对肾癌比较基因组杂交数据进行分析后认为 CCRCC 至少可能分为两个亚型：一型伴有 -6q、+17p、+17q，

另一型伴有 -9p、-13q、-18q。-4q 是透明细胞癌发展过程中除 -3p 外的另一重要早期事件，-8q 多出现在转移灶中，是原发性透明细胞癌的一个晚期事件，9p、13q 上可能存在与肾癌进展相关的抑癌基因。

（陈少军　整理）

22. 乳头状肾细胞癌的病理分型与分子生物学机制

PRCC 是第二常见的 RCC 病理亚型，占 10% ～ 15%，可能起源于近曲小管。PRCC 通常表现为边界清楚的淡褐色或棕褐色球状肿物，肿瘤多呈灰粉色，多见出血、坏死、囊性变，质地软，颗粒状，部分区域呈沙粒样外观。镜下以乳头状或小管乳头状结构为其特点，乳头核心可见泡沫状巨噬细胞和胆固醇结晶。Delahunt 和 Eble 在根据组织病理学改变将 PRCC 分为 2 型：1 型 PRCC 光学显微镜下呈乳头管状结构，肿瘤细胞较小，细胞质少、灰白，细胞呈单层排列；2 型 PRCC 为乳头状结构，肿瘤细胞较大，含丰富的嗜酸性细胞质，肿瘤细胞核分级高，细胞核呈假复层排列。PRCC 常见的遗传学改变为 Y 染色体丢失、7 号染色体和 17 号染色体的三倍体或四倍体异常，其中 7 号染色体和 17 号染色体三倍体异常多见于 PRCC 1 型。此外较典型的分子遗传学异常尚有 C-MET 基因活化、+12q、+16q、+20q、-1P、-4q、-6q、-9p、-13q、-xp、-xq、-Y 等。

（陈少军　整理）

23. 肾嫌色细胞癌的病理分型与分子生物学机制

肾嫌色细胞癌（chromophobe renal cell carcinoma，chRCC）约占 RCC 的 5%，起源于肾集合小管暗细胞。肿瘤多为单发性实体肿瘤，无包膜但边界清楚，切面呈质地均一的褐色，可见坏死，出血灶少见。镜下癌细胞大而浅染，细胞膜非常清楚，细胞质呈颗粒状，核周有空晕。遗传学以多个染色体丢失和单倍体为特征，常发生在 1 号、2 号、6 号、10 号、13 号、17 号或 21 号染色体。此外，位于 10q23 的 *PTEN* 基因和位于 17p13 的 *TP53* 基因突变也常见于 chRCC。家族性的 chRCC 与 BHD 综合征密切相关，主要是由于 *FLCN* 基因的突变造成的。

（陈少军　整理）

24. Xp11.2 易位 /*TFE3* 基因融合相关性肾癌：值得重视的一种肾癌亚型

Xp11.2 易位 /*TFE3* 基因融合相关性肾癌（简称 Xp11.2 易位肾癌）是好发于青少年和女性的罕见肾肿瘤。在 2004 年，WHO 将其归类为肾癌病理学中的一种新肾癌亚型，其特点是在 Xp11.2 染色体的不同位点上发生易位，产生 *TFE3* 与其他基因的融合，从而造成了肿瘤组织中 TFE3 蛋白的过度表达。目前已经报道的基因融合方式有 8 种，Xp11.2 易位性肾癌中发现了 7 种类型，其中 5 种融合基因的具体机制已经明确，分别为 t（X；17）（p11.2；

q25）、t（X；1）（p11.2；q34）、t（X；1）（p11.2；q21）、inv（x）（p11；q12）和 t（X；17）（p11.2；q23），依次产生融合基因 *ASPL-TFE3*、*PSF-TFE3*、*PRCC-TFE3*、*NoNO-TFE3* 和 *CLTC-TFE3*，最终高表达 TFE3 融合蛋白。*TFE3* 是螺旋 - 环 - 螺旋转录因子家族成员之一，通过上调受体酪氨酸激酶从而激活下游的 PI3K/Akt、mTOR 等信号通路，或者以同源二聚体或异源二聚体的形式与 DNA 直接结合调控细胞周期，从而在 Xp11.2 易位肾癌细胞的生长、分化和迁移中起重要的调控作用。

因为缺乏特异性的临床症状和影像学表型，目前 Xp11.2 易位肾癌主要依赖于其组织病理学的检测，其特征性的表现为由透明细胞组成的乳头状结构，并且伴有由嗜酸性颗粒胞质的瘤细胞组成的巢状结构，部分肿瘤内可见砂粒体，免疫组化染色检查 *TFE3* 阳性表达。然而通过单一免疫组化 *TFE3* 阳性诊断 Xp11.2 易位肾癌存在较高的误诊率。He 等在 983 例肾癌样本中分别用免疫组化和荧光原位杂交技术（fluorescence in situ hybridization，FISH）诊断，结果发现免疫组化 *TFE3* 阳性诊断 Xp11.2 易位肾癌的假阳性率和假阴性率分别达到了 7.0% 和 4.5%。Green 等发现 FISH 明确诊断的 31 例 Xp11.2 易位肾癌中有 5 例免疫组化 *TFE3* 为阴性，而 64 例 FISH 诊断为非 Xp11.2 易位肾癌患者中 14 例免疫组化 *TFE3* 诊断为阳性。因此，免疫组化 *TFE3* 诊断 Xp11.2 易位肾癌存在一定的不足，需要联合遗传学的方法（如核型分析、RT-PCR、FISH 等）。在最近一项中国人 Xp11.2 易位肾癌诊断的研究中，Qu 等采用 FISH 技术检测 76 例可疑的 Xp11.2 易位肾癌标本中 *TFE3* 基因的易位情况，并且将 FISH 结果与 *TFE3* 免疫组化结果比较。结果发现 30 例 FISH 确诊的 Xp11.2 患者中，2 例患者 *TFE3* 免疫组化阳性表达，而另 2 例患者 *TFE3* 免疫组化阴性。*TFE3* 免疫组织化学检测的假阳性率和假阴性率分别为 6.7%（2/30）和 4.3%（2/46）。进一步的分析发现，Xp11.2 易位肾癌病理分期和 Fuhrman 分级要显著高于非 Xp11.2 易位肾癌（$P < 0.05$）。并且，Xp11.2 易位肾癌的平均中位 PFS 和总生存期（overall survival，OS）分别为 13 个月（95% *CI* 8.4 ～ 17.6 个月）和 50 个月（95% *CI* 27.6 ～ 72.4 个月），显著低于非 Xp11.2 易位肾癌（图 10）。因此，上述研究提示了 Xp11.2 易位肾癌恶性程度高和预后差，临床诊断中需要结合免疫组化和 FISH 技术，有望进一步提高其诊断准确率和预后。

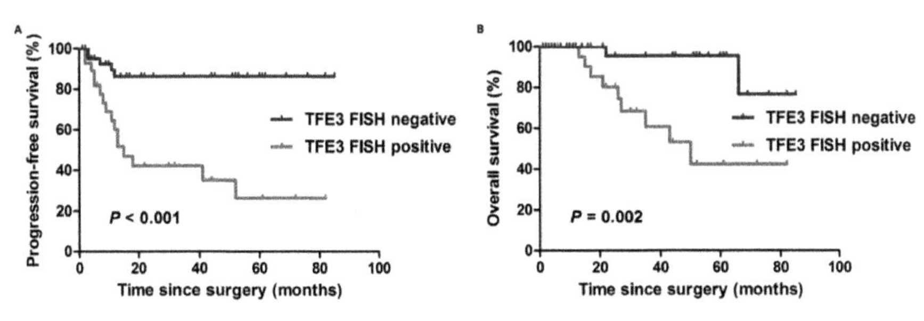

图 A：无进展生存期分析，生存期和生存率分析；图 B：总体生存率分析
（数据来源：Scientific reports，2016 年）。

图 10　生存期和生存率分析

Xp11.2 易位肾癌需要与 CCRCC、PRCC 和肾上皮样血管平滑肌脂肪瘤鉴别。CCRCC 常发生于成人，25 岁以下少见，常见癌细胞胞质透明，形态学缺乏乳头状结构，免疫组化染色检查均表达 CD10、EAM、和 Vimentin，不表达 TFE3 蛋白。并且 CCRCC 中 34% ～ 56% 的病例存在 *VHL* 基因突变，无 *TFE3* 融合基因的产生。PRCC 的发病年龄和 CCRCC 患者类似，多见于成年人。病理学上可见肿瘤细胞巢中大量乳头状结构，间质可见泡沫细胞，免疫组化染色检查 *CK7* 和 *EMA* 阳性，*TFE3* 阴性。肾上皮样血管平滑肌脂肪瘤，富含颗粒细胞质的增生上皮细胞肿瘤组成巢状或片状排列，细胞核大呈圆形，免疫组化 *MelanA* 和 *HMB45* 阳性，*TFE3* 阴性。采用分子生物学方法或染色体遗传学核型分析检测到 Xp11.2 易位，即将 Xp11.2 易位肾癌与上述其他肾癌进行鉴别诊断。

目前 Xp11.2 易位性肾癌的治疗与其他肾癌治疗一致，早期阶段主要以手术治疗为主，一旦出现转移后辅助以免疫治疗、化疗或者靶向药物治疗，但是效果通常不佳，患者预后较差。因此，明确 Xp11.2 易位性肾癌的预后分子标志有望为其治疗提供新的治疗靶点。Qu 等收集了 36 例经 FISH 确诊的 Xp11.2 易位性肾癌患者，采用免疫组化检测 PI3K-AKT-mTOR 和 RAS-MAPK 信号通路中 *4EBP1*、*p-4EBP1*、*p-mTOR*、*p-S6K* 和 *p-MAPK* 的表达情况，并且分析其与患者临床相关性。结果发现 14 例（38.9%）、26 例（72.2%）、16 例（44.4%）、19 例（52.8%）和 9

例（25.0%）患者中分别高表达 *4EBP1*、*p-4EBP1*、*p-mTOR*、*p-S6K* 和 *p-MAPK*。并且 *p-4EBP1* 与淋巴结转移显著相关（*P*=0.0027）。多因素分析发现 *p-4EBP1* 是 Xp11.2 易位性肾癌无疾病进展期和总生存期的预后不佳的指标。因此，通过进一步抑制 *p-4EBP1* 有望提高 Xp11.2 易位性肾癌的疗效。

（顾闻宇　整理）

25. 非编码 RNA 在肾癌分子分型方面具有良好的应用价值

非编码 RNA（non-coding RNA，ncRNA）是一类不能编码蛋白质的 RNA，在细菌、真菌、哺乳动物等多种生物体的生命活动中发挥着非常广泛的调控作用。目前 ncRNA 的分类方法很多，根据其生物学功能的差异，ncRNA 可分为管家 ncRNA（housekeeping ncRNA）和调控 ncRNA（regulatory ncRNA）（表 9）。其中微 RNA 和长链非编码 RNA（long non-coding RNA，lncRNA）的研究近年来越来越多。研究表明多种微 RNA 和 lncRNA 与肾癌的发生、发展、诊断及预后密切相关。

RCC 不同亚型发生的分子生物学机制各不相同，预后及治疗策略也有很大的差别，因此尽早明确 RCC 的亚型有利于指导肾细胞癌患者的治疗选择。目前 RCC 分型主要依赖肿瘤的组织形态来区分，但不适用于所有的 RCC 患者。如 CCRCC、chRCC

及嗜酸性细胞腺瘤（oncocytoma，OC）等都有嗜酸粒细胞。免疫组化非常相近，因此鉴别存在困难。又如 PRCC 的典型特征是乳头状结构，但其他亚型也可出现乳头状结构。因此探索新的用于诊断 RCC 亚型的分子标志物非常必要。研究表明非编码 RNA 中多种微 RNA 在 RCC 的亚型中出现差异性表达，可能成为 RCC 亚型诊断的潜在标志物。

表 9　非编码 RNA 的功能性分型分类

类型	成员	主要功能
管家非编码 RNA	rRna	Serve as mRNA scaffold
	tRna	携带、转运氨基酸
	snoRNA	修饰其他 RNA；调节细胞死亡
	snRNA	参与 mRNA 前体形成
	tmRNA	携带、转运氨基酸；携带基因信息
	gRNA	参与 RNA 编辑
	telomeraseRNA	稳定染色体结构
调节性非编码 RNA	microRNA	负性调控 mRNA 和其他分子
	piRNA	抑制转录和 DNA 甲基化
	siRNA	沉默互补的靶向 mRNA
	lncRNA	在表观遗传、转录和转录后层面调节基因表达

注：rRNA：ribosomal RNA；tRNA：transfer RNA；snoRNA：small nucleolar RNA；snRNA：small nuclear RNA；tmRNA：transfermessenger RNA；gRNA：guide RNA；piRNA：PIWI interacting RNA；siRNA：small interfering RNA；lncRNA：long non-coding RNA。

Youssef 等利用微 RNA 芯片技术检测了 70 例肾组织标本（20

例 CCRCC、20 例正常肾组织、10 例 PRCC、10 例 chRCC 及 10 例 OC）中微 RNA 的表达情况，并利用 qRT-PCR 进行验证发现有 91 个微 RNA 在不同的 RCC 亚型中的表达有显著性差异。根据其结果，有 6 对微 RNA 的相对表达水平可用于鉴别正常肾和肾肿瘤（如 miR-200c ＞ miR-222 则为正常肾，否则为肾肿瘤）；有 6 对微 RNA 的相对表达水平可用于鉴别 CCRCC 和 PRCC（如 miR-126 ＞ miR-29a 则为 CCRCC，否则为 PRCC）；有 9 对微 RNA 的相对表达水平可用于鉴别 CCRCC 和 chRCC（如 miR-195 ＞ miR-222 则为 CCRCC，否则为 chRCC）；有 5 对微 RNA 的相对表达水平可用于鉴别 PRCC 和 chRCC（如 miR-17 ＞ miR-663 则为 PRCC，否则为 chRCC）。同样，Eddie 等利用微 RNA 芯片技术检测了 125 例肾组织标本（34 例 CCRCC、26 例 PRCC、27 例 chRCC 及 38 例 OC）中微 RNA 的表达情况并提出了两步法用于鉴别肾肿瘤的病理亚型。如图 11，第一步，如（miR-221/miR-210）＞ 9.86 则为左边的亚型（chRCC 或 OC），否则为右边的亚型（CCRCC 或 PRCC）。第二步，对于左边的亚型如（miR-200c/miR-139-5p）＞ 33.1 则为 OC，否则为 chRCC；对于右边的亚型如（miR-126/miR-31）＜ 2.32 则为 PRCC，否则为 CCRCC。Nakada 等利用微 RNA 芯片技术检测了 470 例 CCRCC、chRCC 和正常肾中微 RNA 的表达水平。发现有 43 个微 RNA 在 CCRCC 和正常肾中有差异表达，57 个微 RNA 在 chRCC 和正常肾中有差异表达，64 个微 RNA 在 CCRCC 和 chRCC 中有差异表达。Wach 等利用微 RNA 芯片检测 CCRCC 和 PRCC1 型及 PRCC2 型中微 RNA 的表达，发现 miR-143、miR-145、miR-15a 和 miR-10b 可用于鉴别 CCRCC 和 PRCC。Has-let-7c、miR-93、miR-193b、miR-502-3p 和 miR-210 可能用于鉴别 PRCC 的 1 型和 PRCC2 型。Martin 等也报道了 miR-20a、miR-142-3p 和 miR-21 在 PRCC 和 CCRCC 中高表达，miR-221 和 miR-222 在 chRCC 和 OC 中高表达。对于 CCRCC 和 PRCC，miR-126 和 miR-143 在 CCRCC 中的表达水平明显高于 PRCC。

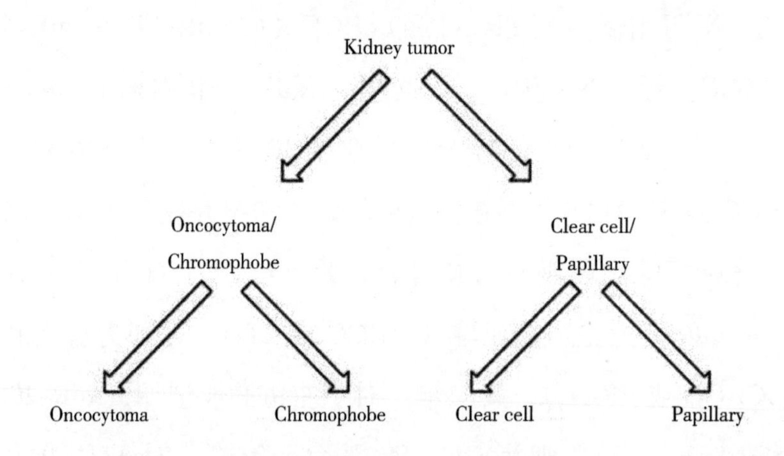

图 11 两步法鉴别肾肿瘤的不同亚型

综合以上研究，多种微 RNA 在肾肿瘤不同亚型中有不同的表达水平，因此很可能成为鉴别肾肿瘤病理亚型新的分子标志物。然而包括 lncRNA 在内的其他非编码 RNA 在肾肿瘤的分型中目前还没有过多的研究。但随着研究的进展，越来越多的非编码 RNA 将有可能用于鉴别肿瘤不同的病理亚型。

（陈少军　整理）

26. 局限性及局部进展性肾癌的外科治疗——由根治性肾切除手术到保留肾单位手术的趋势

随着肾癌治疗方式的进一步细化，2010 年 Journal of the American College of Cardiology（JACC）对肾癌 TNM 分期进行了修订，与 2002 年版肾癌 TNM 相比，T2 期肾癌进一步分为 T2a（7cm ＜肿瘤最大径＜ 10cm），与 T2b（肿瘤最大径＞ 10cm）。根据 2010 年 JACC 对肾癌的 TNM 分期，将 T1-T2N0M0 期的肾癌称为局限性肾癌（localized renal cell carcinoma），临床分期为 Ⅰ 期和 Ⅱ 期。局部进展性肾癌（locally advanced renal cell carcinoma）是指伴有区域淋巴结转移，和（或）深静脉瘤栓，和（或）下腔静脉瘤栓，和（或）肿瘤侵及肾周脂肪组织，和（或）肾窦脂肪组织（但未超过肾周筋膜），无远处转移的肾癌，TNM 分期为 T1N1M0、T2N1M0、T3N0M0 和 T3N1M0，即 JACC 临床分期的Ⅲ期，或局限晚期肾癌。外科手术治疗是局限性和局部进展性肾癌治疗的主要方式。

1969 年 Robson 等确立了根治性肾切除术（radical nephrectomy，RN）作为局限性肾癌的标准治疗方法，采用该手术的肾癌患者术后生存率得到了提高，术后复发和转移率也很低，在过去的几十年里，RN 一直是公认可能治愈局限性肾癌的首选治疗方法。但 RN 将患者的病肾全部切除后，导致肾单位急剧减少，残存的对侧肾单位出现了高压力、高灌注、高滤过的代偿性血流动力学变化，使得残存肾单位因高滤过而出现蛋白尿、高血压，甚至肾功能衰竭。且对于功能性或器质性孤立肾或双侧肾癌行 RN，必须依赖肾替代治疗维持性生存，给肾癌患者的生活质量带来很大不便。

随着现代医疗科技的发展，医学影像技术如 CT、MRI、B 超等的广泛应用。临床上越来越多的偶发、低分期、微小局限性的肿瘤被诊断出来，如果继续按照常规使用 RN 治疗，势必有过度治疗的缺陷，造成医疗资源的浪费，并导致患者肾功能的损害，甚至出现肾衰竭。保留肾单位手术（nephron-sparing surgery，NSS）是治疗肾癌的一种手术方式，以最大限度地保留功能性肾单位为特点，它包括肾部分切除术（Partial Nephrectomy，PN）、肾楔形切除术和肿瘤剜除术。NSS 提供了新的治疗选择，并且越来越多地应用于临床实践中。该手术在去除病灶的基础上，更多地保存残肾肾单位和功能，最大限度地避免发生术后肾功能衰竭等情况。对于临床分期较早的早期肾癌患者，采取腹腔镜下保留肾单位手术（laparoscopic nephron-sparing surgery，LNSS）保留肾功能及减少创伤被认为是理想的选择。

NSS 的手术方式有开放性 NSS 和 LNSS，传统开放术式需经腰或腹做长切口，可提供较大的操作空间，解剖标志清晰，对肾门的暴露和处理较容易，利于缝合重建；而后腹腔镜肾癌根治术由于腹膜后腔操作空间有限（尤其对体积较大的肿瘤）及气体易进入腹腔的原因，手术难度有所增加。但腹腔镜可以放大组织且可以从多个角度观察，对血管及肿瘤周围组织的处理精确，降低了对机体的损伤，能精确完整地切除肿瘤和保留尽量多的正常肾组织，减少术后引流量，预防并发症的发生。LNSS 目前已成为早期肾癌治疗的主流术式，其优点主要表现为对肿瘤外科预防以及肾实质的保留，从而对患者术后生活质量的影响降到了最低。当前科学技术的不断发展使 LNSS 技术不断改良和完善，对于术后并发症的处理也日臻成熟，并发症发生率不断降低。

但目前临床上采用 NSS 治疗局限性肾癌还存在争议，首先与 RN 相比较，由于缺乏正规的大规模多中心临床随机对照实验。NSS 是否会因为未切除患肾而导致术后肿瘤的复发和转移，这是许多医师和肾癌患者比较关注的。RN 较 NSS 更有利于预防和减少术后并发症的总发生率以及术后出血、尿漏的发生，但 NSS 在防治术后肾衰竭方面明显优于 RN，这有赖于 NSS 对术后残存肾单位和残肾功能的保护，有利于提高肾癌患者术后的生活质量，延长肾癌患者的术后生存时间。近年来有文献报道，对早期肾癌患者实施 LNSS 有很好的远期疗效。随着 NSS 在临床的推广普及、手术者手术经验的丰富和手术器械的改进，NSS 术后的并发症会逐步减少，手术适应证也会随之放宽。

（彭　波　整理）

27. 4 点看破早期肾癌保留肾单位手术的适应证

NSS 治疗局限性小肾癌，已经被国外多个肾癌诊治指南所推荐。美国泌尿外科协会肾癌诊治指南将 NSS 列为临床 T1a 肾癌的标准治疗、T1b 肾癌可选择的治疗。欧洲泌尿外科协会的肾癌指南将 NSS 列为临床 T1a 肾癌的首选治疗（A 类推荐）；而对于临床 T1b 肾癌，如果在技术允许的情况下，也推荐使用 NSS（B 类推荐）。NSS 已成为临床 T1a 期肾肿瘤的标准治疗。近来也有不少关于对侧肾功能正常的临床 T1b 期和 T2 期的肾肿瘤进行 NSS 的报道。与根治性肾切除相比，NSS 能保留有功能的肾实质，术后慢性肾病发生率明显降低，且控瘤效果与根治术相当。

中国肾癌诊治指南最初推荐保留肾单位手术仅用于行根治术将导致功能性无肾、必须透析的患者，包括孤立肾、对侧肾功能不全，双侧多原发肾细胞癌。现在保留肾单位手术对 T1a、T1b（最大径≤ 7cm）以及对侧肾功能正常患者的应用日益增多，且治疗效果与肾癌根治术相似。NSS 的绝对适应证为肾癌发生于解剖性或功能性的孤立肾，根治性肾切除术将会导致肾功能不全或尿毒症的患者，如先天性孤立肾、对侧肾功能不全或无功能者以及双侧肾癌等。NSS 的相对适应证为肾癌对侧肾存在某些良性疾病，如肾结石、慢性肾盂肾炎或其他可能导致肾功能恶化的疾病（如高血压、糖尿病、肾动脉狭窄等）。对于这些患者，要充分考

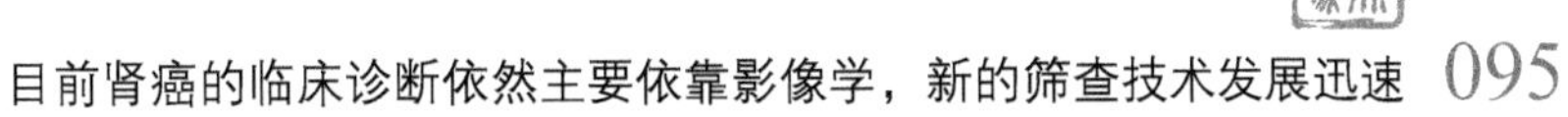

虑个体因素以及由于疾病的进展会影响对侧肾的肾功能。相对适应证还包括多原发灶肾癌，如遗传性疾病 Von Hippel-Lindau 病引起的双肾多原发灶癌。对于多原发灶癌，NSS 起到预先处理复发及保留肾功能的作用。

NSS 适应证的选择往往是多因素的。

第一，肿瘤分期对 NSS 适应证的影响。肾单位的保留目前主要适用于 T1a、T1b，肿瘤最大径≤ 7cm 的肾癌患者。虽然近来也有不少关于对侧肾功能正常的临床 T1 期和 T2 期的肾肿瘤 NSS 的报道，但 T1a 等低分期小肾癌仍是 NSS 手术的主要适应证。但低分期并不是 NSS 手术的唯一标准，对于对侧肾功能正常、高龄且肿瘤靠近肾门的患者，根治术可能是更好的选择。对于孤立肾肾癌或双肾肾癌，无论肿瘤大小，只要有可能，尽量行 NSS。

第二，肾功能对 NSS 适应证的影响。目前一般推荐肾癌根治术后可能引起患者肾功能严重下降或可能需要血液透析维持的肾癌患者，如肾癌发生于解剖性或功能性的孤立肾，如先天性孤立肾、对侧肾功能不全或无功能者以及双侧肾癌等，都应该尽可能保留肾单位，防止术后尿毒症的发生。对于已有肾功能减退或障碍的肾癌患者，也应尽量行 NSS，术中尽可能多地保留正常肾组织和尽量缩短肾缺血时间，因为这对维持术后肾功能至关重要。

第三，手术难度对 NSS 的影响。NSS 的最终目的是在不增加术后复发风险的同时尽可能地保留肾单位，维持术后肾功能。对于见不到假包膜、肿瘤边界不清楚或不规则的患者，因手术难度大和术后复发风险高，虽然肿瘤分期较低，肿瘤体积较小，选择 NSS 也仍需慎重。相反如果肿瘤体积较大（> 7cm），但主要是外生性的、肿瘤边界清楚，或位于肾上极或肾下极，手术切除较容易，不增加手术后复发风险，仍适合行 NSS。因此肿瘤的生长特性、手术难度对于 NSS 的选择，也是应该重视的参考因素。目前国外许多医疗中心采用 RENAL 评分系统对肾肿瘤的复杂程度进行量化评分，用 5 个变量的积分评估手术的难易程度。肿瘤在任一平面上可测得的最大直径 R（R ≤ 4cm 为 1 分，4cm < R < 7cm 为 2 分，R ≥ 7cm 为 3 分）、肿瘤的外生与内生特性 E（外生部分 ≥ 50% 为 1 分，外生部分 < 50% 为 2 分，肿瘤完全被肾实质所包绕为 3 分）、肿瘤最深处与肾集合系统或肾窦的距离 N（N ≥ 7mm 为 1 分，4mm < N < 7mm 为 2 分，R ≤ 4mm 为 3 分）、肿瘤位于肾冠状面的前方 / 后方 A（a 为前方，p 为后方，x 为未定性）、肿瘤与极线的关系 L（肿瘤完全在上极线之上或下极线之下为 1 分，肿瘤跨过肾极线但未超过直径的 50% 为 2 分，肿瘤 50% 部分超过肾极线或肿瘤穿过肾中线或肿瘤完全处在上下极线之间为 3 分，另加 h 表示毗邻主要肾动脉或深静脉的肾门肿瘤），其中 4 ～ 6 分为低度复杂，7 ～ 9 分为中度复杂，10 ～ 12 分为高度复杂。对于低度复杂的肾癌符合 NSS 适应证的患者可行 NSS 手术，中高度复杂的肾癌选择 NSS 手术应慎重。

第四，NSS 的安全性。NSS 虽然能够保留肾单位，减少手术对肾功能的损害，但是也存在着出血、尿瘘、肾功能不全等常见并发症，很多研究表明，与 RN 相比，NSS 的并发症稍高。NSS 术中出血的发生率为 1.2% ～ 4.5%，术后出血的发生率为 0 ～ 4.5%；NSS 尿瘘的发生率为 1.4% ～ 17.4%；急性肾衰竭的发生率为 0 ～ 26%。并且随着肿瘤直径的增加，术中和术后并发症的发生率明显提高。尿瘘易发生于中心型肿瘤、肿瘤直径＞ 4cm 需要重建集尿系统和体外肾部分切除后自体移植的情况。大多数尿瘘经保守治疗后能自行愈合。急性肾衰竭易发生在孤立肾、肿瘤直径＞ 7cm、切除肾实质＞ 50%、热缺血时间＞ 60 分钟和体外肾部分切除后自体移植的情况。

NSS 要兼顾肿瘤控制和肾功能保留两个方面。完整整块切除肿瘤是控制肿瘤的基本要求，只要在假包膜外完整切除肾肿瘤或肿瘤切缘有完整的一层正常肾组织覆盖即可达到；术中术后没有严重并发症；术后肾功能降低或减退不超 10%，这三条是衡量 NSS 成功的标准。NSS 手术适应证的选择主要与肾癌的分期、肾功能情况、手术难易程度、手术安全性密切相关，此外还受术者手术技术水平等的限制。

（彭　波　整理）

28. 新的血管阻断技术和理念：肾癌手术零缺血概念的提出和发展

近年来，随着对体检的重视和 B 超、CT 和 MRI 等影像技术的不断发展，小肾癌的检出率逐年增加。外科手术是局限性肾癌首选治疗方法。对于 T1 期肾癌，因 NSS 能取得根治性切除术类似的手术效果，同时能减少肾功能的损害及术后并发症的发生，已经成为标准的手术方式。近年来，腹腔镜肾部分切除术（laparoscopic partial nephrectomy，LPN）和机器人辅助肾部分切除术（robotic assistant partial nephrectomy，RAPN）正在逐步取代开放手术。

在肾部分切除术中，为控制术中出血以及保持视野清晰，往往需要短暂阻断肾蒂血管，而阻断肾血管可引起肾缺血及再灌注损伤。如何最大限度地减少肾热缺血和再灌注损伤是肾部分切除术的热点和难点。减少热缺血损伤的手段主要包括缩短热缺血时间和减小热缺血范围。热缺血时间应控制在 30 分钟内，但这对腹腔镜或机器人辅助腔镜下手术具有较高的技术挑战，尤其是那些内生性、中央型、肾盂旁的复杂肾肿瘤。减少热缺血范围就是选择性阻断供应肿瘤的分支动脉，避免整个肾的缺血状态，这就是近年诞生的“零缺血”技术。在肾肿瘤的区域性缺血状态下，手术创面的出血可有效控制，而大部分正常肾组织血供不受到影响，术者无阻断时间的顾虑，可以使创面止血和肾实质缝合完成得更加精细化，减少术后出血和尿漏等并发症的发生。腹腔镜下分支肾动脉阻断肾部分切除术对供应肾肿瘤肾段动脉的解剖分离并给予特异地阻断，在保证术野清晰和完整切除肿瘤的基础上，最大限度地保留有功能的肾单位，是一项技术上的新突破。

Gill 等于 2011 年首次报道 15 例应用“零缺血”技术，即为阻断肾肿瘤相关肾动脉分支行腹腔镜下肾部分切除术，取得良好结果。随后一系列相关临床实验相继开展，证明了“零缺血”技术的安全性和有效性。“零缺血”技术即高选择性肾动脉分支阻断技术，患者术前都常规行双源 CT 血管造影术（dual-source computed tomography angiography，DSCTA），并进行了三维肾动脉重建，系统地分析评估肿瘤的放射学特点，包括肿瘤大小、位置、生长类型、肾动脉分支与肿瘤的解剖学关系等，然后准确地找出供应肿瘤的肾段动脉。

腹腔镜下分支肾动脉阻断肾部分切除术在国内外均得到了开展，研究结果证实了其优点。Shao 等发现行高选择性肾动脉分支阻断后出血量平均为 238ml，而肾蒂血管全阻断后出血量仅为 154ml，但两者术后输血率没有明显的区别（2.7% *vs.* 2.6%）。Gill 于 2011 年首次报道“零缺血”技术的 15 例患者术中平均出血量约为 150ml，与常规肾部分切除术出血量相当。高选择性肾动脉分支阻断与肾蒂血管全阻断肾部分切除术在漏尿率、切原阳性率无明显统计学意义。

理想的 NSS 有几个要素：阴性手术切缘，最低程度的热缺血损伤，减少手术并发症。最新的肿瘤及缺血区域显示技术的发展，可以指导术中肾段动脉的阻断，降低副损伤，提高“零缺血”保留肾单位肾部分切除术成功率。随着手术技术和硬件条件的进一步提高，最大限度保留正常肾实质的体积以及最大限度减小热缺血损伤，避免急慢性肾功能不全始终是泌尿外科医师不懈的努力方向。

（王光春　整理）

29. 最有可能从术前新辅助治疗中获益的患者是辅助治疗后肿瘤体积显著缩小的患者

分子靶向药物的问世，使晚期肾癌的治疗有了突破性进展。转移性或晚期肾细胞癌患者采用舒尼替尼等分子靶向药物治疗能明显提高肿瘤控制率，显著改善患者的无进展生存期，延长患者总生存期。另外，减瘤手术也已经被证实能够延长晚期肾癌患者的生存时间。近几年来，对晚期肾癌患者采用术前新辅助治疗受到了越来越多国内外学者的关注，新辅助治疗与传统辅助治疗的原理相似，是经辅助治疗使无法手术的瘤体缩小至可手术切除范畴之内，对肿瘤进行降级后再实施根治性或保留肾单位肿瘤切除术，达到改善患者预后的目的。

Peters 等成功完成 1 例通过舒尼替尼新辅助治疗将肿瘤进行降级后再施行手术的晚期 RCC 病例，该患者在接受了舒尼替尼标准治疗后，肿瘤原发灶、转移灶明显缩小，最终取得了很好的治疗效果。von Klot 等也报道了 1 例类似病例，舒尼替尼治疗后肿瘤缩小 32%，再次行肾部分切除术，也取得了良好的效果。

Stroup 等进行了一项包含 35 个 mRCC 患者的多机构回顾性分析（中位随访时间 28.5 个月），17 例患者接受减瘤性肾切除术（primary cytoreductive nephrectomy，CRN）后服用舒尼替尼（组 1），18 例患者接受舒尼替尼治疗后行 CRN（组 2），治疗效果用实体瘤治疗疗效评价标准（Response Evaluation Criteria in Solid Tumors，RECIST）评估。结果显示采用新辅助治疗患者中对舒尼替尼治疗无反应的患者预后较差；假如安全可行，CRN 可以提高生存期（disease-specific survival，DSS）；而对舒尼替尼反应良好的患者服药后接受 CRN 比术后服药患者的 DSS 及总生存期更长。

Kroon 等研究了新辅助治疗前后肿瘤缩小体积与原发肿瘤直径的关系，结果显示中位缩小体积分别为 32%（＜ 5cm，n=10），11%（5 ～ 7cm，n=21），18%（7 ～ 10cm，n=31），10%（＞ 10cm，n=27），他们认为原发肿瘤越小，肿瘤缩小的可能性越大，治疗效果越好，服药后采用消融或肾单位保留术可能会使患者受益更多。

虽然靶向治疗与外科手术联合应用对于改善 RCC 患者预后有着广阔的应用前景，但目前术前新辅助治疗还存在很多问题，比如治疗适应证、用药安全性、治疗效果的预期、最佳治疗持续时间等。在新辅助治疗期间，如果肿瘤发生局部进展或者远处转移，患者可能也无法从减瘤手术中获益。总的来说，对新辅助治疗反应良好、肿瘤体积显著缩小的患者才是术前新辅助治疗最大的受益者。

（陈志国　整理）

30. 机器人手术在肾癌中的开展将得到更好地推广

自 1987 年法国医师 Mouret 成功使用腹腔镜完成第一例胆囊切除术，腔镜外科学掀起了微创外科的热潮。随着科技的不断发展，手术器械的持续改进和更新，微创外科再次进入了一个新的时代——机器人手术时代。机器人手术在微创的基础上将手术的精度和可行性提升到了一个全新的高度。有人预言一个以手术机器人为代表、以计算机信息化处理为标志的新一代外科手术时代即将来临。

（1）达芬奇机器人的诞生以及发展历程

1920 年，捷克著名的剧作家卡佩克在他的科幻剧本《罗素姆万能机器人》中首次提出了机器人（Robota）这个词。1959 年“机器人之父”乔·恩格尔伯格研制出世界上第一台工业用机器人。到了 20 世纪 80 年代中后期，为了解决外科手术中存在的精度不足、切口较大、操作容易疲劳等问题，机器人技术渐渐开始进入外科领域。1985 年，加拿大 Kwoh 教授在世界上第 1 次采用 PUMA560 型工业机器人来完成脑肿瘤活检手术，他将固定装置稳定保持在患者头部附近以便于神经外科手术的钻孔和将组织取样针插入指定位置，完成了脑部肿物活组织穿刺中探针的导向定位，结果显示机器人操作不仅明显快于手动调试操作，且穿刺定位精确度得以明显提高。医疗外科机器人系统的研究和开发引起了许多国家如美国、意大利、日本等国政府和学术界的极大关注，并投入了大量的人力和财力。1994 年美国的 Computer Motion 公司研制了第一台协助微创手术的内镜自动定位系统，取名伊索（Aesop），从而迈出了机器人手术系统研制的关键一步。在手术机器人系统方面取得突破性进展的应首推美国的 Intuitive Surgical 公司，该公司是开发革命性微创手术仪器和技术的先驱。他们通过改进手术程序，成功地使外科手术的精确和技术超越了人类双手的极限，从而拓宽了微创手术（MIS）的应用。1999 年 1 月由 Intuitive Surgical 公司制造的“达芬奇”（daVinci）机器人手术系统获得欧洲 CE 市场认证，标志着世界第一台真正的手术机器人的诞生；2000 年 7 月通过了美国 FDA 市场认证后，“达芬奇”成为世界上首套可以正式在手术室中使用的机器人手术系统。到 2006 年推出第 2 代产品，机械手臂活动范围更大了，允许医生在不离开控制台的情况下可以进行多图观察。2009 年在第 2 代基础上增加了可供双人操控的双操控台、“达芬奇”手术模拟训练器、术中荧光显影技术、单孔手术设备、BK 腔内专用超声辅助技术等功能，进而推出了第三代产品。目前市场上普遍应用的是第 3 代产品的“达芬奇 SI 系统”，这款机器人在实时操作上已经非常到位，但是在手术的操作范围上却受到局限，如果医师手术过程中想要继续探究患者身体更深部位的病理情况，则需要重新定位。2014 年，Intuitive Surgical 公司发布了旗下机器人手术系统的第四代产品——“达芬奇 XI 系统”，比前几代系统的改进之处主要在于：经过大幅改进的驱动结构使得机械臂移动范围更灵活精准，可覆盖更广的手术部位；数字内镜更加轻巧，使用激光定位并可自动计算机械臂的最佳手术姿态，画面成像更清晰，3D 立体感更准确；内镜可以拆卸连接到任何一个机械臂上，手术视野更加广阔；更小、更细的机械手加上全新设计的手腕为手术操作提供了前所未有的灵活度；更长的支架设计为医师提供了更大的手术操作范围。

2005 年 11 月在香港安装了国内第一台“达芬奇”手术机器人系统，并在香港威尔士亲王医院成立了具有世界水平的“达芬奇”外科手术机器人系统培训中心。中国人民解放军总医院（301 医院）于 2007 年首先引进“达芬奇”外科手术机器人系统，心血管外科高长青运用“达芬奇”外科手术机器人“da Vinci S”，为一名女性患者成功实施不开胸的心脏手术。这是我国首例全部由机器人完成的心脏病手术。

截止到 2015 年 12 月，Intuitive Surgical 公司已销售“达芬奇”手术机器人 3473 台，其中美国 2344 台，欧洲 586 台，日本 215 台，我国大陆共装机 42 台（图 12 ～图 14）。2015 年分布在我国各地的“达芬奇”机器人共完成手术 11 445 例，其中普外科机器人手术 3021 例，泌尿外科机器人手术 5332 例。历年总计完成手术 22 917 例。

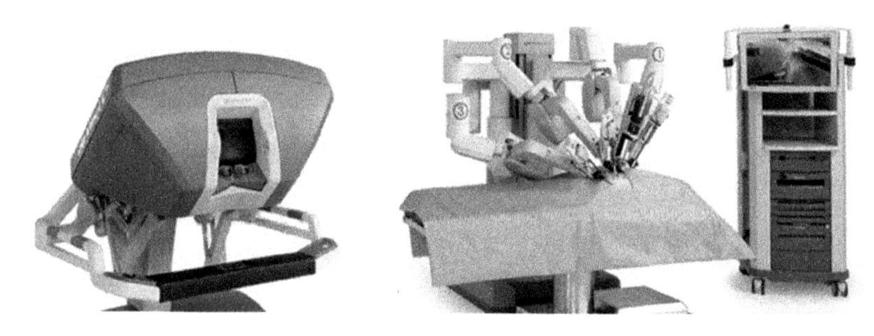

图 12 “达芬奇”外科手术机器人（彩图见彩插 3）

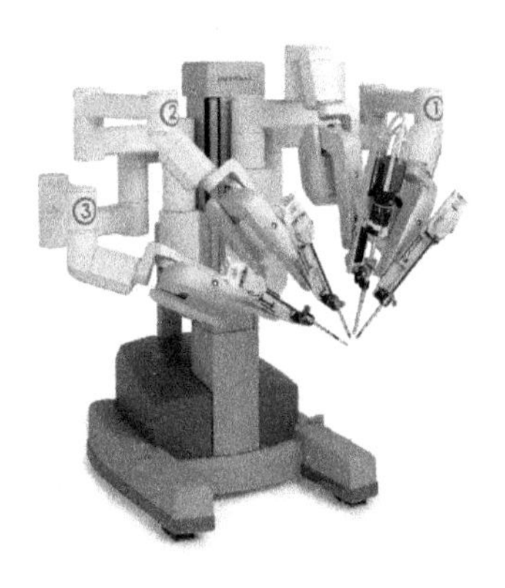

图 13 “达芬奇”外科手术机器人的操作手臂（彩图见彩插 4）

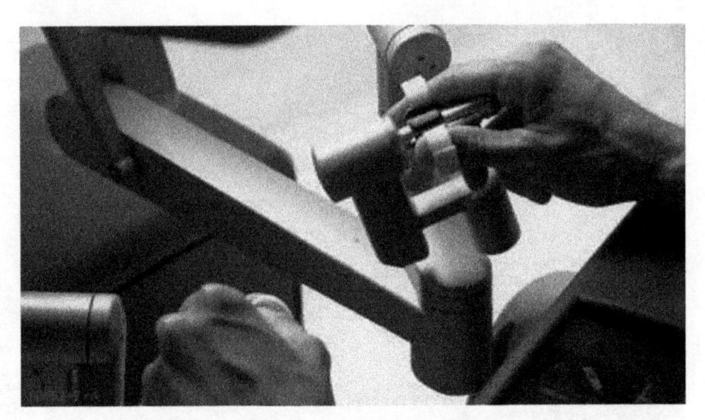

图 14 医生在操作“达芬奇”外科手术机器人（彩图见彩插 5）

（2）“达芬奇”机器人肾部分切除术

保留肾单位手术已替代根治性肾切除术成为当前治疗早期肾肿瘤的首选术式。在传统的腹腔镜保留肾单位手术中，为减少术中出血、降低操作难度，通常把暂时性阻断肾动脉主干血流作为该术式的标准步骤。目前一般通过夹闭肾蒂血管来实现肾动脉主干阻断。夹闭肾蒂血管后，可阻断手术区域的血流供应，有利于术中冷刀准确切割，快速缝合肾实质创面及集合系统。但是由此带来的问题是肾缺血及再灌注对于肾功能的损害。尽管人们普遍认为将肾热缺血时间控制在 20 ～ 30 分钟对肾的损害是一过性或者可逆转的，但依然有学者认为，任何的肾缺血都会产生潜在性的肾功能损害。尤其是对于孤立肾、高龄、术前即存在肾功能损害的患者而言。因此，如何将缺血区严格限制于肿瘤所在部位，实现术中肿瘤以外区域残留肾组织的“零缺血”，成为腹腔镜下保留肾单位手术中亟待解决的问题。

选择性肾动脉分支阻断技术通过阻断特异性肾动脉分支血

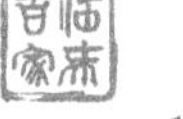

管，把缺血范围局限在肿瘤及其邻近组织，剩余健康肾组织不受影响，能够较好地解决术野止血和维持残留肾灌流之间的矛盾。

目前主要通过三维肾动脉重建模型明确肾动脉有无变异血管存在，术中仔细分离至肾动脉二级分支或三级分支，并可结合术中介入超声确定肿瘤部位、深度和集合系统的关系以减少手术盲目性。在高选择性肾动脉分支阻断肾部分切除术过程中，应注意以下几方面：①严格控制出血是手术成功的关键。术中充分游离肾，仔细分离肾动脉及各分支，结合术前各项辅助检查，阻断肿瘤血供，必要时可行术中超声检查，保留其他正常肾组织的血供，在切除肿瘤的同时，最大限度地减少了其他正常肾组织的损害，这也是采用此种血管阻断方式的主要目的，如术中出血较多，手术视野显示不清，应及时阻断肾动脉，降低手术风险。②采用免打结方式缝合肾组织，尽可能减少肾热缺血时间。Thompson 等研究表明，每分钟肾热缺血都会对肾造成损伤。而免打结方式缝合肾组织，可大大节约时间，减少肾损害。③切缘病检阴性是预防肿瘤复发的重要保证。

Desai 等对比了机器人肾部分切除术中分别实施肾动脉分支阻断术和肾动脉主干阻断术患者的围手术期资料，虽然前者平均出血量、并发症发生率略高于后者，但两组间差异无统计学意义，且分支阻断组术后早期肾功能受损明显低于主干阻断组。南京殷长军教授团队通过双源 CT 血管造影构建三维动态肾血管模型，并在术前进一步确定需阻断的血管数目及位置。对 82 例肾癌患者进行腹腔镜肾部分切除术，结果显示平均手术时间90分钟，平均阻断时间24分钟，平均出血200ml，且无失败病例。

综上所述，超选择性动脉阻断术对肾功能的早期损害低于传统的动脉主干阻断术，有利于腹腔镜下肾部分切除术后肾功能的保护。虽然其术中平均出血量高于后者，但尚不会引起血流动力学的异常，未增加患者出血相关并发症的风险，在技术上是安全、可行的。

“零缺血”技术即高选择性肾动脉分支阻断技术。肾部分切除术时在肾窦内分离出肾动脉、肾段动脉等分支，随后阻断供应肾肿瘤的第三级动脉分支，保持其余肾组织的血供。具体方法如下：①术前行肾CT检查，明确肿瘤位置、大小等，行肾动脉血管造影明确肾动脉分支及有无异位血管；②按经腹或后腹腔途径方法建立相应套管针；③仔细分离出肾动脉、前后支及肾段动脉，用动脉夹嵌阻断供应肿瘤的肾段动脉；④应用术中介入超声，确定肿瘤范围及血供情况；⑤明确肿瘤范围后开始完整切除肿瘤；⑥应用hem-loc夹闭阻断的肾段动脉；⑦缝合切口，重建肾。为减少术中出血量及保持手术野的清晰，Gill等还应用了术中控制性低血压技术，在阻断动脉行肿瘤切除时将平均动脉压降至60mmHg左右，持续1～5分钟，在不影响全身重要器官血流灌注情况下有效控制了出血量。

相关研究显示“零缺血”技术在术中出血量仍具有争议，但随着相关的研究显示，“零缺血”技术与常规的肾部分切除术无明显差异。而在术后并发症及患者预后方面均表现出优势。随着一些新的技术不断被应用，“零缺血”保留肾单位肾部分切除术作为最新发展的技术，具有很大的发展空间。

Ukimura 等报道了其应用肾组织及血管的三维成像技术构建了肾、肾肿瘤及肾血管的三维图像，为术者术中行精确的肾段动脉阻断及肿瘤切除提供了很好的参考。他们使用 64 排高分辨 CT 进行 0.5mm 的薄层增强扫描，利用三维成像软件对动脉期及静脉期 CT 图像分析处理后重构了半透明的肾图像、渲染后的肾肿瘤图像及肾血管分支图像，术者可以 360° 全方位旋转观察重构后的肾图像，明确需要阻断的肾段动脉和切除的肿瘤组织。Caire 等探索了近红外光谱技术在保留肾单位肾部分切除术中的应用，其主要的仪器为近红外光谱仪，由 VioptixTOx 探测仪和新式图像分析系统组成。通过近红外光谱仪，术者可以实时监测肾动脉阻断后出现肾缺血的部位，研究者在猪身上进行了实验，得到了肯定的结果。Best 等则应用了高光谱成像光谱技术进行类似的实验，其运用高光谱成像光谱仪探测氧合血红蛋白的分布，然后绘制出富氧区域和缺氧区域，缺氧区域即为被阻断肾动脉供血区域，可以明确阻断的动脉是否为供应肿瘤组织的肾段动脉。这些技术虽然在生理学或组织学上未被严格的验证，但在“零缺血”保留肾单位肾部分切除术中明确了肾段动脉阻断后的情况，甚至术后保留肾单位的血供情况。Tobis 等在机器人辅助腹腔镜下行保留肾单位肾部分切除术，利用了靛青的示踪效益来确定肿瘤的位置及供应肿瘤的血管，并有助于高选择性阻断供应肿瘤的肾动脉分支。Arun 等最新报道了其应用铥激光系统进行了 15 例“零缺血”肾部分切除手术，富含水分的肾组织吸收铥激光系统发出 2013nm 波长的连续激光而被汽化，产生切割效应和止血作用。结果显示 2013nm 铥激光系统具有优良的止血效果及精确的组织切割能力，可以降低“零缺血”肾部分切除术中出血量和切缘阳性率。

肾动脉低温灌注技术。对于复杂的肾肿瘤（内生性肿瘤或肾门部肿瘤），即使采用肾部分切除术，因切除肿瘤和肾重建需要很长的时间，保留下的肾单位也因长时间的热缺血而丧失了功能。而肾对热缺血非常敏感，时间＞ 25 分钟将导致手术侧广泛不可逆肾功能损害。为保护肾功能免受缺血–再灌注的损伤，需采取低温及药物保护。一般认为 20℃低温下可安全阻断肾动脉达 3 小时。低温保护是用来防止肾缺血性损伤最常用的一种技术。降低肾温度可以减少皮质细胞消耗能量的代谢活动，减少氧和 ATP 的消耗。低温的不良反应则是使得细胞钠钾离子泵失活，最终导致水钠潴留，但温度在 4 ℃以上时该过程是完全可逆的。

目前应用于腔镜下的肾冷缺血方法有：表面冰屑低温、表面凝胶低温、经输尿管逆行插管低温和经肾动脉低温灌注。目前经肾动脉低温灌注方法较为常见，此方法具有以下优势：①经动脉低温灌注可以将热缺血变为冷缺血，可以有效地保护肾功能。Marberger 在肾切开取石术中系统的应用并研究了该方法，其研

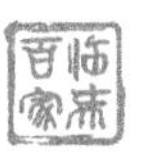

究结果显示，该技术降温速度是表面冰屑降温的 3 倍，该方法冷灌注时肾各部分温度具有均质性，动脉冷灌注组与传统的表面冰屑低温组的 GFR 分别为术前的 92.1%和 70.8%，显示其效果优于传统的表面低温。②经肾动脉低温灌注，可以延长手术操作时限。术者可以比较从容地分离切除肿瘤和完成肾重建，对于复杂的肿瘤优势更加明显。同时对于腹腔镜手术经验尚不多的术者而言，低温灌注技术在时间上也给他们提供了保障。③该方法可以为术者提供一个清晰无血的术野。在切除肿瘤过程中，灌注液经创面流出，有利于准确辨认血管，精确结扎，避免过多盲目地缝合对肾皮质造成的损伤

常规的肾动脉低温灌注技术是使用导管经皮穿刺到达肾动脉，用止血带或是动脉内带气囊的双腔导管阻断肾动脉。用 4℃的平衡液或 5 %右旋糖苷灌注肾。张旭等对其进行了部分改进，对于左侧肾，开放生殖静脉作为流出道，右侧则采用先快速灌注少量灌注液使肾降温，再阻断肾静脉，切除肿瘤过程中让灌注液从创面流出，这样最大限度地减少了冰的灌注液直接进入体循环。他们在肾动脉低温灌注下， 7 例采用腹腔镜经腹膜后入路行肾部分切除术， 7 例采用达芬奇机器人经腹腔入路实施手术。所有手术均由同一术者完成。结果显示 14 例患者中 12 例成功实施了肾动脉低温灌下的肾部分切除术，术中 4 例出现了动脉阻断不全， 2 例术中改为肾根治性切除术，无一例改为开放手术。12 例肾部分切除术的患者术后出现轻度肾功能下降。因此得出对于复

杂的肾肿瘤，肾动脉低温灌注联合腹腔镜肾部分切除术具有可行性和安全性，可有效减少根治性肾切除的发生和热缺血对肾的损害。

“达芬奇”机器人手术系统集开放和腹腔镜微创的优势于一身，并有独有的特点，是未来医学发展进步的潮流之一。从视觉来讲，该系统提供可放大10倍的3D高清图像，可谓突破人类视觉极限；从操作来讲，无论从灵活性或稳定性来讲，都远超过人手操作；从人力资源来看，传统开放及腹腔镜手术则必须由2～4位外科医生完成，而该系统只需一名手术医师配合一名麻醉师、护士即可完成一台高难度的手术，节约了人力资源。“达芬奇”机器人手术系统让远程手术成为可能，该系统令手术者不必站在手术台边进行手术，而是在手术台附近的操作台上用计算机对机械手臂进行控制，那么在未来，手术医生必将会在更远的位置用计算机进行远程控制，跨省市、跨国、跨洲的手术必将实现，有利于手术技术和优质医疗资源的共享，更有利于全球医学的共同发展。“达芬奇”机器人手术系统推广和发展的瓶颈或许在于自身的费用高昂，无论是购买和后续维护保养，都是一笔昂贵的费用，其手术芯片是一次性的，但价格却十分昂贵，并且根据手术难度的不同，还会额外增加手术费数千至数万不等。这让该系统难以服务于普通患者。

关于机器人肾部分切除术与腹腔镜肾部分切除术及开放性手术的比较。目前研究表明，机器人肾部分切除术可以有效地运用于＞4cm的肿瘤和复杂性肾肿瘤。另外越来越多及研究显示机器人可以有效减少围手术期并发症，减少术中出血量，缩短住院天数。另外机器人肾部分切除术与腹腔镜对比的另一个优势是减少热缺血时间和减少并发症。而肾功能改变及肿瘤复发等情况机器人与腹腔镜及开放手术相似。值得注意的是相关研究显示，达到热缺血时间＜ 20 分钟，手术时间＜ 100 分钟，机器人手术的学习曲线可能更短。目前一些关于机器人与腹腔镜的研究结果如下（表 10 ～表 12）。

表 10　不同 NSS 术式的癌症控制

作者	NSS 术式	病例数量	肿瘤大小（mm）	随访中位数（月）	手术切缘阳性（%）	无复发生存率（%）
Gill	OPN	1029	35	33.4	1.26	96.4（3 年）*
Gong	OPN	77	25	20.6	1.3	100
Marszalek	OPN	100	29	42	2	94
Gill	LPN	771	27	14.4	2.85	97.7（3 年）*
Marszalek	LPN	100	28	44.4	4	96.3
Gong	LPN	76	29	21.7	1.3	100
Benway	LPN	118	26	缺失	0.8	100
Haber	LPN	75	25	缺失	0	
Benway	RAPN	129	29	缺失	3.9	100
Haber	RAPN	75	27.5	缺失	0	
Ellison	RAPN	108	29	缺失	5.6	100
Wang	RAPN	40	25	缺失	2.5	
Aron	RAPN	12	24	7.4	8.3	

注：* 以局灶和远期转移复发率计算得来

表 11 不同 NSS 术式下的缺血时间和肾功能比较

作者	NSS术式	病例数量	肿瘤大小(mm)	缺血时间(min)		肾功能	
Gill	OPN	1029	35	凉	20.1	血液肌酐含量	1.42(±0.17)
Gong	OPN	77	25	凉	20.5	血液肌酐含量	1.20(±0.03)
Marszalek	OPN	100	29	凉	23	肾小球滤过率百分比	10.60%
Gill	LPN	771	27	温	30.7	血液肌酐含量	1.18(±0.17)
Marszalek	LPN	100	28	温	31	肾小球滤过率百分比	10.90%
Gong	LPN	76	29	温	32.8	血液肌酐含量	1.03(±0.21)
Benway	LPN	118	26	温	28.4		
Haber	LPN	75	25	温	20.3	血液肌酐含量	1.05(±0.12)
Benway	RAPN	129	29	温	19.7		
Haber	RAPN	75	27.5	温	18.2	血液肌酐含量	1.06(±0.05)
Ellison	RAPN	108	29	温	24.9	肾小球滤过率	81.0(±0.04)
Wang	RAPN	40	25	温	20		
Aron	RAPN	12	24	温	23		

表 12　不同 NSS 术式下的失血量和并发症比较

作者	NSS 术式	病例数量	肿瘤大小 (mm)	失血量 (ml)	输血率 (%)	转化为开放手术百分比 (%)	并发症 (%) CD1-2/CD3-5	平均住院天数 (天)
Gill	OPN	1029	35	376	3.4	缺失	13.7	5.8
Gong	OPN	77	25	385	15.6	缺失	11.7/28.6	5.6
Marszalek	OPN	100	29		11	0	22	7
Gill	LPN	771	27	300	5.8	缺失	18.6	3.3
Marszalek	LPN	100	28		6		24	5
Gong	LPN	76	29	212	11.8	7.9	10.59	2.5
Benway	LPN	118	26	196	4.5	0.8	2.5/8	2.7
Haber	LPN	75	25			1.3		4.1
Benway	RAPN	129	29	155		1.6	0.8/8	2.4
Haber	RAPN	75	27.5	206	4	2.3	12/4	缺失
Ellison	RAPN	108	29	368	5.6	缺失	37/7	2.7
Wang	RAPN	40	25	136		2.5		2.5
Aron	RAPN	12	24	329		3.2	缺失 / 缺失	

（3）达芬奇机器人肾癌根治术

目前腹腔镜根治性肾切除术为不能开展肾部分切除的金标准。2000 年，Klingler 报道了第一例机器人肾全切术。随着机器人的发展，目前机器人肾癌根治术越来越被临床医生接受。但因为机器人肾切除术相对于腹腔镜手术具有手术时间长、费用昂贵等缺点，所以在临床应用主要集中于复杂的肾肿瘤及伴有腔静脉血栓的患者。

①经腹腔途径，手术效果、并发症，达芬奇机器人的优势。1991 年由 Clayman 等首先报道了 1 例经腹腹腔镜肾切除术，经腹腔路径的优势在于操作空间大、解剖标志明显，对于初学者来说可能更容易辨别和操作，有利于缩短学习曲线。同时经腹腔路径由于其充分的手术空间，也更适合处理体积较大的肿瘤；同时可以更好地解剖和显示腹主动脉、下腔静脉等大血管，有利于术中及时发现和处理血管损伤；对于重建性手术，经腹路径有利于裁剪和缝合，因此更适合于机器人辅助的腹腔镜手术。另外对于肾癌伴有静脉血栓的患者经腹腔的手术更为重要。

②经后腹腔 / 腹膜外途径，手术效果、并发症、达芬奇机器人的优势。腹膜后入路在上尿路及肾上腺手术中具有独特的优势，由于肾、输尿管上段和肾上腺均位于腹膜后，采用经腹膜后入路就空间上而言最为直接，可快速控制肾蒂；由于手术操作不涉及腹腔，可保留腹膜完整性，因此无需额外器械对腹腔内脏器进行牵引，如肝、脾和结肠，同时几乎可完全避免因手术操作所导致的肠粘连和腹腔内脏器损伤等并发症。但腹膜后入路也有局限性，包括操作空间相对狭小、缺乏明显的解剖标志；人工气腹相关并发症的发生率也相对较高，如皮下气肿、气胸和 CO_2 大量吸收所导致的酸中毒；经腹膜后入路手术的学习曲线也因此相对较长。对于机器人腹膜后入路手术，由于机械臂体积较大、手

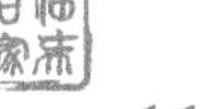

术空间相对狭小，对 Trocar 布局的要求较传统后腹腔镜手术和机器人经腹腔手术更为严格。因此，严格遵循 Trocar 合理布局的原则，是顺利开展腹膜后入路机器人手术的关键。但与以往腹腔镜手术相比，机器人根治性肾切除术在总手术时间、肿瘤控制效果和患者术后恢复方面并无显著优势，但分离腹膜后腔脂肪所需时间和术中出血量小于腹腔镜手术。据报道，机器人手术平台虽然对临床局限性肾细胞癌和单纯肾切除术在肿瘤控制效果方面并不优于传统腹腔镜手术和开放手术，但对于 T3a ～ T3b 期肾癌的肿瘤控制效果方面，机器人手术平台则表现出显著优势。在手术安全性和肿瘤控制效果方面，机器人手术平台还能安全有效地处理各种难度的肾手术；甚至包括复杂肾手术，如根治性肾切除术加腔静脉癌栓切除术。

③达芬奇机器人手术与开放手术或者传统腹腔镜手术进行肾癌根治的比较。总体而言，目前的文献对于机器人肾癌全切术提供了一个低水平的证据。因为大多数研究是小规模的回顾性研究且随访时间较短。目前一项 Meta 分析显示机器人肾癌全切术具有可接受的手术时间，且出血量相对较少，而转开放的发生率也较低。另外机器人手术不论在局部还是转移方面也具有良好的肿瘤方面预后。

④达芬奇机器人肾癌合并腔静脉癌栓取出术。肾癌伴静脉癌栓的发生率约占肾癌的 4% ～ 15%，通常扩展至肾静脉及下腔静脉，甚至约 1% 患者可扩展至右心房。但肾癌伴有腔静脉瘤栓

患者多无明显症状，积极的手术治疗可以明显延长患者的生存时间，提高生活质量。下腔静脉瘤栓切除术的难度和风险主要取决于下腔静脉内瘤栓的水平位置。

肾癌合并肾静脉及腔静脉瘤栓的手术一直是泌尿外科的一大挑战，随着腹腔镜技术的普及，其难度虽有所降低，但仍是摆在泌尿外科医生面前的难题。近年来，机器人辅助腹腔镜手术逐渐在国内开展，其操作更加灵活、精细。肾癌合并肾静脉及腔静脉瘤栓的手术即使是借助腹腔镜，其手术难度依然很大。而随着机器人辅助腹腔镜手术方式的出现，凭其灵活、3D 视野、高分辨率、精细操作等优势，机器人辅助肾根治并瘤栓取出术的可行性和安全性得到一定保障。

腹腔镜下肾根治并瘤栓取出的手术难度较大，但仍有相关报道。对于肾静脉瘤栓，由于瘤栓尚未侵入下腔静脉，术中无须阻断下腔静脉，只于瘤栓近心端夹闭肾静脉即可。Kovac 等通过腹腔镜将Ⅱ级瘤栓的腔静脉部分拉回至肾静脉，从而降低了手术难度，Ⅰ级瘤栓的手术方式同样适用。而瘤栓若过于广泛，难于拉回至肾静脉，则需改行腔静脉切开取瘤栓等手术。虽然 Hoang 等通过夹闭下腔静脉及肾静脉后切开腔静脉取瘤栓的方式已实现腹腔镜辅助下Ⅲ级瘤栓取出术，但相关报道仍较少。对于Ⅳ级瘤栓，大多数情况下可选择腹腔镜结合胸腔镜，并建立心肺旁路，从而行瘤栓取出。而 Kaag 等则表明不借助循环旁路，同样可以获得满意的手术效果。对于多数肾肿瘤，腹腔镜手术已经成为一

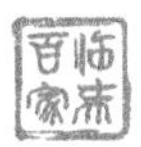

个标准的模式，但涉及下腔静脉瘤栓的肾肿瘤，机器人技术则更有优势。虽然 Bratslvsky 等已实现机器人辅助下腔静脉Ⅲ级瘤栓手术，但国内外机器人手术仍以Ⅰ级、Ⅱ级瘤栓居多。一些机器人辅助腹腔镜行肾癌根治并静脉瘤栓取出的过程中积累如下经验：①术前准备：术前均行肾动脉栓塞及下腔静脉滤器置入，以增加手术的安全性；②阻断属支：对于需切开腔静脉取瘤栓的患者，在阻断下腔静脉、对侧肾静脉之前应先离断腰静脉、右肾上腺中央静脉、肝短静脉等下腔静脉属支，防止属支撕裂出血；③避免挤压：靠近瘤栓时动作应轻柔，防止挤压瘤栓，以免瘤栓脱落引起肺栓塞；④顺序阻断：下腔静脉和肾静脉阻断先后顺序按下腔远心端、对侧肾静脉、下腔近心端顺序阻断，此顺序可减少取瘤栓过程中的出血，解除阻断顺序同上，可充分排出进入血管中的气体；⑤充分分离：术中可先分离出下腔静脉近心端，夹住并挑起下腔静脉后，再分离下腔静脉远端及其他血管组织，从而减少出血风险；⑥减少损伤：机器人拥有 3D 高清且放大的视野，可以尽可能减少术中血管及组织分离时造成的损伤，同时行患肾切除及瘤栓取出时也能最大限度地保证无瘤操作；⑦严密缝合：机器人拥有灵活的机械臂，下腔静脉壁的缝合更为紧密可靠，避免术后严重出血。

（5）总结与展望

综上所述，机器人手术系统在泌尿外科的应用是安全及有效的，颠覆了常见疾病治疗的首选手术方式，使得临床有可能开展更为精确和复杂的手术。随着技术的发展和术者经验的积累，机器人手术的安全性、准确性及有效性将进一步增加，手术应用范围及适应证将进一步扩大，更多的患者也将获益。

（杨 斌 整理）

31. 其他可替代外科手术治疗手段的尝试

手术虽然是治疗早期肾癌的金标准，但也不乏对一些替代方法治疗肾癌进行大胆的尝试。如射频消融术和栓塞等。

（1）射频消融术

射频消融术（radio-frequency ablation，RFA）是一种热介导组织损伤的治疗方法。这项技术在治疗包括骨骼、乳腺、肝脏以及肾肿瘤的运用中已相当普及。Zlotta 等在 1997 年首次报道了 RFA 在肾肿瘤中的运用。15 年间，这项技术的证据和观点不断地变化。当前，RFA 主要运用于治疗小肾癌（SRMs）。

随着腹部断层影像学在人群中的普及，越来越多的无症状肾癌被发现，而且大多是 SRMs。以往局限性 SRMs 惯用 RN 的治疗方案，在如今看来这是一种过度治疗。不仅 20% ～ 30% 的 SRMs 被证实是良性的，即便是恶性肿瘤，其恶性程度也比大肾癌要小。况且，对于直径＜ 4cm 的肾癌，NSS 已被证实与 RN 有相同的肿瘤学疗效。

对于基础情况较好的 SRMs 患者，我们一般都会建议其手术治疗，首选 PN。当然对一些不愿意手术或者不适合手术的患者，可对其进行密切随访，但这种方法有肾癌转移的风险。消融技术被认为是介于手术切除和密切随访之间的一种治疗手段，它在积极治疗肾癌的同时将治疗的并发症降到了最低。

1）原理及方法：RFA 最基础的理论是高频电流沿着探针进入靶组织。这种高频电流引起组织中离子振动而摩擦产热，引起周围组织热损伤。这种热能一方面直接作用于肿瘤细胞，引起细胞内损伤，另一方面造成组织继发缺血，引起微血管闭塞。在 RFA 早期，组织学上能观察到靶细胞染色质模糊，细胞质嗜酸性粒细胞增加，细胞边界不清和间质出血。消融完全后则看到细胞膜破裂、蛋白变性以及血栓形成，我们称之为凝固性坏死。最终的结局是凝固性坏死被纤维化所替代。RF 介导的细胞通常在 50℃以上 4 ～ 6 分钟即可死亡；当温度高于 60℃时则即刻引起细胞死亡。众所周知，在温度高于 105℃时，会引起组织即刻碳化而使探针周围形成焦痂。焦痂的探针会使热传导障碍而降低了热消融的疗效。因此，RFA 的目标温度控制在 50℃～ 100℃即可。

RFA 可以分为开放、经腹腔镜以及经皮三种方式。开放下的单纯 RFA 方式在临床上运用的不多，但有很多开放下射频辅助肾部分切除的报道。在广泛开展射频的研究机构中，腹腔镜下 RFA 主要运用于消融前位、中位的肿瘤以及那些临近重要器官、靠近肾门或输尿管的肿瘤。外科医生们可以通过腹腔镜充分游离这些位置的肾肿瘤，避免在消融过程中不经意的损伤。常用的分离方法包括改变患者的体位、水分离以及冰生理盐水灌注。探针的放置通常通过术中腹腔镜 B 超引导，这样可以更加明确肿瘤的位置和范围。经皮 RFA 通常运用于后位及侧位的肾肿瘤。当然，许多中位和前位的肿瘤也能经皮消融，这就需要一些像“水分离”或“肾盂灌注”的辅助方法来保证消融的可行性和安全性。经皮 RFA 术可选择静脉麻醉或全麻。静脉麻醉能减少麻醉并发症，缩短术后恢复时间，增加了门诊治疗的可行性。全麻使消融过程变得易于控制，尤其是在探针插入过程中可以控制患者呼吸运动，提高了消融的准确性。经皮 RFA 的引导可以通过 B 超、CT 或者 MRI。大多数研究机构使用 CT 引导，因为它既能给出清晰的解剖结构，又易于操作。“2012 美国国立综合癌症网络（national comprehensive cancer network，NCCN）肾癌治疗指南”认为，对于 SRMs，都需要进行活检以明确诊断，并用于指导筛查、射频消融等治疗。

2）适应证和禁忌证：要想得到最佳的治疗效果，RFA 同样需要根据适应证和禁忌证选择合适的患者和病灶。“2012 年 NCCN 肾癌治疗指南”指出，对于 T1a（< 4cm）期的肾癌，主张开放下或者微创下的 NSS，首选治疗是 PN。RFA 通常只是被运用于不适合外科手术的患者或者是想保留肾的患者。然而，一些报道认为，RFA 在肿瘤学疗效上和 PN 是一样的。一些研究中心甚至提议将 RFA 作为 SRMs 患者的首选治疗。我们认为 RFA 主要运用于：①肾癌发生于解剖性或功能性的孤立肾者，或一侧曾行根治性肾切除术而对侧出现转移者；②双侧多发肾癌；③转

移性肾癌；④肾功能不全的肾癌患者；⑤肾癌的对侧肾存在某些良性疾病，如肾结石、慢性肾盂肾炎或其他可能导致肾功能恶化的疾病（如高血压、糖尿病、肾动脉狭窄等）；⑥有微创治疗要求，不愿手术切除肿瘤者。当然，RFA 是否运用于年轻无基础疾病患者以及能否作为一种减瘤治疗，国际上还存在争议。对于 T1b 期的肾癌，虽然指南上也认为可以进行消融，但多项研究认为 RFA 不应该作为单独的治疗手段。因为对于 4cm 的肿瘤，RFA 治疗的失败率和复发率显著提高。

RFA 的绝对禁忌只有那些凝血功能障碍无法纠正的肿瘤患者，而肿瘤位置不佳（如中央 / 肾门处），患者预期寿命短，或伴有控制不佳的内科疾病，都只是 RFA 的相对禁忌证。

3）成功标准：总的来说，定义 RFA 成功的标准主要基于消融前后断层影像学的变化，包括肿瘤消融区域无增强和肿瘤无增长。多中心研究表明，肾癌 RFA 治疗后，通过断层影像检查大部分消融不完全或者复发的病灶可在 12 个月内检出，对于这些病灶可选择密切随访、再次消融或者外科手术。最常用的断层影像学方法是 CT。肾癌组织血供丰富，增强 CT 动脉相肿瘤组织密度的增加明显高于周围正常肾实质，与周围肾组织密度对比明显。RFA 后，肿瘤组织发生凝固性坏死，在增强 CT 扫描图像上由于缺乏对比剂的进入而出现无强化。尽管多数学者支持增强 CT 扫描时肿瘤区域无强化作为判断消融完全的指标，且相关文献报道，与平扫相比，增强 CT 动脉相肿瘤区 CT 值增加＜ 10HU

为消融完全的标准，但 10HU 的标准可能只是借鉴了肝癌 RFA 研究的放射病理学结果，目前尚无可靠的放射病理学研究结果支持肾癌 RFA 的疗效判断。

对接受 MRI 引导下 RFA 治疗的患者，则采用 MRI 进行判别。对于消融不均匀的肿瘤，通过对比增强 MRI 数字减影技术有助于发现细微增强。RFA 治疗后残存的肿瘤 T2WI 表现为高信号，增强 T1WI 肿瘤残留灶可见强化。增强 T1WI 见结节样强化或随访中消融区逐渐增大也可提示肿瘤残留或复发。反之，则代表消融完全。但如何准确具体地评价肿瘤是否存在强化，目前亦无可靠的放射病理学研究结果。

对于这样的难题，研究者们尝试用不同的方法检测肿瘤组织的活性来作为消融成功与否的标准。但有证据表明，HE 染色或 NADH 活性都不是评估 RFA 后短期肿瘤组织活性可依赖的指标，而一些氧化应激的指标也不是急性热损伤后评价细胞坏死的可靠方法。Raman 等对随访一年以上且影像学阴性的 19 例肾癌进行活检，未检出任何活性肿瘤细胞。

因此，我们仍认为断层影像学是目前作为 RFA 术后判断成败和长期监测最有效的手段。

4）长期随访：肿瘤学疗效想要评价 RFA 的肿瘤学疗效没有 5 年及 10 年的长期随访结果是不行的，短期疗效和个案报道仍不可信。除了长期疗效，我们还想知道 RFA 和手术治疗的疗效对比。因此在这里，我们主要介绍 RFA 的长期随访结果以及与

PN 的疗效比较。

①长期随访结果：很长一段时间，国际上只有 2 篇文献有长期随访的结果，而这些病例都是当患者出现显著并发症时才考虑 RFA 治疗。这些患者中 1/3 死于其他疾病，而未能达到长期随访的要求。其中 1 篇，Levinson 等报道了 18 例病理证实的肾细胞癌，平均随访 57.4（41 ～ 80）个月，无复发生存率只有 80%，尽管特异性肿瘤生存率和无转移生存率都是 100%。另外 1 篇中 McDougal 等报道 16 例由组织学病理证实的直径＜ 5cm 的 RCC，至少随访 4 年的资料显示，无复发生存率有 91%，同样也没有发生转移和因肾癌死亡的病例。近期，Tracy 等报道了 243 个 SRMs，平均直径 2.4cm，平均随访 27（1.5 ～ 90）个月，179 例经病理证实为 RCC，其无复发生存率、无转移生存率和肿瘤特异性生存率分别为 90%、 95%、 99%。Ferakis 等则报道了 31 例患者的 39 个肿瘤，经皮 RFA，首次消融成功率为 90%，再次消融后，其 3 年和 5 年无复发生存率分别为 92% 和 89%。我们认为以上两个研究可能都过高估计了 RFA 对肾癌的治疗成功率，因为缺乏病理活检的证实。虽然这些研究者都声明 RFA 的疗效可以和 NSS 相提并论，但 PN 的无复发率一般都认为在 95% 以上。Zagoria 等则报道了 48 例经病理证实的 RCC，中位随访时间 56 个月，有 3 例（7%）治疗失败，2 例（4%）局部复发，3 例（7%）转移，还有 1 例因肿瘤死亡。他们将局部复发定义为首次消融后任何影像学上的增强，其局部复发率和无瘤生存率分别为

88% 和 83%。

总之，RFA 术后局部复发率的高低取决于对它的定义。如果首次消融失败（有影像学增强），即定义为局部复发，则其无局部复发率的范围是 33.2% ～ 88%；若局部复发定义为多次消融直到术者满意之后，则无局部复发率上升至 90% ～ 95%。无转移和无瘤生存率一般都认为在 90% 以上。

②比较手术治疗：对于 SRMs 来说，治疗的金标准是 PN。有很多比较 RFA 和 PN 的文献，但我们不提倡病案系列的 RFA 和 PN 比较，因为可比性不高。若比较无病生存率，则会过高估计了 RFA 的疗效，因为 PN 的患者肿瘤直径更大，随访时间更长。而相反，若比较两者的总体生存率则会更偏向 PN，因为这些患者年轻而且伴随疾病少。病案系列报道中 PN5 ～ 10 年随访的肿瘤学疗效都在 90% 以上，大多数还都在 95% 以上。一些 RFA 的报道虽然也近似达到这个水平，但随访时间却较短。在为数不多的队列研究中，只有 1 篇文献满足相同的肿瘤大小（均为 T1a 期），他们比较了 40 例接受 RFA 治疗的患者和 37 例接受 PN 治疗的患者资料。他们将局部复发限定为完全消融后的影像学增强证据。在病理证实为 RCC 的患者中，RFA 和 PN 的无病生存率差异无统计学意义（ 91.4% *vs.* 95.2%，P=0.58），也没有任何死于肿瘤的患者。还有 1 篇文献比较的是 RFA 和 RN，均为 T1a 期，包括 54 例接受 RN 治疗患者，51 例接受 RFA 治疗的患者。5 年肿瘤特异性生存率都是 100%，两者的 5 年无病生存率也是

没有差异的，分别为 98% 和 95%。但笔者认为，这篇文献 RFA 只有 23.5% 的活检率，而 RN 都有病理证实为 RCC，是否过高估计了 RFA 的疗效。

近期最大的 1 篇 Meta 分析囊括了 99 个病案研究，总计 5037 例 PN、607 例 RFA 及 331 例采取密切随访观察。局部复发定义为初次有消融后影像学增强。PN 局部复发率只有 2.6%，而 RFA 则有 11.7%，尽管平均肿瘤直径 PN 大于 RFA（3.25cm *vs.* 2.56cm），随访时间 PN 也长于 RFA（54 个月 *vs.* 18.3 个月）。多因素分析认为和 PN 相比，RFA 的局部复发风险高达 18.23%。这篇 Meta 分析虽然囊括了近百篇研究，但都是基于证据级别最低的病例报道，存在诸多的偏倚。所以我们应该谨慎对待它的结论。

可惜的是，目前为止仍然没有具有说服力的高级别证据来阐述 RFA 和 PN 疗效的优劣。或许，我们目前应该参考 NCCN 指南上的一段话："热消融术未与常规外科手术（如开放手术，或利用腹腔镜进行肾癌根治术或部分肾切除术）进行严格比较治疗效果；热消融术其局部复发率高于传统手术"。

5）并发症：肾癌消融治疗的优势就在于既达到了手术治疗的疗效又降低了手术的并发症。然而，RFA 却有不同于手术治疗的并发症。最常见的并发症是疼痛和感觉异常，这些往往是自限性的。其他并发症主要有肾周血肿、血尿、肾盂输尿管连接处狭窄、肝脏或胰腺损伤以及肠梗阻。此外，损伤到肾盂输尿管是非常棘手的并发症，常需要长期肾造瘘甚至肾切除。一项多中心研究报道RFA并发症的发生率约为8.3%，其中6%为轻微并发症，2.8%为严重并发症，有1例吸入性肺炎致死的报道。总体而言RFA的并发症发生率低于开放性肾部分切除术（13.7%）和腹腔镜下肾部分切除术（33%）。

（2）肾动脉栓塞治疗

早在1969年，Lalli等就首先进行了肾动脉栓塞的动物实验并行肾动脉栓塞治疗肾肿瘤。近年来，有关肾癌介入栓塞治疗的文章报道较多，主要集中于晚期肾癌及并发症的治疗，但对术前栓塞的意义、栓塞对肾癌患者预后的影响仍存在较大的争议。目前，有研究显示常规肾切除术前，栓塞并不能使患者获益。对于不适宜手术的肾癌患者，肾动脉栓塞可缓解症状，如严重血尿和腹痛。

1）动脉栓塞的原理：肾血供主要是肾动脉，另外还有肾包膜动脉、副肾动脉等。肾癌癌肿有95%以上血供来源于肾动脉。因此，栓塞阻断病变侧肾动脉，使肿瘤供血动脉发生闭塞，肿瘤区域发生严重缺血、坏死、萎缩致使肿瘤缩小，同时可刺激机体产生免疫反应。

2）栓塞材料及选择用于肾癌栓塞的物质分为暂时与永久两类，共有数十种，目前常用的前者如吸收性明胶海绵及载药微球囊等，后者如无水乙醇、金属钢圈、干扰素、PVA等。值得推荐的是：①吸收性明胶海绵是最常用的暂时性栓塞剂，可使肾动脉主干堵塞，栓塞效果迅速，作为术前栓塞，优于其他栓塞剂，但2周左右栓塞血管可以再通。②载药微球囊为一种化疗栓塞材料，分生物可降解性和生物不降解性2个大类。具有化疗栓塞双重功效，既能阻断肿瘤的血供，又可在肿瘤局部进行高浓度化疗，可提高药效5～25倍，并具有缓释作用。③金属钢圈可达到永久性主干栓塞之目的，但要完全栓塞，还需在注入钢圈前先用吸收性明胶海绵或载药微球囊栓塞，最后再注入钢圈。④无水乙醇为永久性栓塞剂。可顺血流到达末梢血管。因其为液体且具有蛋白凝固作用，能导致毛细血管和细胞水平的栓塞，使肿瘤组织完全坏死，肾动脉形成永久栓塞。若注射乙醇后再用吸收性明胶海绵栓塞肾动脉主干，可使栓塞更为彻底。此外，在无水乙醇中混入少量碘油（乙醇：碘油＝3 ∶ 1）既增加栓塞作用，又能显示乙醇的行踪，随时观察栓塞情况及了解有无非靶器官栓塞，临床使用广泛。

3）肾癌栓塞治疗的目的和适应证

肾动脉栓塞的主要目的在于：①控制出血，抑制肿瘤生长，减少肿瘤细胞的播散；②对较大的肿瘤行术前栓塞可减少术中失血及缩短手术时间；③降低肿瘤细胞的数量，使残余肿瘤处于高浓度化疗或免疫治疗的环境中；④通过减小肿瘤的巨大体积，在肿瘤周围形成水肿带便于手术切除；⑤控制肾癌导致的内分泌症状；⑥瘤体局部缺血坏死能够刺激机体免疫应答。

随着医学影像技术的发展和外科手术与麻醉学的进步，肾细胞癌栓塞治疗的适应证也有所变化，据综合文献报道，适应证可归纳为：①体积巨大、富血管性、可手术切除的肾细胞癌，行术前栓塞；②侵犯静脉的巨大肿瘤，行术前栓塞；③孤立肾肾癌患者，为保护肾功能，做肾动脉超选择性栓塞治疗；④不能手术切除的肾癌，行姑息性栓塞治疗；⑤晚期、伴有严重出血、疼痛、高血钙症、高血压等症状的肾癌，行栓塞治疗以缓解和控制症状。

肾动脉栓塞的禁忌证除了对碘过敏外，并无绝对禁忌证，一般认为以下情况不适于肾动脉栓塞：①泌尿系严重感染者；②心、肺、肝等重要器官功能严重障碍者；③全身状况差或恶病质；④有化疗禁忌证者不能用化疗药物。

4）疗效评价：肾动脉栓塞术后3～7天行手术切除，切除标本的分析可以帮助了解栓塞术疗效。远期效果则用2个指标衡量：①术后肺或其他器官转移的发生率高低；②与未行术前栓塞，即单行手术切除肾相比，生存时间有否统计学上的延长。不能手术的肾癌患者肾动脉栓塞术后主要观察指征：①症状体征，如腰腹痛、血尿、腹部包块有否改变；②生存时间是否有统计学上的延长；③影像学，如CT、MRI、B超、DSA等复查有否客观改善，一般可从瘤体缩小分析疗效。综合各学者的治疗结果，栓塞后瘤体缩小超过原体积1/2者达65%，缩小1/5者占90%。

术前栓塞与非栓塞术中的比较资料表明，肾癌术前栓塞后手术切除率高，手术时间缩短，术中输血减少，因手术造成肿瘤转移的机会也减少。这是因为：①栓塞后 4 ～ 72 小时肾及肿瘤周围形成水肿层，7 天内均存在，此期间手术容易分离；②肿瘤表面怒张的静脉萎陷，分离时出血少；③肾动脉内有栓子，搏动轻微，肾供血量少，肾静脉空虚，容易结扎；④与术前超声、CT 测量值对比肿瘤均有不同程度的缩小，手术剥离面缩小，减少术中出血。

5）组织细胞学变化：栓塞肾癌标本在镜下可见肿瘤组织内有大小不一的出血坏死区域。坏死组织呈现均质红染，无细胞结构存在。坏死组织周围分界清晰，少有充血水肿带，炎症细胞浸润明显。还有学者从组织学的其他变化证实栓塞临床治疗价值。

6）肿瘤坏死率：李镐等对证实为肾癌的患者，根治术前行肾动脉主干栓塞。病理检查见栓塞区域大部分瘤细胞溶解、变性和坏死，坏死率超过 95%。

7）栓塞对肾癌微血管的影响：吴晶涛等测定了 15 例化疗栓塞后肾癌手术标本与同期单纯手术切除 12 例标本中微血管的密度。结果显示肿瘤微血管密度在行肾动脉栓塞的肾癌组织的表达较未行肾动脉栓塞的肾癌组织中表达显著减少，提示介入治疗可以降低肾癌组织血管生成，抑制肾癌的生长和转移。

8）细胞平均核面积（nuclear area，NA）和核质比（nuclear-cytoplasmic ratio，NCR）：肿瘤细胞 NA 大小和 NCR 是反映肿瘤生物学特性的重要指标。平均核面积与 RCC 患者预后有密切关系，影响核面积的主要内在因素是核内的 DNA 含量，高分级病例的平均核面积较大，恶性度较高。栓塞后，由于局部供血不足致肿瘤组织缺氧，肿瘤细胞出现浓缩、变性、坏死，细胞质改变较细胞核明显，NA、NCR 均发生变化，从而改变肿瘤细胞的生物学行为而影响患者的预后。李玉魁等对 97 例术前肾动脉栓塞的肾癌标本与单纯切除的肾癌标本 NA 和 NCR 进行比较，显示 NA 有显著下降而 NCR 有上升趋势，提示术前肾动脉栓塞能够改善肾癌患者的预后。

9）免疫学指标变化：有人认为肾动脉栓塞不单纯是一种机械性梗阻，更重要的是栓塞以后，宿主的免疫机制将因肿瘤坏死而被刺激，增强机体的抗肿瘤作用。肾癌栓塞后 24 小时，自然杀伤细胞的活性增加，48 小时后更明显，肾癌坏死组织周围的细胞浸润以巨噬细胞为主；肾动脉栓塞 1 ～ 3 天，血清肝细胞生长因子（HGF）增高；栓塞后免疫球蛋白水平与栓塞前相比有明显提高，都说明患者机体免疫活动增强。

10）对生存期的影响：国外相关研究认为肾癌术前栓塞可以延长患者的生存期。但也有学者认为术前栓塞对患者的生存时间无影响。方向明等报道 29 例肾癌患者，术前栓塞与单纯性切除，1 年和 3 年的生存率差异无统计学意义。国外相关报道表明，联合应用化疗栓塞、手术、激素和免疫治疗延长了晚期肾癌患者的生存期。化疗栓塞加免疫治疗研究已成为肾癌治疗的热门课题之一。另外，通过超选化疗栓塞治疗能最大限度地缩小对肾组织及肾功能的损害。

11）栓塞并发症及处理

操作所致的并发症，如血管内膜损伤等，与一般血管内介入操作相同。栓塞所致并发症可分为：①非靶器官栓塞所致，如下肢动脉栓塞、肠系膜上下动脉栓塞等，主要是注射时栓塞物反流所致，避免的方法是导管尖位置正确，注射压力适当，用力要均匀，混入造影剂或碘油在电视下监控。必要时使用球囊导管暂时阻断肾动脉血流后再注入栓塞剂，以免栓塞剂的反流引起异位栓塞。②栓塞后综合征：多数病例有一过性腹痛、腰痛、发热、嗳气、呕吐等，是机体对栓塞物的异物反应和肿瘤变性肿胀及坏死所致。完全栓塞反应较部分栓塞重，使用无水乙醇反应较吸收性明胶海绵、金属圈轻。并发症一般在 5 ～ 7 天消失，用镇痛剂、解热剂、激素等对症治疗，效果良好。③使用大量造影剂可导致急性肾功能衰竭，对此，术前要了解健侧肾功能，尽量减少造影剂的用量，术后 1 ～ 3 天每天输液 2000 ～ 3000ml 以利于造影剂及肿瘤坏死物的排泄。④其他偶有栓塞后一过性血压升高，不经处理可于数小时内恢复正常。还有少数栓塞后肾化脓的报道，故主张术后常规使用抗生素 5 ～ 7 天。

RFA 治疗肾癌已被证实是有效的，且并发症较少，疗效的判断主要依赖于断层影像学。虽然其肿瘤学疗效似乎稍逊于传统的手术治疗，但这并不阻碍其发挥在肾癌治疗上独特的优势。不仅仅如此，如今 RFA 已经不仅仅局限于单独的射频治疗，它独特的优势作为一种辅助的手段，已经在部分肾切除中扮演了重要的角色。因此我们有理由相信，随着经验的积累和射频技术的进步，RFA 将逐渐扩大适应证，造福更多的患者。肾动脉栓塞无疑为肾癌患者提供了一条很好的治疗途径。然而在其应用中尚有许多问题，例如哪一期肾癌患者行栓塞治疗更有利于预后；新型栓塞材料的开发和利用；栓塞部位和剂量的把握；栓塞后免疫学指标变化；新型化疗药物的研发；肾癌的加热治疗、放射治疗、免疫治疗、中药辅助疗法等也有广阔的前景。如何把介入栓塞与之科学的结合，以减轻患者痛苦、提高疗效等，都需要更深入的研究。

（胡光辉　整理）

参考文献

1.Nguyen MP，Lee D，Lee SH，et al. Deguelin inhibits vasculogenic function of endothelial progenitor cells in tumor progression and metastasis via suppression of focal adhesion. Oncotarget，2015，6（18）：16588-16600.

2.Moschetta M，Mishima Y，Sahin I，et al. Role of endothelial progenitor cells in cancer progression. Biochim Biophys Acta，2014，1846（1）：26-39.

3.Acar M，Kocherlakota KS，Murphy MM，et al. Deep imaging of bone marrow shows non-dividing stem cells are mainly perisinusoidal. Nature，2015，526（7571）：126-130.

4.Fadini GP，Losordo D，Dimmeler S.Critical reevaluation of endothelial progenitor cell phenotypes for therapeutic and diagnostic use. Circulation research，2012，110（4）：624-637.

5.Ge YZ，Wu R，Lu TZ，et al. Circulating endothelial progenitor cell: a promising biomarker in clinical oncology. Medical oncology，2015，32（1）：332.

6.Yang B，Gu W，Peng B，et al. High level of circulating endothelial progenitor cells positively correlates with serum vascular endothelial growth factor in patients with renal cell carcinoma. The J Urol，2012，188（6）：2055-2061.

7.Gu W，Sun W，Guo C，et al. Culture and Characterization of Circulating Endothelial Progenitor Cells in Patients with Renal Cell Carcinoma. The J Urol，2015，194（1）：214-222.

8.Farace F，Gross-Goupil M，Tournay E，et al. Levels of circulating CD45（dim）CD34（+）VEGFR2（+） progenitor cells correlate with outcome in metastatic renal cell carcinoma patients treated with tyrosine kinase inhibitors. Br J Cancer，2011，104（7）：1144-1150.

9.Jonasch E，Gao J，Rathmell WK.Renal cell carcinoma. BMJ，2014，10：349.

10.Muglia VF，Prando A.Renal cell carcinoma: histological classification and correlation with imaging findings. Radiol Bras，2015，48（3）：166-174.

11.Sircar K，Rao P，Jonasch E，et al.Contemporary approach to diagnosis and classification of renal cell carcinoma with mixed histologic features.Chin J Cancer，2013，32（6）：303-311.

12.Varela I，Tarpey P，Raine K，et al.Exome sequencing identifies frequent mutation of the SWI/SNF complex gene PBRM1 in renal carcinoma. Nature，2011，469

（7331）：539-542.

13.Perdeaux E，Solly J. Birt-Hogg-Dubé syndrome. JAMA，2013，309（14）：1460.

14.莫小燕，张晓宏，郭俊明 . 非编码 RNA 在肿瘤细胞糖代谢中的调控作用 . 中国生物化学与分子生物学报，2016，32（1）：10-16.

15.Youssef YM，White NM，Grigull J，et al.Accurate molecular classification of kidney cancer subtypes using microRNA signature. Eur Urol，2011，59（5）：721-730.

16.Wach S，Nolte E，Theil A，et al. MicroRNA profiles classify papillary renal cell carcinoma subtypes. British Journal of Cancer，2013，109（3）：714-722.

17.Powers MP，Alvarez K，Kim HJ，et al. Molecular classification of adult renal epithelial neoplasms using microRNA expression and virtual karyotyping.Diagn Mol Pathol，2011，20（2）：63-70.

18.Asimakopoulos AD，Miano R，Annino F，et al. Robotic radical nephrectomy for renal cell carcinoma: a systematic review. BMC Urology，2014，14：75.

19.Kim EH，Larson JA，Figenshau M，et al. Perioperative complications of robot-assisted partial nephrectomy. Current Urology Reports，2014，15（1）：377.

20. 杜祥民，张永寿 . 达芬奇手术机器人系统介绍及应用进展 . 中国医学装备，2011，8（5）：60-63.

21. 戚仕涛，汤黎明 . 达芬奇手术机器人系统及其临床应用 . 现代仪器与医疗，2011，17（2）：8-11.

22. 过菲，杨波，许传亮，等 . 达芬奇机器人腹腔镜技术在泌尿外科中的应用现状 . 中华腔镜泌尿外科杂志（电子版），2014，8（3）：1-2.

23. 孙立安，朱延军 . 达芬奇机器人辅助腹腔镜左肾部分切除术手术精要 . 泌尿外科杂志（电子版），2012，4（4）：62.

24. 王林辉，叶华茂，吴震杰，等 . 机器人辅助腹腔镜肾部分切除术与传统腹腔镜肾部分切除术适应证选择及临床疗效对比研究 . 第二军医大学学报，2013，34（7）：719-726.

25.Shao P，Li J，Qin C，et al. Laparoscopic radical nephrectomy and inferior vena cava thrombectomy in the treatment of renal cell carcinoma. Eur Urol，2015，68（1）：115-122.

26. 朱思美，李振华 . 高选择性肾动脉分支阻断术在腹腔镜肾部分切除术中的临床疗效 . 腹腔镜外科杂志，2014，19（12）：938-941.

27.Shao P，Tang L，Li P，et al. Application of a vasculature model and standardization of the renal hilar approach in laparoscopic partial nephrectomy for precise segmental artery clamping. Eur Urol Urology，2013，63（6）：1072-1081.

28. 吴齐全，任雨，姚许平，等 . 中央型肾癌与外周型肾癌的腹腔镜保留肾单位手术对比研究 . 中国现代医生，2014，52（19）：157-160.

29.Shiroki R，Fukami N，Fukaya K，et al. Robot assisted partial nephrectomy：Superiority over laparoscopic partial nephrectomy. Int J Urol，2016，23（2）：122-131.

30.Kundavaram C，Abreu AL，Chopra S，et al. Advances in Robotic Vena Cava Tumor Thrombectomy：Intracaval Balloon Occlusion，Patch Grafting，and Vena Cavoscopy. Eur Urol，2016，70（5）：884-890.

31.Wang B，Li H，Ma X，et al. Robot-assisted Laparoscopic Inferior Vena Cava

Thrombectomy：Different Sides Require Different Techniques. Eur Urol, 2016, 69 (6)：1112-1119.

32.Hu JC，Treat E，Filson CP，et al. Technique and outcomes of robot-assisted retroperitoneoscopic partial nephrectomy: a multicenter study. Eur Urol，2014，66 (3)：542-549.

33.Sprenkle PC，Power N，Ghoneim T，et al. Comparison of open and minimally invasive partial nephrectomy for renal tumors 4～7 centimeters. Eur Urol, 2012, 61 (3)：593-599.

34.Shiroki R，Fukami N，Fukaya K，et al. Robot-assisted partial nephrectomy：Superiority over laparoscopic partial nephrectomy. J UrolInt J Urol，2016，23 (2)：122-131.

35.Iannetti A，Gnech M，Rossanese M，et al. Robot-assisted renal surgery：current indications and results. J UrolMinerva Urol Nefrol，2014，66 (1)：15-24.

36.Merseburger AS，Herrmann TR，Shariat SF，et al. EAU guidelines on robotic and single-site surgery in urology. Eur Urol，2013，64 (2)：277-291.

37. 王林辉，叶华茂，徐斌，等 . 机器人辅助腹腔镜下肾部分切除术 12 例报告 . 中华泌尿外科杂志，2012，33 (11)：814-817.

38. 夏丹，王平，秦杰，等 . 经腹膜后和经腹途径机器人辅助腹腔镜下肾部分切除术围手术期比较分析 . 中华泌尿外科杂志，2016，2：81-84.

39. Lin X，Xie J，Chen X. Protein-based tumor molecular imaging probes. Amino Acids，2011，41 (5)：1013-1036.

40. Weissleder R，Mahmood U. Molecular imaging. Radiology . 2001，219 (2)：

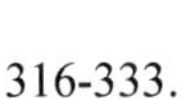

316-333.

41. 王荣福 . 分子影像学与分子核医学应用研究现状与进展 . 中国医学影像技术国际论坛暨中国医学影像技术编委换届会，2010.

42.Gofrit ON，Orevi M. Diagnostic Challenges of Kidney Cancer: A Systematic Review of the Role of Positron Emission Tomography-Computerized Tomography . J Urol，2016，196（3）：648-657.

43.Lcc II，Hwang KH，Kim SG，et al. Can Initial （18）F-FDG PET-CT Imaging Give Information on Metastasis in Patients with Primary Renal Cell Carcinoma？ Nucl Med Mol Imaging，2014，48（2）：144-152.

44.Chamie K，Klöpfer P，Bevan P，et al. Carbonic anhydrase-IX score is a novel biomarker that predicts recurrence and survival for high-risk，nonmetastatic renal cell carcinoma: Data from the phase III ARISER clinical trial. Urol Oncol，2015，33（5）：204.e25-e33.

45.Mounier C，Bouraoui L，Rassart E. Lipogenesis in cancer progression（review）. Int J Oncol，2014，45（2）：485-492.

46.Orevi M，Klein M，Mishani E，et al. 11C-acetate PET/CT in bladder urothelial carcinoma: intraindividual comparison with 11C-choline. Clin Nucl Med，2012，37（4）：e67-72.

47. 范校周，郭燕丽 . 前列腺癌的分子影像学进展 . 中国医学影像技术，2013，29（1）：150-153.

48.Haliloglu AH，Gulpinar O，Ozden E，et al. Urinary ultrasonography in screening incidental renal cell carcinoma: is it obligatory？ Int Urol Nephrol，2011，43

（3）：687-690.

49. 李春香，姚欣，李秀英，等．超声造影对≤ 4cm 肾良恶性病变的诊断价值．中国肿瘤临床，2011，38（9）：520-523.

50.Markić D，Krpina K，Ahel J，et al. Different presentations of renal cell cancer on ultrasound and computerized tomography. Urologia，2014，81（4）：228-232.

51. 张炜炜，孔文韬，邱君斓，等．超声造影检查在肾肿瘤射频消融术后疗效评估中的应用价值．中华泌尿外科杂志，2011，32（1）：31-34.

52. 陈勇辉，黄吉炜，夏磊，等．实时超声造影技术在腹腔镜下肾肿瘤射频消融术中监测的应用研究．中华泌尿外科杂志，2013，34（9）：657-661.

53.Ray P，De A，Min JJ，et al. Imaging Tri-Fusion Multimodality Reporter Gene Expression in Living Subjects. Cancer Research，2011，64（4）：1323-1330.

54.Moch H，Srigley J，Delahunt B，et al. Biomarkers in renal cancer. Virchows Arch，2014，464（3）：359-365.

55.Pastore AL，Palleschi G，Silvestri L，et al. Serum and urine biomarkers for human renal cell carcinoma. Dis Markers，2015，2015：251403.

56.Delahunt B，Bethwaite PB，Nacey JN. Outcome prediction for renal cell carcinoma: evaluation of prognostic factors for tumours divided according to histological subtype. Pathology，2007，39（5）：459-465.

57.Lang H，Linder V，De FM，et al. Multicentric determination of optimal interobserver agreement using Fuhrman grading system for renal cell carcinoma: assessment of 241 patients with 415-year followup. Cancer，2005，103（3）：625-629.

58.Humphrey PA. Grading renal cell carcinoma：the International Society of

Urological Pathology grading system. J Urol，2014，191（3）：798-799.

59.Cohen HT, McGovern FJ. Renal-cell carcinoma. N Engl J Med, 2005, 353 (23): 2477-2490.

60.Jemal A，Bray F，Center MM，et al. Globalcancer statistics. CA Cancer J Clin，2011，61（2）：69-90.

61.Sahni VA，Silverman SG. Imaging management of incidentally detected small renal masses. Semin Intervent Radiol，2014，31（1）：9-19.

62.Finley DS，Pantuck AJ，Belldegrun AS. Tumor biology and prognostic factors in renal cell carcinoma. Oncologist，2011，16（2）：4-13.

63.Jonasch E，Gao J，Rathmell WK. Renal cell carcinoma. BMJ，2014，349：g4797.

64.Ljungberg B，Bensalah K，Canfield S，et al. EAU guidelines on renal cell carcinoma：2014 update. Eur Urol，2015，67（5）：913-924.

65.Van Poppel H，Becker F，Cadeddu JA，et al. Treatment of localised renal cell carcinoma. Eur Urol，2011，60（4）：662-672.

66.Trudeau V，Larcher A，Boehm K，et al. Comparison of Postoperative Complications and Mortality Between Laparoscopic and Percutaneous Local Tumor Ablation for T1a Renal Cell Carcinoma:a Population-Based Study.Urology，2016，89：63-67.

67.Escudier B，Porta C，Schmidinger M，et al.Renal cell carcinoma: ESMO Clinical Practice Guidelines for diagnosis，treatment and follow-up.Ann Oncol，2016，27（5）：v58-v68.

68.Schmit GD，Kurup AN，Weisbrod AJ，et al. ABLATE: a renal ablation planning algorithm. AJR Am J，Roentgenol，AJR Am J Roentgenol，2014，202（4）：894-903.

69.Schmit GD，Thompson RH，Kurup AN，et al. Usefulness of R.E.N.A.L. nephrometry scoring system for predicting outcomes and complications of percutaneous ablation of 751 renal tumors. J Urol，2013，89（1）：30-35.

70.Ramanathan R，Leveillee RJ. Ablative therapies for renal tumors. Ther Adv Urol，2010，2（2）：51-68.

71.Venkatesan AM，Wood BJ，Gervais DA. Percutaneous ablation in the kidney. Radiology，2011，261（2）：375-391.

72.Dominguez-Escrig JL，Sahadevan K，Johnson P. Cryoablation for small renal masses. Adv Urol，2008，479495.

73.Yu J，Liang P，Yu XL，et al. US-guided percutaneous microwave ablation of renal cell carcinoma：intermediate-term results.Radiology，2012，263（3）：900-908.

74.Kurup AN. Percutaneous ablation for small renal masses-complications. Semin Intervent Radiol，2014，31（1）：42-49.

75.Higgins LJ，Hong K. Renal ablation techniques: state of the art. AJR Am J Roentgenol，2015，205（4）：735-741.

76.Iannuccilli JD，Grand DJ，Dupuy DE，et al. Percutaneous ablation for small renal masses-imaging follow-up. Semin Intervent Radiol，2014，31（1）：50-63.

77.Olweny EO，Park SK，Tan YK，et al. Radiofrequency ablation versus partial nephrectomy in patients with solitary clinical T1a renal cell carcinoma: comparable

百临
家床

oncologic outcomes at a minimum of 5 years of follow-up. Eur Urol，2012，61（6）：1156-1161.

78.Chang X，Zhang F，Liu T，et al. Radio frequency ablation versus partial nephrectomy for clinical T1b renal cell carcinoma：long-term clinical and oncologic outcomes. J Urol，2015，193（2）：430-435.

79.Thompson RH，Atwell T，Schmit G，et al.Comparison of partial nephrectomy and percutancous ablation for cT1 renal masses.Eur Urol，2015，67（2）：252-259.

80.Attard G，Parker C，Eeles RA，et al.Prostate cancer.Lancet，2016，387（10013）：70-82.

81.Ferlay J，Steliarova-Foucher E，Lortet-Tieulent J，et al.Cancer incidence and mortality patterns in Europe: estimates for 40 countries in 2012.Eur J Cancer，2013，49（6）：1374-1403.

82.Milkovic B，Dzamic Z，Pejcic T，et al. Evaluation of free-to-total prostate specific antigen （F/T PSA），prostate specific antigen density （PSAD） and （F/T）/PSAD sensitivity on reduction of unnecessary prostate biopsies for patients with PSA in gray zone. Ann Ital Chir，2014，85（5）：448-453.

83.Li Y. Tang E，Qi L，et al. Analysis of influential factors for prostate biopsy and establishment of logistic regression model for prostate cancer. Zhong nan da xue xue bao，2015，40（6）：651-656.

84. Li YH，Elshafei A，Li J，et al.Transrectal saturation technique may improve cancer detection as an initial prostate biopsy strategy in men with prostate-specific antigen <10 ng/ml.Eur Urol，2014，65（6）：1178-1183.

85.Mottet N，Bellmunt J，Bolla M，et al.EAU guidelines on prostate cancer.Part II：Treatment of advanced，relapsing，and castration-resistant prostate cancer.Eur Urol，2011，59（4）：572-583.

86.Udeh EI，Amu OC，Nnabugwu II，et al.Transperineal versus transrectal prostate biopsy: our findings in a tertiary health institution.Niger J Clin Pract，2015，18（1）：110-114.

87. 袁利荣，张承广，鲁来兴，等 . 经会阴及经直肠前列腺穿刺活检术的临床应用分析 . 中华男科学杂志，2014，20（11）：531-533.

88.Ong WL，Weerakoon M，Huang S，et al.Transperineal biopsy prostate cancer detection in first biopsy and repeat biopsy after negative transrectal ultrasound-guided biopsy: the Victorian Transperineal Biopsy Collaboration experience.BJU Int，2015，116（4）：568-576.

89.Fütterer JJ，Briganti A，De Visschere P，et al.Can Clinically Significant Prostate Cancer Be Detected with Multiparametric Magnetic Resonance Imaging? A Systematic Review of the Literature.Eur Urol，2015，68（6）：1045-1053.

90.Schoots IG，Roobol MJ，Nieboer D，et al.Magnetic resonance imaging-targeted biopsy may enhance the diagnostic accuracy of significant prostate cancer detection compared to standard transrectal ultrasound-guided biopsy: a systematic review and meta-analysis.Eur Urol，2015，68（3）：438-450.

晚期肾癌需要以内科治疗为主的多学科综合治疗

32. 转移性肾癌进入靶向治疗时代

肾细胞癌恶性倾向高，容易发生局部浸润和远处转移。25% ～ 30% 的肾细胞癌患者在就诊时已经到了晚期，发生了远处转移；在无远处转移的患者中，超过 20% 的患者在接受手术治疗后也将出现远处转移。既往，转移性肾癌的治疗主要依赖全身治疗比如化学治疗（chemotherapy）和免疫治疗（immunotherapy）。其中，常用的化疗药物包括长春碱（vinblastine）、5- 氟尿嘧啶（5-fluorouracil，5-FU）和吉西他滨（gemcitabine）；免疫治疗包括白细胞介素 -2（Interleukin-2，IL-2）和 α 干扰素（interferon-α，IFN-α）等，但都存在治疗效果欠佳、患者敏感性差和全身毒副作用强等诸多问题，没有从根本上提高转移性肾癌治疗的效果。

随着对于肾细胞癌生物学机制的深入研究，学者们发现了大部分散发肾细胞癌中存在*VHL*基因突变，导致下游HIF降解出现障碍，大量累积，进而激活VEGF和血小板衍化生长因子（platelet derived growth factor，PDGF）等生长因子，从而造成肿瘤新生血管形成。进一步研究发现，哺乳动物雷帕霉素靶蛋白（mammalian target of rapamycin，mTOR）在调控细胞增殖、分化等过程中起重要作用，其作用的实现主要是通过调控细胞内基因的翻译、蛋白激酶C信号转导、膜蛋白转运和核糖体合成，进而调节细胞周期、能量代谢和蛋白合成等过程。因此，针对上述机制在肾细胞癌中的重要作用，研究人员研发了三大类靶向药物：①酪氨酸激酶抑制剂（Tyrosine kinase inhibitors，TKI），例如索拉菲尼（Sorafenib）、舒尼替尼（Sunitinib）和帕唑帕尼（Pazopanib）等；② mTOR抑制剂，例如替西罗莫司（Temsirolimus）和依维莫司（Everolimus）等；③ VEGF的单克隆抗体，例如贝伐单抗（Bevacizumab）和尼鲁单抗（Nivolumab）等。

在晚期透明细胞肾癌的治疗中，2015年NCCN推荐的一线治疗靶向药物有：舒尼替尼、索拉菲尼、替西罗莫司、贝伐单抗＋干扰素、帕唑帕尼，或高剂量IL-2。细胞因子治疗失败后的患者二线治疗推荐用药有：阿西替尼、索拉菲尼、帕唑帕尼、替西罗莫司、舒尼替尼、贝伐单抗。而TKI治疗失败后的患者二线治疗推荐用药有：舒尼替尼、替西罗莫司、依维莫司、阿西替尼、贝伐单抗、帕唑帕尼索、拉菲尼。目前大量的临床研究证实，上述靶向药物可以大幅改善晚期转移性肾癌患者的无疾病进展期，部分提高总体生存期，显著改善患者预后。因此，转移性肾癌的治疗目前已经进入了靶向治疗时代。

（顾闻宇　整理）

33. *VHL* 基因缺失相关的肾癌靶向治疗药物研究

VHL 基因（von Hippel Lindau，VHL）定位于染色体 3p25-26 区域， 基因片段全长为 15 kb，人类 *VHL* 基因编码序列中包含 3 个外显子。*VHL* 基因产物为 30 000u 分子量的蛋白，其作用是作为 E3 泛素连接酶复合物底物而产生生物学作用，这个复合物结合并降解低氧诱导因子（Hypoxia-inducible factor，HIF），*VHL* 基因突变后导致 HIF 降解出现障碍，大量累积，进而激活 VEGF 和血小板衍生生长因子（platelet derived growth factor；PDGF）等。研究发现，*VHL* 基因的突变在肾癌的发生中占据着主导地位，肿瘤的分裂、增殖、转移和浸润与 *VHL* 基因介导的一系列因子密切相关。

目前，针对上述机制在肾细胞癌中的重要作用，研究人员研发了三大类靶向药物：①酪氨酸激酶抑制剂（Tyrosine kinase inhibitors，TKI）；② mTOR 抑制剂；③ VEGF 的单克隆抗体。上述不同靶向药物的作用靶向和机制见图 15。研究发现，这些靶向药物在晚期转移性肾癌的治疗中起重要作用，可以有效地延长患者的无疾病进展期。同时，研究还发现抑制血管生成有可能

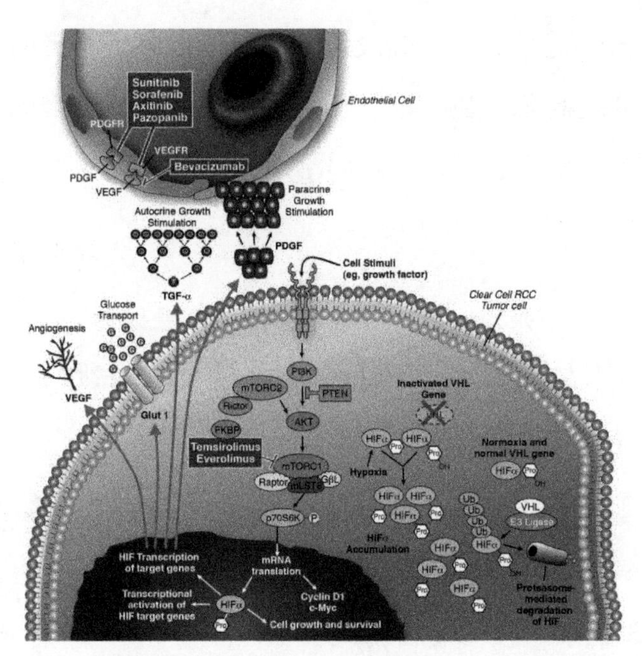

（数据来源：《European urology》杂志，2015 年）。

图 15　肾透明细胞癌癌变过程中的细胞通路（彩图见彩插 6）

进一步加重肿瘤组织缺氧状态，从而使适应缺氧的肿瘤细胞存活并大量增殖，且缺氧诱导 HIF-1 的表达增多，反而会进一步诱导新生血管形成，这可能是部分靶向药物患者在治疗时产生耐药的原因之一。因此，针对 HIF 自身的靶向药物可能对提高晚期肾癌患者的疗效更有效。为进一步提高晚期肾癌的疗效和患者的预后，目前临床开展了大量针对不同靶点和信号通路的治疗，绝大部分实验选取的是针对肾癌或肿瘤的经典通路的靶向抑制，部分研究已经应用于临床，而另一部分目前还处于实验阶段。目前肾癌新靶向治疗的实验具体方案见表 13，其安全性和有效性有待于进一步的验证。

表 13　新型靶向治疗 RCC 药物

NCT 编号	药物	阶段	描述
NCT01672775	AGS-16C3F	Ⅰ	抗 ENPP3 抗体–药物偶联物
NCT01497821	AMG 172	Ⅰ	抗 CD70 抗体–药物偶联物
NCT01283048	BKM-120	Ⅰ	P13K 抑制剂
NCT01806064	SGN-75	Ⅰ	抗内因子抗体
NCT01677390	BEZ235	Ⅰ	P13K/mTOR 酶抑制剂
NCT01005897	LBH589	Ⅰ	组蛋白脱乙酰化酶抑制剂
NCT01480154	MK2206	Ⅰ	AKT 抑制剂
NCT01548482	Trebananib	Ⅰ	血管生成素 1、2 中和抗体
NCT01391143	MGA271	Ⅰ	抗 B7H3 抗体
NCT01460134	CDX-1127	Ⅰ	抗 CD27 单克隆抗体
NCT01038778	Entinostat	Ⅰ / Ⅱ	HDAC 抑制剂
NCT01582009	LBH589	Ⅰ / Ⅱ	HDAC 抑制剂
NCT00184015	Bortezomib	Ⅰ / Ⅱ	蛋白酶体抑制剂
NCT01762033	LT1009	Ⅱ	抗磷酸鞘氨醇 -1 抗体
NCT00357760	Ziv-Aflibercept	Ⅱ	结合 VEGF-1、VEGF-B、PDGF 的可溶性受体
NCTO1835158	Cabozantinib	Ⅱ	c-Met 和 VEGFR-2 抑制剂

续表

NCT 编号	药物	阶段	描述
NCT01688973	Tivanitinib	Ⅱ	c-Met 抑制剂
NCT01664182	Trebananib	Ⅱ	血管生成素 1、2 中和肽
NCT01727089	TRC105	Ⅱ	抗内因子抗体
NCT01441765	CT-011	Ⅱ	抗 PD-1 抗体
NCT01793636	AZD2014	Ⅱ	mTOR 抑制剂
NCT00566995	Vandetanib	Ⅱ	Vegfr-2 和 EGFR 抑制剂
NCT01524926	Crizotinib	Ⅱ	ALK 抑制剂
NCT01865747	Cabozantinib	Ⅲ	c-Met 和 VEGFR-2 抑制剂
NCT01668784	Nivolumab	Ⅲ	抗 PD-1 抗体

注：数据来源：《Journal of carcinogenesis》杂志，2014 年。

（顾闻宇　整理）

34. 对于局部进展性肾癌尚无证据表明抗血管靶向药物术后治疗能使患者生存获益

局部进展性肾癌是指肿瘤侵及肾周脂肪组织和（或）肾窦脂肪组织、伴有区域淋巴结转移和（或）肾静脉瘤栓和（或）下腔静脉瘤栓（但未超过肾筋膜），并且无远处转移的肾癌。目前局部进展性肾癌的外科治疗手术主要方式为根治性肾切除术，仅在部分患者中可以采取肾部分切除术的方案。目前研究发现，肾部分切除术与根治性肾切除术相比，可以显著降低患者术后发生心

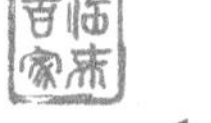

血管事件的概率。并且，接受根治性肾切除术患者的病死率和发生Ⅳ级慢性肾疾病的风险要显著高于接受肾部分切除术的患者。因此提高局部进展性肾癌接受肾部分切除术有望进一步提高患者疗效。

既往研究发现血管靶向药可以显著降低晚期肾癌肿瘤体积，部分学者研究了血管靶向药物在局部进展性肾癌患者中的治疗价值。Karam 等的研究纳入了 24 例局部进展性肾癌患者，接受阿昔替尼治疗，方案为 5mg/d，持续 12 周。结果发现肾肿瘤体积中位缩小了 28.3%。根据 RECIST 实体瘤评价标准，8 例患者部分有效、13 例患者疾病稳定，并且在阿昔替尼治疗期间没有患者出现疾病的进展。不良反应分别有高血压、疲劳、口腔黏膜炎、甲状腺功能低下和手足综合征，其中 2 例为 3 级，13 例为 2 级不良反应，并且没有发生 4 ～ 5 级不良反应。RINI 等的研究纳入 25 例肿瘤体积均值为 7.3cm，RENAL 评分均值为 11 的局部进展性肾癌患者，接受帕唑帕尼治疗，方案为 800mg/d，持续用药 8 ～ 16 周。结果发现，71% 的患者 RENAL 评分出现了下降，且 92% 的患者肿瘤体积出现了降低，代表性的病例见图 16。在靶向药物治疗前评估不能接受肾部分切除术的 13 例患者中，6 例患者在用药后成功接受了肾部分切除术。手术能够保留的平均肾间质体积从 $107cm^3$ 增加到了 $173cm^3$。因此，局部进展性肾癌术前应用靶向药物治疗可以显著缩小肿瘤体积，提高肾部分切除术成功实施的概率，并且保留更多的肾组织，避免晚期肾疾病的

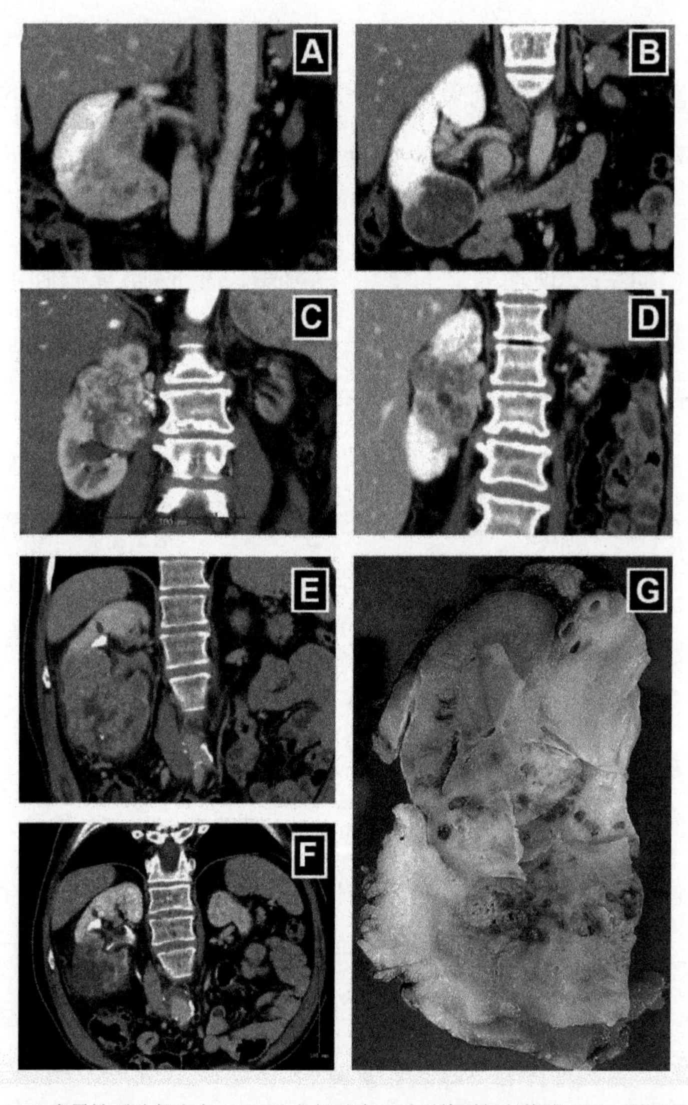

图A: 病例1: 60岁男性孤独肾患者，CKD和肾门肿瘤几乎延伸到肾主静脉。图B: 帕唑帕尼使用后，肿瘤体积回缩，81%的肾功能得以保全。图C：案例2:64岁女性孤独肾患者，肾门肿瘤和CKD。图D：帕唑帕尼使用后肿瘤大小减小，尽管观察到肿瘤血管减少和大量坏死。78%的肾功能得以保全。图E：案例3:58岁男性肾门肿瘤和对侧萎缩。图F：帕唑帕尼使用后，肿瘤体积明显缩小。图G：卫星病灶和根除性肾脏切除手术。

（数据来源：《The Journal of urology》杂志，2015年）。

图16　帕唑帕尼使用前后CT扫描结果（彩图见彩插7）

发生。在 2015 年 ASCO 会议上，HAAS 等报道了靶向药物在局部进展性肾癌术后应用的结果。研究纳入了 1943 例根治性肾切除术患者，术后分别接受苏尼替尼、索拉菲尼或者安慰剂对照，观察靶向药物治疗对患者治疗的影响。结果发现靶向药物对患者的无疾病进展期和总体生存期均无显著改善。因此，局部进展性肾癌抗血管靶向药物术后治疗不能使患者生存获益。

（顾闻宇　整理）

35. 新一代 VEGF-R 多靶点酪氨酸激酶抑制剂阿昔替尼可以作为选择性晚期肾透明细胞癌患者的一线治疗

阿昔替尼是由辉瑞制药公司研发的新一代肾癌靶向治疗药物，属于 TKI 类靶向药物。2012 年获得美国 FDA 批准上市，用于晚期肾癌的治疗。在 2015 年 4 月获得中华人民共和国国家食品药品监督管理总局（CFDA）批准上市。阿昔替尼高选择性地抑制 VEGF-R1、VEGF-R2 和 VEGF-R3，并且抑制的效能达到了第一代 VEGF-R 抑制剂的 50 ～ 450 倍。同时，阿昔替尼非特异性地抑制其他生长因子的受体，例如在第一代 VEGF-R 抑制剂通常会抑制的 PDGFR、b-RAF、KIT 和 FLT-3 等受体，从而避免了治疗过程中严重毒副作用的产生。目前阿昔替尼主要用于晚期肾癌患者既往抗血管生成治疗药物（多靶点 TKI 或细胞因子治疗）失败的二线用药治疗。

在一项比较阿昔替尼和索拉菲尼在晚期肾癌二线用药的临床三期研究中，Motzer 等将接受过一线靶向药物治疗失败后的 RCC 患者随机分为 2 组，分别接受阿昔替尼 5mg，每天 2 次（361 例）和索拉菲尼 400mg，每天 2 次（362 例），评估阿昔替尼的安全性和有效性。结果发现阿昔替尼组中位总生存期为 20.1 个月（95% *CI* 16.7 ～ 23.4），和索拉菲尼组比较无统计学差异（*HR*=0.969，95% *CI* 0.800 ～ 1.174；one-sided *P*=0.3744）。而中位无疾病进展期在阿昔替尼组为 8.3 个月，显著高于索拉菲尼（*HR*=0.656，95% *CI* 0.552 ～ 0.779；one-sided *P* ＜ 0.0001）。三级以上治疗相关不良反应在有记录的 359 例阿昔替尼组患者中分别为高血压 60 例（17%）、腹泻 40 例（11%）和疲劳 37 例 10%；而在 355 例索拉菲尼组患者中分别为手足综合征 61 例（17%）、高血压 43（12%）和腹泻 27 例（8%）。阿昔替尼组和索拉菲尼组中舒张压＞ 90mmHg 的晚期肾癌患者中位总生存期均显著低于舒张压＜ 90mmHg 的患者。尽管两组靶向药物在患者总体生存期上无统计学差异，但阿昔替尼与索拉菲尼相比显著提高了患者的无疾病进展期。

目前有两项研究评估阿昔替尼在晚期肾癌一线治疗中的作用。Rini 等评价了阿昔替尼剂量递增方案（7mg，每天 2 次，在耐受的情况下逐渐增加到 10mg，每天 2 次）作为晚期肾癌患者一线治疗中的安全性和有效性。实验纳入了 112 例晚期肾癌患者，随机分为阿昔替尼剂量递增组（56 例）和对照组（56 例）。根据实体瘤评价标准结果发现阿昔替尼剂量递增组显著提高了肿瘤的客观有效率，提示了阿昔替尼剂量递增方案可以有选择性地作为晚期转移性肾癌的治疗选择。Hutson 等进一步比较了阿昔替尼、索拉菲尼在晚期肾癌患者一线治疗中的作用，研究分别纳入患者后随机分组接受 5mg，每天 2 次阿昔替尼和 400mg，每天 2 次索拉菲尼，结果发现阿昔替尼中位无疾病进展期为 10.1 个月（95% *CI* 7.2 ～ 12.1），与索拉菲尼组相比（6.5 个月，95% *CI* 4.7 ～ 8.3）无统计学差异（stratified *HR*=0.77，95%*CI* 0.56 ～ 1.05），如图 17 所示。上述结果提示阿昔替尼在肾癌患者一线治疗中与索拉菲尼相比没有显著提高患者的无疾病进展期。因此，目前推荐阿昔替尼作为细胞因子或一线靶向药物治疗失败后的晚期 RCC 治疗二线用药，并且在选择性晚期肾透明细胞癌患者对其他药物不耐受或不良反应可能较大的患者中作为一线治疗用药。

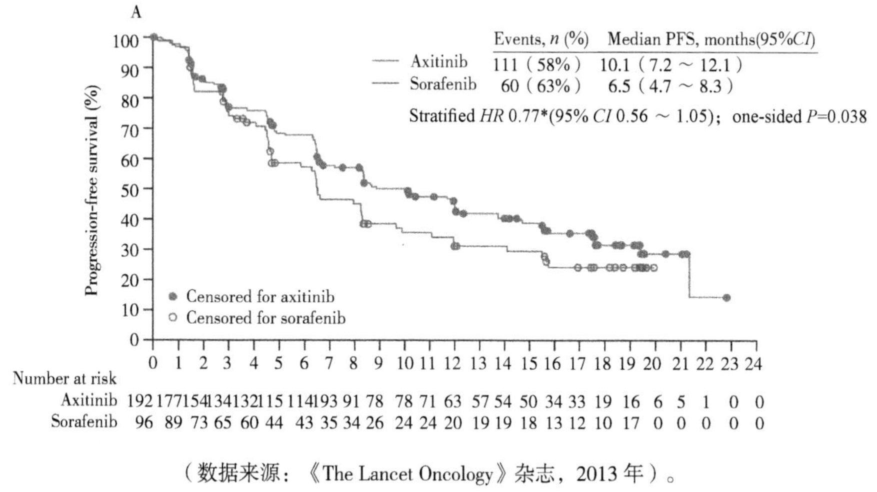

（数据来源：《The Lancet Oncology》杂志，2013 年）。

图 17 Kaplan-Meier 意向治疗人群的无进展生存期分析（彩图见彩插 8）

（顾闻宇 整理）

36. 乐伐替尼联合依维莫司为晚期肾癌患者带来新的希望

日本卫才公司研制的乐伐替尼是一种新型口服的 TK。在 2015 年，美国 FDA 批准其上市，用于转移性、复发性、放射性碘（^{131}I）难治性分化型甲状腺癌的治疗。乐伐替尼不但可以抑制血管内皮生长因子受体 VEGF-R1、VEGF-R2 和 VEGF-R3，而且具有抑制纤维细胞生长因子受体（FGFR）、血小板衍生生长因子受体 α（Platelet-derived growth factor receptors α，PDGF-Rα）和 KIT 等多种与肿瘤血管新生、肿瘤细胞增殖和维持肿瘤细胞正常周期相关的生长因子受体。部分实体性恶性肿瘤的临床 I 期和 II 期实验证实，乐伐替尼的治疗是安全和有效的。

晚期转移性肾癌的治疗方式主要为依维莫司等靶向药物，但是存在疗效欠佳，患者有效期短暂，以及最终出现耐受等问题。目前认为，肾细胞癌可以通过信号通路补偿机制来弥补靶向药物的抑制作用，包括上调 HIF-1 和激活 mTOR 信号通路。因此理论上同时阻断 VEGF 和 mTOR 这两头的信号通路，可以有效防止单一用药过程中出现的耐药问题，进一步提高晚期转移性肾癌患者治疗的疗效。在乐伐替尼联合依维莫司治疗晚期转移性肾癌的 1 期临床试验中，Molina 等评价了联合用药的安全性、最大耐受剂量和抗肿瘤的效果。其研究纳入了 20 例晚期或转移肾癌患者，分为三组。治疗方案分别为乐伐替尼 12mg/d、18mg/d 和 24mg/d 联合依维莫司 5mg/d，28 天为一周期。结果发现联合

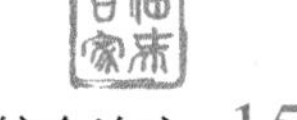

用药的药物最大耐受方案为乐伐替尼 18mg + 依维莫司 5mg，联合用药相关的急性不良反应疲劳和肠道黏膜炎症的发生率分别为 60% 和 50%，蛋白尿、腹泻、呕吐、高血压和恶心的发生率均为 40%。最低剂量组和最大药物耐受组中，疾病稳定和部分有效的患者分别达到 6 例（33%）和 9 例（45%）。结果提示了乐伐替尼 18mg + 依维莫司 5mg 治疗方案在晚期肾癌患者的治疗中是安全的。

在临床 2 期研究中，Motzer 等从 5 个国家、37 个中心收集了 153 例接受单一 VEGF 靶向药物治疗后进展的晚期或转移性肾癌患者，按 1 ∶ 1 ∶ 1 的比例随机分组接受乐伐替尼 24mg/d、依维莫司 10mg/d，乐伐替尼 18mg/d + 依维莫司 5mg/d 的治疗方案，观察患者 PFS 的改善情况。结果发现联合用药组晚期肾癌患者的 PFS 显著高于单用依维莫司组患者，其中位 PFS：14.6 个月（95% *CI* 5.9 ～ 20.1 月）*vs.* 5.5 个月（95% *CI* 3.5 ～ 7.1），（*HR*=0.40，95% *CI* 0.24 ～ 0.68；*P*=0.0005），而与单用乐伐替尼组相比患者 PFS 无差异（*P*=0.12）。进一步统计发现，单用乐伐替尼组患者 PFS 显著高于单用依维莫司组患者（*HR*=0.61，95% *CI* 0.38 ～ 0.98；*P*=0.048，图 18）。在单用依维莫司、单用乐伐替尼和联合用药组中，3 ～ 4 级不良反应发生率分别为 50%、79% 和 71%，并且其中最常见的分别为贫血（12%）、蛋白尿（19%）和腹泻（20%）。并在 2015 年 ASCO 会议上，Motzer 等报道了发现乐伐替尼联合依维莫司用药组的总体生存期显著高于单用依维莫司组（*HR* 0.55，95% *CI* 0.30 ～ 1.01；*P* = 0.062）。因此，在前期接受单一靶向药物治疗后进展的晚期肾癌患者中，乐伐替尼联合依维莫司联合治疗可以显著提高患者的无疾病进展期和总体生存期，为晚期肾癌患者带来了新的希望。

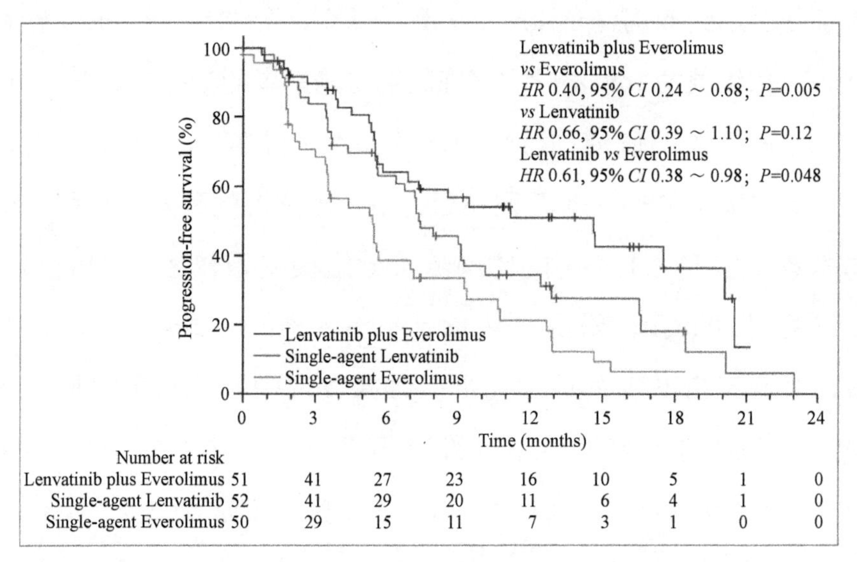

数据来源：《The Lancet Oncology》杂志，2015 年。

图 18　Kaplan-Meier 治疗人群无进展生存期分析（彩图见彩插 9）

（陈志国　整理）

37. 我国自主研发的一种多靶点 TKI——法米替尼治疗晚期肾癌的 Ⅱ 期临床试验研究进展

（1）关于法米替尼

受体酪氨酸激酶（receptor tyrosine kinase，RTK）家族是细胞表面的生长因子受体，参与细胞生长、分化以及迁移等许多

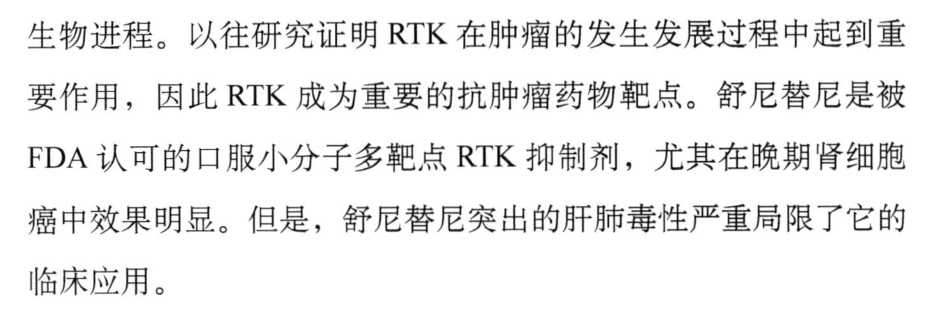

生物进程。以往研究证明 RTK 在肿瘤的发生发展过程中起到重要作用，因此 RTK 成为重要的抗肿瘤药物靶点。舒尼替尼是被 FDA 认可的口服小分子多靶点 RTK 抑制剂，尤其在晚期肾细胞癌中效果明显。但是，舒尼替尼突出的肝肺毒性严重局限了它的临床应用。

苹果酸法米替尼（Famitinib）是在舒尼替尼的基础上由我国的恒瑞医药自主研发的新型多靶点 TKI 类药物，目前处于Ⅲ期临床试验阶段。法米替尼具有抗增殖和抑制血管生成的双重抗肿瘤作用，靶点包括 c-Kit、VEGF-R2、VEGF-R3、PDGFR，FLT3 和 *Ret*。该药的研发旨在通过对舒尼替尼的结构进行修饰，得到一种更高效、低毒性的多靶点 TKI。细胞试验和动物实验证明，与舒尼替尼相比，法米替尼具有更高效的酪氨酸激酶抑制活性。法米替尼的Ⅰ期临床试验证明，法米替尼具有和舒尼替尼相似的抗肿瘤活性，但是法米替尼的治疗剂量要相对小很多。尽管法米替尼也表现出一定的肝毒性，但是它的发生率低很多。

（2）法米替尼的Ⅱ期临床试验研究进展

通过Ⅰ期临床试验，法米替尼显示出良好的抗肿瘤谱，尤其对晚期肾癌疗效突出。目前该药已经进入Ⅲ期临床试验，下面我们将对近几年法米替尼的Ⅱ期临床试验研究进行总结。

第二军医大学附属长征医院的刘冰等用法米替尼对 9 例转移性肾细胞癌进行治疗并随访。他们以 25mg/d 为起始治疗剂量，每日早餐前口服，42 天为一个周期。结果显示，9 例患者服药期间第三周期末有 6 例获部分缓解，2 例疾病稳定，只有 1 例疾病进展，客观缓解率达到 66.7%（6/9）。他们的中位随访时间 29 个月（15 ～ 40 个月），中位无进展生存时间 16.5 个月（4.5 ～ 38.0 个月）。他们观察到的不良反应主要是蛋白尿，其余与舒尼替尼相似。治疗过程中，有 6 例因不良反应减量或暂停服药，2 例因反复不可耐受的蛋白尿终止治疗（表 14）。

表 14　9 例转移性肾癌患者一般情况

年龄	性别	转移部位	C3 末疗效	出组原因	用药总时间（t/ 月）	后续抗肿瘤治疗	生存情况	PFS（t/ 月）	生存时间（t/ 月）
40	女	腹膜后软组织，第 5、第 6 胸椎	SD	SD/ 蛋白尿不耐受	12	无	死亡	缺失	29
67	男	右肺，主动脉弓旁淋巴结	PD	PD	4.5	无	死亡	4.5	18
68	男	腹膜后淋巴结，右肺，右肺门淋巴结	SD	PD	12	无	死亡	12	15
48	男	双肺	PR	PD	12	索拉非尼	SD	12	40
61	男	双肺	PR	PD	7.5	索拉非尼，放疗，白介素	死亡	7.5	18
59	男	腰大肌	PR	蛋白尿不耐受	21	无	CR	38	38

续表

年龄	性别	转移部位	C3 末疗效	出组原因	用药总时间（t/ 月）	后续抗肿瘤治疗	生存情况	PFS（t/ 月）	生存时间（t/ 月）
63	男	双肺	PR	PD	38	无	存活	38	38
62	男	双肺，左锁骨上窝淋巴结，肋骨，纵隔淋巴结	PR	PD	21	放疗，中医治疗	死亡	21	24
54	女	双肺	PR	PR/ 患者要求终止治疗	30	无	SD	37	37

注: C3: 第三周期, CR: 完全缓解: PR: 部分缓解; SD: 疾病稳定; PD: 疾病进展; PFS: 无进展生存时间。

Zhang Wen 等对 24 例转移性肾癌患者进行了法米替尼临床Ⅰ期和Ⅱ期试验，其中 17 个患者每天使用法米替尼 25mg，4 个患者每天使用 27mg，另外 3 个患者每天分别 13mg、20mg 和 30mg。结果 12 例（50%）得到部分缓解（PR），9 例病情稳定（SD），3 例病情仍然进展，没有得到控制。疾病控制率达到 87.5%。中位随访期为 17.6 个月，中位无病进展期达到 10.7 个月（95% *CI* 7.0 ～ 14.4），预估中位生存期（OS）达到 33.0 个月（95% *CI* 8.7 ～ 57.3）。主要并发症有高血压（54.1%）、手足综合征（45.8%）、腹泻（33.3%）、黏膜炎（29.2%）、中性粒细胞减少症（45.8%）、高脂血症（41.7%）、蛋白尿（41.7%）等。3 级和 4 级并发症的发生率相对较低，主要是高血压（12.5%）、手足综合征（4.2%）、高脂血症（4.2%）、蛋白尿（12.5%）等（表 15）。以上数据证明法米替尼可以在转移性肾癌患者的治疗过程中发挥重要作用，且其不良反应在可控范围内。高脂血症和蛋白尿是法米替尼长期治疗过程中的主要并发症，而蛋白尿是抗血管生成药物的常见并发症。

表 15　24 例患者发生并发症情况统计

不良反应	1 级（*n*）	2 级（*n*）	3 级（*n*）	4 级（*n*）	总数 [*n*（%）]
乏力	10	0	0	0	10（41.7）
手足综合征	5	5	1	0	11（45.8）
高血压	1	9	2	1	13（54.1）
黏膜炎	1	6	0	0	7（29.2）
纳差	3	1	0	0	4（16.7）
恶心	3	0	0	0	3（12.5）
呕吐	3	0	0	0	3（12.5）
腹泻	3	5	0	0	8（33.3）
头痛 / 头晕	3	0	0	0	3（12.5）
皮肤潮红	2	0	0	0	2（8.3）
水肿	4	0	0	0	4（16.7）
牙龈出血	2	0	0	0	2（8.3）
牙龈肿痛	3	0	0	0	3（12.5）

综上，法米替尼的临床Ⅱ期试验证明法米替尼在晚期肾癌，特别是转移性肾癌中表现出良好的抗肿瘤活性，其并发症是可控的，在未来的临床研究过程中应该着重注意高血压、高脂血症和蛋白尿等并发症。

（王龙圣　整理）

38. 努力使治疗最优化——肾癌靶向药物的选择策略

肾癌的 5 年总生存率非常低，广大临床工作者致力于延长患者的生存时间及改善患者的生活质量。除了外科手术，对肾癌患者还可以采用放疗和化疗的治疗方式，但是肾癌对放疗、化疗均不敏感。细胞毒性药物目前仍是抗肿瘤药物的主体，但是存在对实体瘤疗效差、不良反应较大和易产生耐药性等问题。免疫治疗也是目前针对肿瘤比较热门的治疗方式，但是肾癌患者对免疫治疗反应效率低且毒性作用大。近年来，随着对肾癌发病机制的深入研究，针对肾癌发生发展过程中关键信号通路的一些分子，很多靶向治疗药物不断被开发出来，特别是以 VEGF、VEGF-R 等为靶点的肾癌治疗药物，如舒尼替尼、索拉非尼等已经在临床试验中显示出很好的疗效。目前，靶向药物治疗是转移性肾癌的主要治疗方法。

肾癌发生时，*VHL* 基因突变因而不能降解 HIF，导致 HIF

在细胞内大量聚积，引起 VEGF、表皮因子（EGF）等过度表达，激活受体酪氨酸激酶（PTK）并活化下游的信号传导蛋白分子 Ras，进而激活 Raf/MEK/ 细胞外调节蛋白激酶（extracellular regulated protein kinases，ERK）以及 PI3K/Akt/mTOR 信号通路，最终促进细胞增殖，刺激血管新生，促进肾肿瘤的生长和转移。综上，肾癌靶向治疗主要依赖于 VEGF 通路和（或）雷帕霉素靶蛋白（mTOR）通路。当前在临床运用的靶向药物主要分为三大类：第一类是 TKI，可抑制 VEGF-R 和血小板衍生生长因子受体（PDGFR）从而影响肿瘤血管形成；第二类是 mTOR 抑制剂，通过抑制肿瘤细胞转导通路上的 mTORC1 而达到促进肿瘤细胞凋亡、抑制肿瘤细胞分裂的作用，但是对新生血管的抑制作用较弱；第三类是 VEGF 的单克隆抗体，能阻断肿瘤血管的形成，显著抑制原发瘤生长和转移。

2015 年，NCCN 肾癌治疗指南一线治疗药物中包括 6 种靶向治疗药物：索拉非尼、舒尼替尼、替西罗莫司、贝伐单抗、帕唑帕尼和阿西替尼，下面我们详细介绍一下它们。

（1）索拉非尼

2005 年 12 月，FDA 正式批准索拉非尼用于治疗晚期肾癌，索拉非尼成为最早的肾癌靶向治疗药物，自此晚期肾癌的治疗进入了靶向治疗的新时代。索拉非尼作为一种口服多靶点酪氨酸激酶抑制剂，可阻断 VEGF-R1 ～ VEGF-R3、PDGF-Rβ、FLT3、c-Kit 等多种受体，而且还可以抑制 Raf 下游的丝氨酸、苏氨酸激酶活性，阻断 MAPK 通路，既能抑制肿瘤细胞增殖，又能抑制肿瘤新生血管发生。索拉非尼进入中国市场 10 年来，显示出对晚期肾癌具有良好的疗效，大部分不良反应可以耐受。Fukudo 等研究了在日本患者中应用索拉非尼的肾细胞癌患者的毒性反应，结果显示手足皮肤反应是最常见的，达到 76%，其他不良反应还有肝转氨酶、胰淀粉酶升高、高胆红素血症、血小板减少等。黄涛等研究了索拉非尼治疗晚期肾癌的效果和不良反应，证实索拉非尼治疗晚期肾癌安全有效，联合干扰素治疗可显著提高治疗效果，而不良反应率并无增加。

（2）舒尼替尼

舒尼替尼又名索坦，是继索拉非尼之后又一治疗晚期肾癌的靶向药物。舒尼替尼可以抑制 VEGF-R2、PDGF-Rβ 等受体酪氨酸激酶从而抑制肿瘤血管形成。2008 年美国临床肿瘤学会（ASCO）指出舒尼替尼可明显延长晚期肾癌的总生存期（OS），推荐舒尼替尼为 1 类证据一线治疗复发或无法切除的Ⅳ期肾癌，对于非透明细胞为主型推荐为 2A 类证据。在 NCCN 指南中，舒尼替尼被作为 1 类证据推荐。欧洲泌尿外科协会（EAU）将舒尼替尼推荐为低、中危转移性肾癌患者的一线治疗方案。与索拉非尼相比，舒尼替尼所引起的手足综合征、疲乏、腹泻等不良反应较为轻微（图 19）。

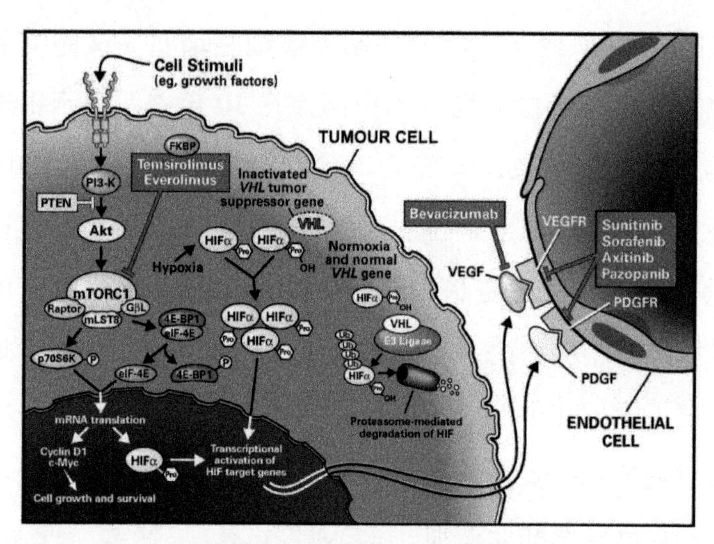

图 19 肾癌靶向药物作用机制（彩图见彩插 10）

（3）替西罗莫司

不同于索拉非尼和舒尼替尼，替西罗莫司是一种 mTOR 抑制剂，通过抑制 mTOR 信号通路发挥抑癌作用。替西罗莫司于 2007 年被 FDA 批准用于高危转移性肾癌的一线治疗。NCCN 将其作为 1 类证据推荐。大量临床研究证明替西罗莫司可以有效延长患者的生存期。替西罗莫司也会产生一定的不良反应，如大部分患者会出现斑丘疹和恶心症状等，还会出现更严重的高糖血症、低磷酸血症和贫血等。

（4）贝伐单抗

贝伐单抗是 VEGF 的重组人源化单克隆抗体。贝伐单抗可以选择性结合 VEGF-A，减少细胞质 VEGF，从而抑制血管新生，达到靶向治疗的目的。Ⅲ期临床试验显示贝伐单抗联合干扰素 -α（IFN-α）较单药治疗具有更好的 PFS 和 OS。2011 年 NCCN 将贝伐单抗联合干扰素作为2A类证据推荐用于复发或无法手术的Ⅳ期透明细胞为主型肾癌的一线治疗。贝伐单抗的并发症主要有高血压和蛋白尿等。

（5）帕唑帕尼：帕唑帕尼靶向治疗肾癌的原理和舒尼替尼以及索拉非尼相似，它可以通过阻断 VEGF-R、PDGFR 通路以及 c-Kit 在内的多种受体酪氨酸激酶达到抑癌的作用。不同的是，帕唑帕尼的作用谱更窄。一项开放性国际多中心Ⅲ期临床试验验证了帕唑帕尼的疗效与安全性。2011 年 NCCN 肾癌治疗指南将帕唑帕尼作为 1 类证据推荐用于复发或无法手术的Ⅳ期透明细胞为主型肾癌的一线治疗。最新的 2015 版 NCCN 指南将帕唑帕尼列为肾癌后续治疗药物（图 20）。帕唑帕尼的主要不良反应包括疲乏、转氨酶升高、腹泻、甲状腺功能减低、恶心或呕吐等。

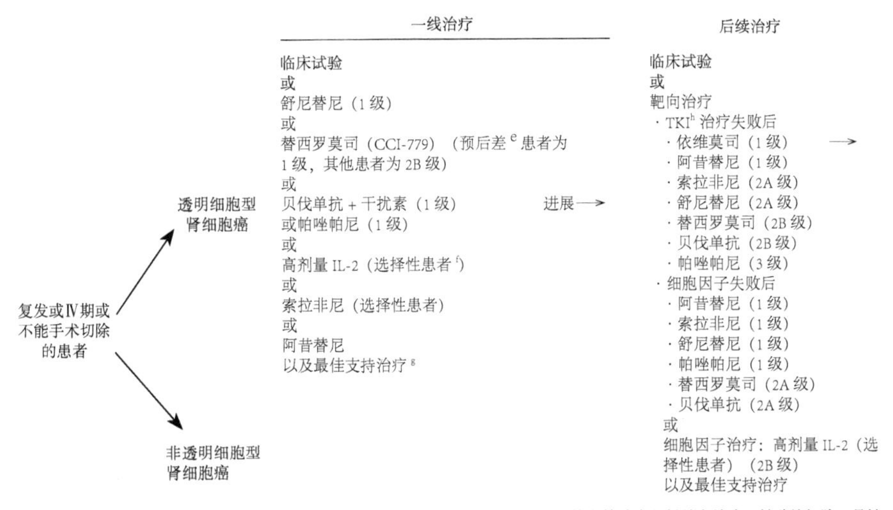

注：e：预后差患者：≥3项高危因素；f：一般情况良好，各脏器功能正常；g：最佳支持治疗包括姑息放疗，转移灶切除，骨转移应用双磷酸盐或RANK配体抑制等；h：当前酪氨酸激酶抑制剂（TKI）是指：阿昔替尼、索拉非尼、舒尼替尼、帕唑帕尼。

图 20　2015 版 NCCN 晚期肾癌治疗指南

（6）阿西替尼：阿西替尼是一种 VEGF-R、PDGFR、c-Kit 抑制剂，之前一直作为转移性肾癌的二线药物。与索拉非尼(400mg，每日 2 次）相比，透明细胞为主型肾癌患者以阿西替尼(5mg，每日 2 次）作为二线治疗，可以获得很好的反应率和更长的 PFS。2015 年 NCCN 将其列为透明细胞为主型肾癌的一线治疗药物。为了验证把阿西替尼列为肾癌一线药物的合理性，一个随机的Ⅲ期临床试验证实阿西替尼组的 PFS 要长于索拉非尼组(10.1 个月 *vs.* 6.5 个月)，而且阿西替尼组的不良反应要相对平缓一些。虽然两组的 PFS 没有统计学差异，这一结果已经充分证明阿西替尼被列为一线治疗药物，其具有一定的临床活性，且并发症可以接受。

39. 中国晚期肾癌靶向治疗不良反应管理专家共识

靶向治疗是晚期肾癌患者的主要治疗手段，但是也存在上面我们提到的诸多不良反应。中国晚期肾癌靶向治疗不良反应管理专家共识专家组针对这些不良反应达成以下共识（表 16 ～表 20)。

表 16　晚期肾癌靶向治疗不良反应治疗原则

治疗开始前	治疗开始后
1. 基线共存病评估和干预全面评估患者是否具有某些危险因素，权衡治疗的利弊，确立个体化的治疗方案 2. 控制合并存在的其他病症 3. 伴随的对症治疗	1. 密切的患者监测和处理 2. NCI-CTCAE 标准评估 患者生活质量报告等 3. 密切监测患者并提供快速且有效的支持护理，以将不良反应的风险及严重程度降至最低
患者教育	快速的不良反应管理

续表

治疗开始前	治疗开始后
1. 患者需全面了解所患疾病以及治疗情况（对患者进行关于潜在的不良反应的教育） 2. 患者心理教育	1. 标准医学干预（常规不良反应） 2. 如果需要，考虑剂量调整或中断 3. MDT 模式下积极处理复杂不良反应 4. 在打算变更药物时，临床医师和患者应当权衡潜在的生存期获益

表 17　高血压的处理原则和策略

血压监测	1. 基线测血压 2. 有高血压史者密切监测血压变化 3. 治疗期间常规监测血压 4. 建议患者在家中监测血压
控制目标	1. 治疗期间控制在 140/90mmHg，65 岁或以上老年患者可适当放宽标准 2. 治疗期间若收缩压 >200mmHg 或舒张压 >110mmHg 时立即停药
药物控制	1. 最好选用 ACEI 或 ARB 类药物，如患者合并基础高血压，可以考虑 ACEI/ARB 类药物联合利尿剂 2. 避免选用 CYP3A4 代谢通路的钙离子拮抗剂，以免与 TKI 类药物间相互作用
患者教育	1. 告知血压升高风险，血压监测和记录 2. 可能有头痛、头晕眼花、心悸或晕厥，也可能没有症状 3. 服用靶向药物期间患者应告知医生同时使用的其他药物

表 18　疲劳和乏力的处理原则和策略

严重程度分级	临床特征描述	剂量调整建议
1	轻度乏力	无需调整
2	中度乏力，部分日常活动受限	无需调整
3	重度乏力，明显妨碍日常活动	减量或停药：由较低剂量重启治疗
4	危及生命	减量或停药：由较低剂量重启治疗

表 19　主要胃肠道症状和处理原则

严重程度分级	临床特征描述：恶心	临床特征描述：呕吐	处理原则
1	食欲下降，饮食习惯无改变	24 小时内发生 1 次	无需调整剂量
2	摄入量减少；体重无明显下降；无脱水或营养不良；静脉补液时间＜ 24 小时	24 小时内发生 2 ～ 5 次；静脉补液时间＜ 24 小时	无需调整剂量
3	营养不良或脱水；静脉营养、补液时间≤ 24 小时	24 小时内发生≥ 6 次；静脉营养、补液时间≥ 24 小时	症状控制不佳时考虑减量或停药
4	危及生命	危及生命	症状控制不佳时考虑减量或停药

表 20　中性粒细胞减少症的处理原则

注意监测和报告感染征象（如体温＞ 38℃）
3 度中性粒细胞减少无需减少靶向药物用量
3 ～ 4 度中性粒细胞减少伴发发热或感染应停药，直至中性粒细胞减少恢复至 1 度以下或基线水平，随后剂量减少 12.5mg 后重新开始治疗
若白细胞减少 2 度及以上给予升白细胞药物，皮下注射，每日一次，直至白细胞升至正常

（王龙圣　整理）

40. 寻求新的分子标志物可以进一步提高肾癌预后评估的准确率

（1）寻找肾癌特异性肿瘤标志物的必要性

大约 1/3 的肾癌患者在最初诊断时就发生了远处转移，且剩余患者中有一半会在疾病发展过程中发生远处转移，临床期望尽快找到用于肾癌诊断的肿瘤标志物。随着诊疗技术的不断提升，

续表

肾癌的早期诊断在临床工作中具有重要意义。肿瘤标志物不仅具有早期发现特定肿瘤的作用，而且还可以检测肿瘤复发与转移、判断疗效与预后等作用。目前，早期肾癌早期诊断尚缺乏特异性标志物，只能依靠 X 射线、B 超和 CT 等。目前用于肾癌诊断的肿瘤标志物很多，但是其特异性和灵敏性都有待提高。比如，红细胞沉降率（简称血沉）可以用来诊断恶性肿瘤，但血沉不是特异性诊断肾细胞癌的。同样，在肾癌治疗过程中也缺乏疗效评估的特异性标志物。因此，寻找肾癌相关的肿瘤标志物及疗效和预后相关的分子生物标志物是非常必要的。

（2）寻找肾癌特异性肿瘤标志物的进展

肿瘤标志物应该具有高度敏感性和高度特异性，肿瘤标志物检测方式应尽量低损伤，检测费用要合理。随着生物科技的发展，蛋白质组学和分子生物学方法已经被应用于检测尿液中特异性疾病相关蛋白和核酸。寻求找到尿液中的肾癌标志物是非常有必要的，因为尿液中含有大量小分子物质，包括从肾中直接脱落的多肽等。这些多肽等复合物可以直接反应肾的病理状态。毫无疑问，尿液检查具有很大的优势，另一个途径就是通过血液检测标志物（图 21）。近年来，肾癌相关的肿瘤标志物得到了一定的发展，在 DNA、RNA 和蛋白质水平涌现出来一些未来可期的标志物。WeronikaMajer 总结了 2009—2014 年肾透明细胞癌患者血液和尿液中表现比较突出的一些肿瘤相关标志物（表 21）。

近些年以来，肾癌患者的治疗选择变得越来越多，从手术到靶向治疗、免疫治疗等。未来肿瘤治疗主要的发展方向肯定是把肾癌特异性肿瘤标志物结合到临床实践中，以实现肾癌患者的个体化诊疗。单纯的活组织检查可能还不能完全了解患者肿瘤的发展情况，即使肾大部切除后活检也可能是不充分的，因为这都只能反映原发灶的情况，不能反映是否有远处转移以及转移灶的情况。特异性肿瘤标志物不仅可以反映出肿瘤原发灶情况，还可以告诉我们是否有转移情况。

相信随着免疫组学、蛋白质组学、基因组学等学科研究的广泛、深入地应用，在不久的将来，会出现理想的肾癌诊疗标志物。

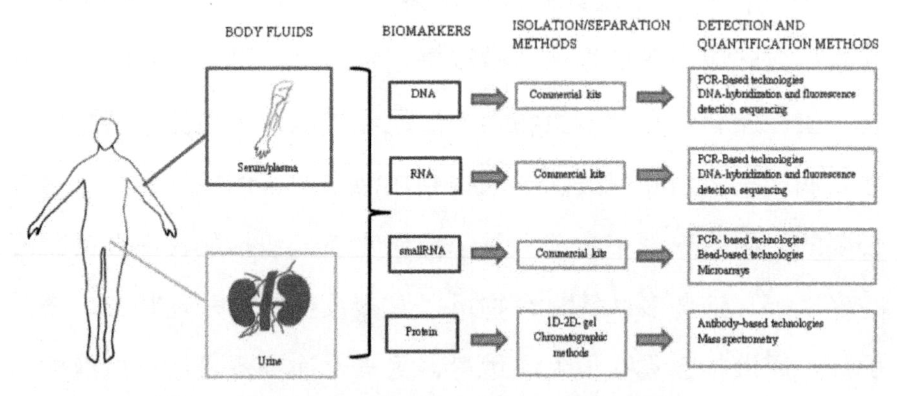

图 21　从体内获取标志物的途径解析（彩图见彩插 11）

表 21　存在于肾透明细胞癌患者血液、尿液中的肿瘤相关标志物

标志物	标志物来源	检测方法	调节功能	作用	临床应用	作者
cfDNA	血清	PCR	上调	未知	ccRNA 诊断	Coon JJ，et al.
cfDNA	血浆	RT PCR	上调	未知	识别 ccRNA 患者索拉非尼治疗过程中是否存在远处转移	Lee，et al.
cfDNA	血浆	RT PCR	上调	未知	肾切除术后 RCC 再发的诊断和检测	Gang，et al.
miRNA 187	血清	qPCR	下调	未知	CCRCC 诊断	Zhao
miRNA 210	血清	qPCR	上调	参与肿瘤发生机制	CCRCC 检测	Camps
miRNA 141	血清	qPCR	下调	未知	CCRCC 诊断	Cheng
miRNA 34a，miR21 和 miR224	血清	qPCR	上调	未知	CCRCC 诊断	Cheng
sIL-2R	血清	ELISA	上调	激活 T 细胞，调节免疫反应	CCRCC 检测	Masuda
sB7-H3	血清	ELISA	下调	抑制 T 细胞活动	CCRCC 检测	Masuda
20S 蛋白酶体	血清	双抗体夹心酶联免疫吸附试验	下调	蛋白下调	CCRCC 检测	De Martino

续表

标志物	标志物来源	检测方法	调节功能	作用	临床应用	作者
锌指蛋白	血清	MALDI TOF MS	上调	包含一段基序用来调节与一些分子诸如蛋白质、RNA、DNA 等的结合	CCRCC 诊断和检测	Yang
RNA 结合蛋白（RBPs）	血清	MALDI TOF MS	上调	和 RNA 结合，参与形成核糖核蛋白	CCRCC 诊断和检测	Yang
TUBB 蛋白	血清	MALDI TOF MS	上调	由微管组成	CCRCC 诊断和检测	Yang
B7x	血清	ELISA	上调	通过抑制 T 细胞聚集下调周围免疫反应	CCRCC 诊断和检测	Krambeck
小于 14kDa 的胶原蛋白片段	尿液	毛细管电泳和质谱分析	下调	活化血小板，参与与死亡皮肤细胞的代替和恢复密切相关的止血反应和血栓形成	CCRCC 诊断和检测	Chinello
来源于炎症蛋白和免疫蛋白的缩氨酸	尿液	毛细管电泳和质谱分析	下调	未知		Frantzi

续表

标志物	标志物来源	检测方法	调节功能	作用	临床应用	作者
参与凝血和血小板聚集的缩氨酸	尿液	毛细管电泳和质谱分析	上调	未知		Frantzi
来源于人体糖蛋白尿调节素的碎片（UMOD/THP）	尿液	毛细管电泳和质谱分析	上调	调节性蛋白，防止小管液代谢产物造成的感染和损伤，防止草酸钙结晶形成		Chinello
纤维蛋白原 α 链碎片	尿液	毛细管电泳和质谱分析	下调	参与止血反应、血小板聚集和损伤修复		Frantzi

（王龙圣　整理）

41. 对于晚期肾癌提倡多学科综合诊疗，以实现患者治疗获益最大化

现代医学分科越来越细，在肿瘤治疗的过程中，由于病情复杂，单一科室或者专业可能无法准确地诊断并制定合理的治疗方案。肿瘤没有完美的治疗方式，但多学科综合治疗模式（multidisciplinary team，MDT）是国际上公认最先进的治疗理念。10 年前，MDT 被引入中国并在全国各大医院得到广泛推广。通过 MDT，建立起外科、内科、病理科、放疗科、影像科等相关科室的有效沟通，通过多学科综合讨论，往往可以达成一个最合适的治疗方案。

肾癌是泌尿系统的常见肿瘤，早期以手术治疗为主，但是对于发展成局部进展期肾癌、转移性肾癌时，不但失去了手术的最佳时机，而且放疗、化疗也收效甚微，所以提倡多学科综合诊疗。近些年，国内外通过实践证明晚期肾癌，特别是转移性肾癌可以通过 MDT 获益。在 2015 年版的《中国晚期肾癌靶向治疗不良反应管理专家共识》中，专家们一致认为，临床医护人员应积极在 MDT 模式下提高对药物不良反应的管理效果。目前国内对 MDT 越来越重视，该管理模式对于靶向治疗的临床管理是非常重要的，有助于提高不良反应的处理水平，最大化增强靶向治疗的临床疗效。而且 MDT 可以提高患者的依从性，这对于疗效的提升至关重要，更有利于构建更加和谐的医患关系。

（王龙圣　整理）

参考文献

1.Stewart SB，Thompson RH，Psutka SP，et al. Evaluation of the National Comprehensive Cancer Network and American Urological Association renal cell carcinoma surveillance guidelines . J Clin Oncol，2014，32（36）：4059-65.

2.Gossage L，Murtaza M，Slatter AF，et al.Clinical and pathological impact of VHL，PBRM1，BAP1，SETD2，KDM6A，and JARID1c in clear cell renal cell carcinoma.Genes Chromosomes Cancer，2014，53（1）：38-51.

3.Ljungberg B，Bensalah K，Canfield S，et al.EAU guidelines on renal cell carcinoma: 2014 update.Eur Urol，2015，67（5）：913-924.

4.Chen Y，Sun Y，Rao Q，et al.Androgen receptor （AR） suppresses miRNA-145 to promote renal cell carcinoma （RCC） progression independent of VHL status.Oncotarget，2015，6（31）：31203-31215.

5.Choueiri TK，Escudier B，Powles T，et al.Cabozantinib versus Everolimus in Advanced Renal-Cell Carcinoma.N Engl J Med，2015，373（19）：1814-1823.

6.Stehle F，Leisz S，Schulz K，et al.VHL-dependent alterations in the secretome of renal cell carcinoma：Association with immune cell response？ Oncotarget，2015，6（41）：43420-43437.

7.Frew IJ，Moch H.A clearer view of the molecular complexity of clear cell renal cell carcinoma.Annu Rev Pathol，2015，10：263-289.

8.Chan JY，Choudhury Y，Tan MH.Doubling Down on mTOR Inhibition: Harnessing ZEBRA for Insights.Eur Urol，2016，69（3）：457-459.

9.Iacovelli R，Massari F，Albiges L，et al.Evidence and Clinical Relevance of

Tumor Flare in Patients Who Discontinue Tyrosine Kinase Inhibitors for Treatment of Metastatic Renal Cell Carcinoma.Eur Urol，2015，68（1）：154-160.

10.Motzer RJ，Escudier B，McDermott DF，et al.Nivolumab versus Everolimus in Advanced Renal-Cell Carcinoma.N Engl J Med，2015，373（19）：1803-1813.

11.Escudier B，Porta C，Bono P，et al.Randomized，controlled，double-blind，cross-over trial assessing treatment preference for pazopanib versus sunitinib in patients with metastatic renal cell carcinoma：PISCES Study.J Clin Oncol，2014，32（14）：1412-1418.

12.Leisz S，Schulz K，Erb S，et al.Distinct von Hippel-Lindau gene and hypoxia-regulated alterations in gene and protein expression patterns of renal cell carcinoma and their effects on metabolism.Oncotarget，2015，6（13）：11395-11406.

13.Zhai W，Sun Y，Jiang M，et al.Differential regulation of LncRNA-SARCC suppresses VHL-mutant RCC cell proliferation yet promotes VHL-normal RCC cell proliferation via modulating androgen receptor/HIF-2α/C-MYC axis under hypoxia. Oncogene，2016，35（37）：4866-4880.

14.Aboud OA，Senapedis W，Landesman Y，et al.Abstract 2644: Inhibition of PAK4 attenuates renal cell carcinoma（RCC）growth.Cancer Research，2015，75（15）：2644.

15.Iacovelli R，Massari F，Albiges L，et al.Evidence and Clinical Relevance of Tumor Flare in Patients Who Discontinue Tyrosine Kinase Inhibitors for Treatment of Metastatic Renal Cell Carcinoma.Eur Urol，2015，68（1）：154-160.

16.Han KS，Raven PA，Frees S，et al.Cellular Adaptation to VEGF-Targeted

Antiangiogenic Therapy Induces Evasive Resistance by Overproduction of Alternative Endothelial Cell Growth Factors in Renal Cell Carcinoma.Neoplasia，2015，17（11）：805-816.

17.Zhou L，Liu XD，Sun M，et al.Targeting MET and AXL overcomes resistance to sunitinib therapy in renal cell carcinoma.Oncogene，2016，35（21）：2687-2697.

18.Kanesvaran R，Tan MH.Targeted therapy for renal cell carcinoma: The next lap.J Carcinog，2014，13:3.

19.Capitanio U，Terrone C，Antonelli A，et al.Nephron-sparing techniques independently decrease the risk of cardiovascular events relative to radical nephrectomy in patients with a T1a-T1b renal mass and normal preoperative renal function.Eur Urol，2015，67（4）：683-689.

20.Kaushik D，Kim SP，Childs MA，et al.Overall survival and development of stage Ⅳ chronic kidney disease in patients undergoing partial and radical nephrectomy for benign renal tumors.Eur Urol，2013，64（4）：600-606.

21.Karam JA，Devine CE，Urbauer DL，et al. Phase 2 trial of neoadjuvant axitinib in patients with locally advanced nonmetastatic clear cell renal cell carcinoma. European Urology，2014，66（5）：874-880.

22.Rini BI，Plimack ER，Takagi T，et al. A Phase II Study of Pazopanib in Patients with Localized Renal Cell Carcinoma to Optimize Preservation of Renal Parenchyma.Journal of Urology，2015，194（2）：297-303.

23.Haas NB，Manola J，Flahertyet K，et al.Dose analysis of ASSURE（E2805）：Adjuvant sorafenib or sunitinib for unfavorable renal carcinoma，an ECOG-ACRINled，NCTN phase 3 trial.meeting.ascopubs.org，2015.

24.Oudard S，Vano Y. The role of rechallenge with targeted therapies in metastatic renal-cell carcinoma. Current Opinion in Urology，2015，25（5）：402-410.

25.Powles T，Staehler M，Ljungberg B，et al. Updated EAU Guidelines for Clear Cell Renal Cancer Patients Who Fail VEGF Targeted Therapy.European Urology，2015，69（1）：4-6.

26.Rini BI，Escudier B，Tomczak P，et al. Comparative effectiveness of axitinib versus sorafenib in advanced renal cell carcinoma （AXIS）：a randomised phase 3 trial. Lancet，2011，378（9807）:1931-1939.

27.Rini BI，Melichar B，Ueda T，et al. Axitinib with or without dose titration for first-line metastatic renal-cell carcinoma：a randomised double-blind phase 2 trial. Lancet Oncology，2013，14（12）：1233-1242.

28.Hutson TE，Lesovoy V，Al-Shukri S，et al.Axitinib versus sorafenib as first-line therapy in patients with metastatic renal-cell carcinoma：a randomised open-label phase 3 trial. Lancet Oncology，2013，14（13）：1287-1294.

29.Yeung KT，Cohen EE. Lenvatinib in Advanced，Radioactive Iodine-Refractory，Differentiated Thyroid Carcinoma.Clinical Cancer Research，2015，21（24）：5420-5426.

30.Boss DS，Glen H，Beijnen JH，et al.A phase I study of E7080，a multitargeted tyrosine kinase inhibitor，in patients with advanced solid tumours.Br J Cancer，2012，106（10）：1598-1604.

31.Schlumberger M，Jarzab B，Cabanillas ME，et al.A Phase II Trial of the

Multitargeted Tyrosine Kinase Inhibitor Lenvatinib （E7080） in Advanced Medullary Thyroid Cancer.Clin Cancer Res，2016，22（1）：44-53.

32.Molina AM，Hutson TE，Larkin J，et al.A phase 1b clinical trial of the multi-targeted tyrosine kinase inhibitor lenvatinib （E7080） in combination with everolimus for treatment of metastatic renal cell carcinoma （RCC）.Cancer Chemother Pharmacol，2014，73（1）：181-189.

33.Motzer RJ，Hutson TE，Glen H，et al. Lenvatinib，everolimus，and the combination in patients with metastatic renal cell carcinoma：a randomised，phase 2，open-label，multicentre trial.Lancet Oncology，2015，16（15）：1473-1482.

34.Motzer RJ，Hutson TE，Ren M，et al.Independent assessment of lenvatinib plus everolimus in patients with metastatic renal cell carcinoma.Lancet Oncol，2016，17（1）：e4-e5.

35.Xie C，Zhou J，Guo Z，et al.Metabolism and bioactivation of famitinib，a novel inhibitor of receptor tyrosine kinase，in cancer patients.Br J Pharmacol，2013，168（7）：1687-1706.

36. 周爱萍，张雯，常春晓，等 . 苹果酸法米替尼 I 期临床人体耐受性研究初步总结 . 中国新药杂志，2011，20（17）：1678-1690.

37. 刘冰，汪洋，吕晨，等 . 苹果酸法米替尼治疗转移性肾细胞癌的临床疗效观察（附 9 例报告）. 第二军医大学学报，2015，36（12）：1348-1351 .

38.Zhang W，Zhou AP，Qin Q，et al.Famitinib in metastatic renal cell carcinoma: a single center study.Chin Med J （Engl），2013，126（22）：4277-4281.

39.Tafreshi A，Thientosapol E，Liew MS，et al.Efficacy of sorafenib in advanced renal cell carcinoma independent of prior treatment，histology or prognostic group.Asia Pac J Clin Oncol，2014，10（1）：60-65.

40.Fukudo M，Ito T，Mizuno T，et al.Exposure-toxicity relationship of sorafenib in Japanese patients with renal cell carcinoma and hepatocellular carcinoma.Clin Pharmacokinet，2014，53（2）：185-196.

41. 黄涛，宋希双，张志伟，等 . 索拉非尼联合干扰素治疗晚期肾癌的临床效果分析 . 中华医学杂志，2013，93（24）：1903-1905.

42.Motzer RJ，Jonasch E，Agarwal N，et al.Kidney cancer，version 3.2015.J Natl Compr Canc Netw，2015，13（2）:151-159.

43.Vasudev NS，Selby PJ，Banks RE.Renal cancer biomarkers: the promise of personalized care.BMC Med，2012，10：112.

44. 中国肿瘤科相关专家小组（统称）中国晚期胃癌靶向治疗不良反应管理专家共识专家组 . 中国晚期肾癌靶向治疗不良反应管理专家共识（2015 年版）. 中国癌症杂志，2015，25（8）：561-565.

45.Majer W，Kluzek K，Bluyssen H，et al.Potential Approaches and Recent Advances in Biomarker Discovery in Clear-Cell Renal Cell Carcinoma.J Cancer，2015，6（11）：1105-1113.

免疫治疗迅速发展，是肾癌辅助治疗未来的方向

42. 肾癌免疫治疗发展迅猛

转移性肾癌由于其对放疗、化疗及激素疗法的敏感性均较差，治疗难度大，患者预后不佳。而在20世纪90年代，利用细胞因子的免疫治疗被提出并受到广泛研究，逐渐成为转移性肾癌的重要治疗手段。用于治疗转移性肾癌的主要的两种细胞因子是INF-α（interferon-α）和高剂量的IL-2（interleukin-2）。IL-2是细胞增殖分化的强力抑制剂，INF-α有抗血管形成作用，能够促进抗原表达以及树突状细胞成熟。1992年，高剂量的IL-2疗法就被美国FDA批准作为晚期肾癌推荐的一线治疗方法。根据一项关于高剂量IL-2的临床试验的报道数据，受试患者表现出了接近28%的客观缓解率。然而接受高剂量的IL-2治疗出现的治疗

相关毒性在一定程度上限制了 IL-2 的广泛使用。

而后随着以靶向 VEGF 通道药物和 mTOR 抑制剂为代表的靶点药物的研究、发展及应用，显著提高了免疫治疗的疗效，患者 PFS 得到较大的提高，而且具有更高安全性。自 21 世纪以来，美国 FDA 批准了一系列此类靶点药物，如索拉菲尼等靶向 VEGF 通道药物；替西罗莫司等 mTOR 抑制剂。这些靶点药物的推出，很大程度上改变了全球对于转移性肾癌的治疗标准。

然而，在接受高剂量 IL-2 治疗的患者中，7% ～ 12% 能够获益持续 10 年以上的疗效，与其相比，接受了靶向治疗的转移性肾癌，5 年生存期仅有 12%，其他大部分的患者出现了包括药物耐受、肿瘤复发等的疾病进展，其长期治疗效果和受益有待进一步研究和提高。目前研究者和临床医生也对这些药物的最优组合治疗进行了试验分析。

肿瘤的过继性细胞免疫治疗（Adoptive cellular immunotherapy，ACI）这一概念最早于 1995 年提出，它是指通过一定的手段将自体或异体免疫细胞在体外扩增后回输入患者体内，可直接杀伤肿瘤细胞或通过激发机体的免疫反应杀伤肿瘤细胞，从而达到抑制肿瘤的目的。目前，过继细胞治疗主要包括淋巴因子激活的杀伤细胞（lymphokine-activated killer cell，LAK cell）、肿瘤浸润淋巴细胞（ tumor-infiltrating lymphocytes，TIL）、细胞因子诱导的杀伤细胞（ cytokine-induced killer，CIK）及异基因干细胞移植（allogeneic stem cell transplantation，ASCT）等。LAK 细胞治疗为最早报道的应用于晚期肿瘤的治疗方式，但由于 LAK 体外扩增能力有限，故该技术临床运用并不广泛。TIL 是从肿瘤组织分离出来的具有抗肿瘤活性的淋巴细胞，国外研究表明 IL-2/TIL 治疗转移性肾癌的有效率明显优于单用 IL-2 或 IL2-/IFN。但 TIL 细胞扩增时间长，杀瘤谱小，因此，目前临床应用并不广泛。CIK 细胞主要是分离患者外周血单核细胞，通过多种细胞因子刺激后获得的一群异质细胞，较 LAK 和 TIL 具有更强的增殖活性和细胞毒活性，具有体外扩增迅速、抗瘤活性强、抗瘤谱广、不良反应弱等优点。

疫苗治疗相对于传统肿瘤治疗具有靶向性高、机体损害小等明显优势，因而目前运用较为广泛。它的主要治疗机制是通过激活抗肿瘤特异性或相关性抗原，激活患者自身的免疫系统，而达到控制肿瘤的目的。但目前疫苗治疗在肾癌方面的应用仍处于探索阶段，现进入临床评估的疫苗主要有遗传修饰肿瘤疫苗、DC 疫苗、自体肿瘤细胞疫苗及肽疫苗。在 2016 年的“陈嘉庚科学奖”获奖名单中，曹雪涛院士就是凭借《树突状细胞与免疫调控、免疫治疗的研究》获得“陈嘉庚科学奖”，相关树突状瘤疫苗已进入Ⅲ期临床试验阶段。

肿瘤免疫治疗研究的发展和深入，肿瘤与机体免疫系统的相互作用机制和免疫治疗效果不佳的原因逐步被发现并阐释。位于细胞毒性 T 淋巴细胞上的免疫检查点受体能够在与配体结合后阻断免疫激活信号，导致 T 细胞的无反应性和免疫抑制状态。目前研究者们通过靶向CTLA-4和PD-1这两个免疫抑制因子，削弱、阻断两者对T细胞的负性调控作用，增加免疫系统中活化T细胞的数量并提高T细胞的活性，从而增强机体对肿瘤的免疫能力，达到抗肿瘤的目的。在一项PD-1单克隆抗体的I期临床试验研究中，肾癌患者对治疗的客观有效率为27%。这一思路为通过进一步调节利用机体免疫系统治疗转移性肾癌患者提供了一种新的治疗方案。

免疫治疗自20世纪80年代问世到现在，短短几十年，目前已经发展为转移性肾癌的重要治疗方法，并发挥着不可替代的作用。近年来，随着人们对于机体免疫系统的认识不断深入，机制不断被阐明，许多新型免疫治疗药物被开发并应用于临床试验，免疫治疗对于转移性肾癌的疗效将得到进一步的增强，其在肾癌治疗中发挥的作用也将越来越重要。

（严佳胜　整理）

43. 常用的肾癌免疫治疗方法

（1）细胞因子

① INF-α：INF-α是一类由淋巴细胞和单核巨噬细胞在受细菌、病毒等刺激的情况下合成分泌的具有增强免疫力作用、抗肿瘤活性的细胞因子，也是一种作为重组基因细胞因子而被广泛研究并应用于临床的生物免疫治疗制剂。INF-α曾经被作为晚期肾

癌的重要治疗方法，有研究报道，在晚期肾癌患者中应用中、高剂量的 INF-α 能使患者有较大的生存收益，尤其是可以提高无进展生存率。2005 年一项关于晚期肾癌免疫治疗的 Meta 分析在对 4216 例病例分析后显示，INF-α 的应用能够使患者的总生存率延长 3.8 个月。然而，随着靶向治疗的出现和发展，INF-α 治疗在总体有效率和耐受性等方面要低于许多新药物，故其在晚期肾癌治疗中的地位有所下降，但仍是晚期肾癌患者的重要治疗手段。目前主要与贝伐单抗联合应用于患者，以期有较好的获益。同时，也常被用作晚期肾癌靶向治疗药物的随机临床试验的对照组用药。在《2014 年中国泌尿外科疾病诊断治疗指南》中也做了相关推荐，推荐分级达 A 级，推荐剂量为：INF-α 每次 9MIU，im 或 ih，3 次 / 周，共 12 周。

② IL-2：IL-2 通过激活多种免疫细胞、调节许多相关细胞因子分泌的方式发挥着重要的免疫抗肿瘤作用。早在 1992 年，高剂量的 IL-2 疗法就被美国 FDA 批准作为晚期肾癌推荐的一线治疗方法。有临床试验表明，晚期肾癌患者在接受高剂量 IL-2 治疗后具有持续性的疗效，其 3 年的完全反应率约为 7%。另有研究表明，接受治疗后患者的完全反应率和整体反应率分别为 5% 和 15%。由于高剂量 IL-2 疗法的有效剂量与其致死剂量较为接近，这种疗法也会带来许多药物毒性引起的并发症，如低血压、呼吸困难等。目前科研工作者和临床医生试图采用通过低剂量静脉给药和皮下注射的方式来减少并发症。但是，有研究表明，大

剂量静脉给药的治疗反应率要明显优于以上方法。在临床医师对患者的合理筛选和专业中心的良好管理下，高剂量的 IL-2 疗法目前仍被作为晚期肾癌的一线疗法向一般状况良好的患者予以推荐。

目前按照《2014 年中国泌尿外科疾病诊断治疗指南》所推荐的中国患者 IL-2 疗法剂量为：18MIU/d，ih，5d/W × 1 周；9MIU，q12h，d1 ～ d2；9MIU，qd，（d3 ～ d5） × 3 周，休 1 周后重复。

③免疫检查点阻断剂 CTLA-4：CTLA-4（cytotoxic T lymphocyte-associated antigen-4）又名为 CD152，是 T 细胞上的一种跨膜检查点受体，通过与其同源的 CD28 竞争绑定结合 B7 蛋白受体，发挥其阻断 CD28 的共刺激作用，抑制 T 细胞的增殖和功能的发挥，从而降低免疫系统 T 细胞的免疫应答。由此，研究人员将 CTLA-4 抑制剂作为提高免疫系统对肿瘤应答能力的突破口。

一项关于 CTLA-4 阻断抗体的 Ⅱ 期临床研究报道，在高剂量组中，治疗对 12.5%（5/40）的受试者有效，高于低剂量组的 4.8%（1/21）的有效率。并且在自身免疫性事件和肿瘤消退之间观察到了显著的相关性。然而，在另一项对晚期肾癌患者进行 CTLA-4 抗体联合舒尼替尼治疗的 Ⅰ 期临床研究中，虽有 43%（9/21，95% *CI* 0.22 ～ 0.66）的患者达到部分缓解，但是在试验过程中出现了急性肾毒性，故其临床应用的安全性仍有待进一步的考证和研究。

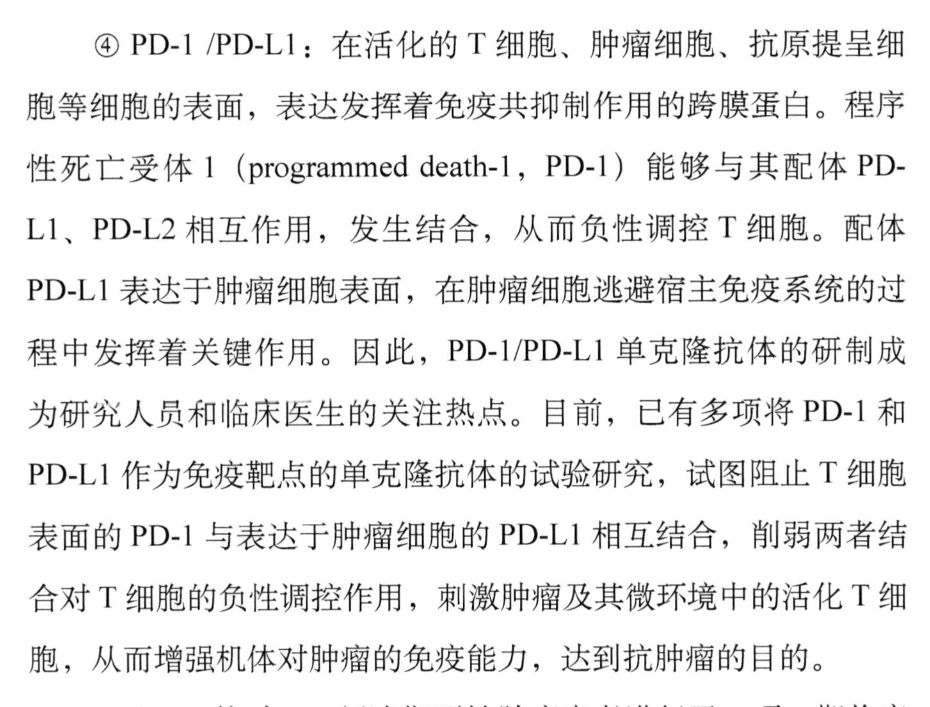

④ PD-1 /PD-L1：在活化的 T 细胞、肿瘤细胞、抗原提呈细胞等细胞的表面，表达发挥着免疫共抑制作用的跨膜蛋白。程序性死亡受体 1（programmed death-1，PD-1）能够与其配体 PD-L1、PD-L2 相互作用，发生结合，从而负性调控 T 细胞。配体 PD-L1 表达于肿瘤细胞表面，在肿瘤细胞逃避宿主免疫系统的过程中发挥着关键作用。因此，PD-1/PD-L1 单克隆抗体的研制成为研究人员和临床医生的关注热点。目前，已有多项将 PD-1 和 PD-L1 作为免疫靶点的单克隆抗体的试验研究，试图阻止 T 细胞表面的 PD-1 与表达于肿瘤细胞的 PD-L1 相互结合，削弱两者结合对 T 细胞的负性调控作用，刺激肿瘤及其微环境中的活化 T 细胞，从而增强机体对肿瘤的免疫能力，达到抗肿瘤的目的。

Brahmer 等对 207 例晚期恶性肿瘤患者进行了一项 I 期临床试验研究，并将该研究成果发表于《新英格兰医学》杂志（The New England Journal of Medicine）。试验中患者的治疗持续时间中位数为 12 周，在受试的 17 例晚期肾癌患者中，客观有效率为 12%（2/7，95% *CI* 2 ～ 36），2 例有效患者的反应持续时间分别为 4 个月和 17 个月；在 17 例患者中，疾病持续稳定超过 24 周的患者达到 41%（95%*CI* 18 ～ 67），在 24 周时疾病无进展生存率为 53%（95% *CI* 29 ～ 77）。在总体试验人群中，9% 的患者发生了确定为治疗相关的 3 级和 4 级并发症，主要的不良事件是疲劳、腹泻、关节痛、皮疹、头痛等。在 Topalian 等的研究中，也获得了同样的研究结果，肾癌患者对治疗的客观有效率为 27%。

以上数据证明 PD-1 /PD-L1 单克隆抗体可以在晚期肾癌患者的治疗过程中发挥重要作用，且其不良反应在可控范围内，具有较良好的应用前景。

（2）过继细胞治疗

肿瘤的过继性细胞免疫治疗（Adoptive cellular immunotherapy，ACI）这一概念最早是由 Mitchison 于 1995 年提出的，它是指通过一定的手段将自体或异体免疫细胞在体外扩增后回输入患者体内，可直接杀伤肿瘤细胞或通过激发机体的免疫反应杀伤肿瘤细胞，从而达到抑制肿瘤的目的。现阶段，转移性肾癌过继细胞治疗的主要方向研究有 LAK 细胞（ lymphokine activated killer，LAK）、肿瘤浸润淋巴细胞（ tumor-infiltrating lymphocytes，TIL）、细胞因子诱导的杀伤细胞（ cytokine-induced killer，CIK）及异基因干细胞移植（ allogeneic stem cell transplantation，ASCT）等。

① LAK 细胞：主要为体外经大剂量 IL-2 激活的 T 细胞、NK 细胞、NKT 细胞的混合物。LAK 治疗最早于 1985 年被报道应用于晚期肿瘤患者的治疗。但由于大剂量 IL-2 使用毒性较大，且 LAK 体外扩增能力有限，故该技术临床运用并不广泛。对于转移性肾癌，临床实验研究表明，虽然早期 LAK 治疗有一定的临床反应率，但在长期随访中发现，LAK 细胞联合 IL-2 治疗与单用 IL-2 治疗临床反应率及生存率均无明显改善，故目前 LAK 细胞治疗已逐渐退出肿瘤治疗的舞台。

② TIL 细胞：是从肿瘤组织分离具有抗肿瘤活性的淋巴细胞，体外经 IL- 2 培养增殖，再重新输入患者体内的细胞疗法。早在 1996 年，就有国外研究表明 IL-2/TIL 治疗转移性肾癌的有效率为 31%，明显优于单用 IL-2 或 IL2-/IFN，但其疗效与患者的基础免疫状态相关。但 TIL 细胞治疗的局限性在于其体外培养成功率并非 100%，且扩增时间长，杀瘤谱小，因此，目前临床应用并不广泛。

③ CIK 细胞：CIK 是分离患者外周血单核细胞，在体外经 γ-干扰素（interferon- γ）、IL-2、CD3 单克隆抗体等多种细胞因子刺激后获得的一群异质细胞，其主要效应细胞为 T 细胞表面的特征性标志：T 细胞（抗原）受体（T cell receptor，TCR）的 V 区（Vα、Vβ），以及 CD（$CD3^+$、$CD56^+$）和 NK-T 细胞；较 LAK 和 TIL 具有更强的增殖活性和细胞毒活性，具有体外扩增迅速、抗瘤活性强、抗瘤谱广、不良反应弱等优点。1999 年最先有文献报道 CIK 用于临床肿瘤的治疗。早期有研究表明，将经过体外诱导后的 CIK 细胞给患者回输治疗并进行随访，发现肾癌患者 2 年生存期约为 73%，并未出现明显的毒副作用。此外，CIK 治疗可调节肾癌患者体内紊乱的 T 细胞亚群比例，提高机体对肿瘤的抵抗能力，改善预后。树突状细胞（dendritic cells，DC）因具有强大的抗原提呈性，能有效激活和诱导初始细胞的活化，引发机体的免疫应答和免疫耐受，在肿瘤的免疫治疗中发挥举足轻重的作用。新近研究表明，DC-CIK 联合化疗不仅显著提高了 DC 的功

能，而且提高了 CIK 的细胞毒作用，显著提高 CIK 的杀伤活性和增殖。随着研究的深入，CIK 治疗应用日趋广泛及成熟。

④疫苗治疗：疫苗治疗虽然在肾肿瘤治疗中的应用时间较短，但目前运用日益广泛。它主要通过多种途径（如细胞疫苗、肽疫苗、载体疫苗）激活抗肿瘤特异性或相关性抗原，增强肿瘤抗原的识别，增加抗肿瘤应答的可能性，提高患者机体免疫力。目前针对肾癌治疗进入临床评估的疫苗，包括遗传修饰肿瘤疫苗、DC 疫苗、自体肿瘤细胞疫苗及肽疫苗，但如何合理使用疫苗以及疫苗适应人群仍待进一步研究及探讨。

（严佳胜　整理）

44. 肾癌免疫逃逸对免疫治疗疗效影响巨大

虽然目前免疫治疗迅速成为肾细胞癌临床研究的热点，但是由于以下原因，肿瘤细胞对免疫治疗产生耐受而疗效欠佳。因此，克服肾癌免疫逃逸成为提高肾细胞癌免疫治疗效果的重要策略。

肾细胞癌细胞可通过多种途径逃避机体的免疫监视，包括肿瘤抗原的丢失、HLA 分子的下调和分泌多种免疫抑制因子等。

（1）肿瘤细胞特异抗原表达下降及变异造成肿瘤免疫原性减弱

由于肿瘤相关抗原往往在肾细胞癌细胞和正常细胞同时表达，导致机体免疫系统不能对携带自身抗原的肿瘤细胞进行有

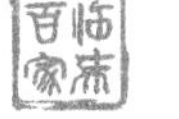

效识别而不能产生有效的免疫反应。在肾细胞癌细胞的进化过程中，可出现I类人类白细胞抗原（human leucocyte antigen，HLA-I）的表达降低或者缺失，导致其不能被树突状细胞有效识别。研究发现主要组织相容性抗原（major histocompatibility complex，MHC-1）表达产物HLA-I的下降程度与肿瘤恶性程度、转移风险及预后险恶呈正相关。MHC-1表达的变化影响着肿瘤免疫治疗的疗效。对免疫治疗敏感的肿瘤患者来说，经过肿瘤免疫治疗之后，肿瘤细胞MHC-I表达较治疗前有所增加；对肿瘤免疫治疗耐受的患者来说，肿瘤细胞的MHC-1表达依然很低。肿瘤细胞疫苗即是由各种肿瘤抗原成分和免疫佐剂组成，其目的是增强肿瘤细胞的免疫原性。各种免疫佐剂可能在未来的肿瘤疫苗设计中具有重要地位，如能结合药物缓释和控释技术将进一步增强肿瘤抗原的释放效率，最终达到高效、持久激活免疫反应的目的。

（2）肾细胞癌细胞分泌免疫抑制因子，促进宿主免疫系统对肿瘤产生免疫耐受

肾细胞癌细胞可主动分泌免疫抑制因子如转化生长因子TGF-β、前列腺素E2、白介素10、环氧化物水解酶2、吲哚胺2，3-双加氧酶（indoleamine 2，3-dioxygenase，IDO）和Toll样受体等免疫抑制因子，这些因子可促进1类和2类T淋巴辅助细胞（Th1/Th2）的平衡向Th2漂移，影响DC细胞的抗原使其呈递和表达，下调T细胞黏附和共刺激分子的表达，降低效应T细胞的

活化和功能，诱导免疫耐受的发生。一旦明确其主要信号通路，予以阻断，则可逆转免疫逃逸的发生。例如，*IDO* 在肾细胞癌微环境的高表达一方面导致 T 细胞停滞于生长周期的 G1 期而生长停滞，另一方面促进色氨酸下游代谢产物（如犬尿素酸）水平升高，后者可直接溶解成熟 T 细胞或诱导其凋亡。而沉默肿瘤细胞 *IDO* 基因后可恢复 T 细胞特异性抗肿瘤的免疫应答能力。目前针对 IDO 信号通路的拮抗剂 1-MT 已经证实可逆转 IDO 诱导的免疫逃逸，为相关新药开发提供了证据。

（3）免疫衰老所致的肾细胞癌免疫治疗耐受

人体衰老的一项重要标志是免疫系统功能的不断下降，从而大大提高了对感染性疾病和肿瘤的易感性。临床研究发现肾细胞癌的发病随着年龄增长而提高也支持这种观点。最新研究发现调节性 T 细胞（regulatory T cell，Tregs）在诱导免疫衰老方面有重要的作用，Tregs 是 T 细胞的一个亚型，它可通过影响效应 T 细胞和树突状细胞的功能而控制机体 T 细胞的反应，而衰老 Tregs 可抑制效应 CD4 细胞的功能，降低 Th1 细胞因子如 IL-2 和 IFN 的表达，导致免疫衰老的发生。最近研究发现，从老年小鼠的骨髓、血液和淋巴器官中提取到一种发育不成熟的骨髓来源细胞，其表型和从进展性肿瘤中提取的骨髓来源抑制细胞相似，这类细胞的特点是其表面同时表达 Gr1 和 CD11b 分子（Gr1+CD11b+ 细胞）。它可通过一氧化氮依赖通路抑制 T 细胞的成熟和活化，并且诱导高水平的炎性因子表达。但目前尚无临床研究资料支持。

将来有望通过减少体内调节性 T 细胞或者 $Gr1^{+}CD11b^{+}$ 细胞的量或者影响其功能而达到阻断免疫衰老的作用，进而提高免疫治疗的疗效。

（严佳胜　整理）

45. 以 PD-1 单抗等免疫检查点抑制药物为代表的免疫治疗用于晚期肾癌的Ⅰ期、Ⅱ期临床研究证实了生存获益

肿瘤免疫治疗是目前肿瘤治疗领域的研究热点，在肿瘤的治疗过程中取得了显著的临床获益。PD-1 是目前备受关注的免疫抑制分子，它是一种免疫抑制性受体，由 Ishida 等于 1992 年在凋亡的 T 细胞杂交瘤中运用消减杂交技术首次获得。PD-1 主要表达在活化的 $CD4^{+}$ T 细胞、$CD8^{+}$T 细胞、B 细胞、树突状细胞、巨噬细胞等细胞上。PD-1 属于 CD28/CTLA-4 家族，它提供一个免疫受体酪氨酸转换模体（immune receptor tyrosine-based switch motif，ITSM）和一个免疫受体酪氨酸抑制模体（immune receptor tyrosine-based inhibitory motif，ITIM），能够聚集抗 Src 同源酪氨酸磷酸酶（Src homology phospho tyrosyl phosphatase1，Shp1）和 Src 同源酪氨酸磷酸酶（Src homology phospho tyrosyl phosphatase2，Shp2），用以调节抑制性信号。PD-L1 和程序性死亡分子配体 2（PD-L2）是目前已知的两种 PD-1 的配体。PD-L1

/PD-L2 均为 B7 家族免疫球蛋白，其中 PD-L2 又名 B7-DC，仅表达于巨噬细胞和 DC。PD-L1 调节外周组织中 T 细胞的功能，而 PD-L2 调节 T 细胞的活化。干扰素和细胞因子（IL-4、IL-10）是最有效的上调 PD-L1 表达的调节因子。许多其他促炎性细胞因子，如干细胞生长因子（stem cell growth factor）、细菌脂多糖（lipopolysaccharides，LPS）和 VEGF，均可诱导 PD-L1 的表达。PD-L1 通过与 PD-1 结合而达到抑制 T 细胞的作用，PD-L2 可能会抑制 Th2，但其作用机制尚未完全阐明。正常情况下机体的免疫系统能够识别肿瘤细胞表面特异性或者相关性抗原，并杀伤肿瘤细胞，但肿瘤细胞能在肿瘤的发生发展过程中逃脱机体的免疫监视，PD-1/PD-L1 信号通路起着重要的作用。PD-1 与其配体 PD-L1 或者 PD-L2 结合时，使得 PD-1 /PD-Ls 负性调控信号通路激活，从而抑制 T 细胞的活性，降低机体的免疫应答能力。PD-1 要发挥抑制 T 细胞的功能，与表达在肿瘤细胞表面配体的结合是必不可少的，临床研究也已经证实在多种肿瘤细胞表面都能够检测到 PD-L1 的表达，包括黑色素瘤、非小细胞肺癌（nonsmall-cell lung cancer，NSCLC）、头颈部肿瘤、结直肠癌、胃癌等。PD-L1 能够持续在肿瘤细胞表面表达，一方面是因为癌基因或者致癌物质持续刺激 PD-L1 的表达；另一方面是因为 T 细胞能产生并释放多种细胞因子，如 γ 干扰素（IFN-γ）、白细胞介素 2（IL-2），这些细胞因子可以上调肿瘤细胞表面 PD-L1 的表达。肿瘤细胞表面的 PD-L1 与 T 细胞表面的 PD-1 结合，启动抑制性信号，下调 T 细胞表面受体（TCR）的表达，阻断效应 T 细胞功能，降低 T 细胞的杀伤作用，从而获得肿瘤免疫逃逸。

一些研究观察了肾癌 PD-1 及其配体 PL-L1 的生物学作用。一般来说，激活的 T 细胞、B 细胞、NK 细胞和单核细胞可表达 PD-1，从而限制处于炎症状态的自身免疫。然而肿瘤利用这一机制，通过表达 PD-L1 下调 T 细胞应答。PD-L1 不在正常肾组织中表达，但在原发性和转移性肾癌标本中有相当比例的表达。

PD-1 和 PD-L1 在 $CD4^+$ T 细胞及 $CD25^+$ T 细胞都有表达，但他们是否影响 Tregs 的功能尚不完全清楚。Tregs 与肾癌的分期、分级相关，它促进肾癌的血管生成。研究发现舒尼替尼和索拉非尼治疗可使肾肿瘤浸润 Tregs 比例降低，而依维莫司治疗却使肿瘤浸润 Tregs 比例升高。有研究显示，肿瘤浸润的 PD-1 阳性淋巴细胞或叉头状转录因子 3（forkhead transcription factor p3，Foxp3）阳性细胞与无复发生存率、远处转移显著相关。PD-1 调节胸腺 Tregs 分化为诱导型外周 T 细胞（pTreg）。抗 PD-1/PD-L1 物通过影响 T 细胞的活性以及抑制 pTregs 细胞分化来增强 T 细胞反应。

此外，在肾癌患者浸润淋巴细胞中，NK 细胞比例越高，预后越好。已经证明索拉非尼和舒尼替尼能增强肿瘤细胞对 NK 细胞杀伤的敏感性，这与肾癌细胞上调 NK 细胞活化性受体 NKG2D 配体相关。研究表明，PD-1 大多表达于肾癌患者的 CDdim56NK 细胞。PD-1CDdim56NK 细胞有活化细胞的表型，具有较高水平的穿孔素和颗粒酶 B。最近，在一项比较舒尼替尼和帕唑帕尼作为一线药物治疗转移性肾癌患者的试验中，增加肿瘤表达 PD-L1 和 $CD8^+$ T 细胞计数，接受帕唑帕尼或舒尼替尼治疗的患者可延长总生存期，这项前瞻性试验支持患者接受 TKI 药物治疗，并证实 PD-L1 可作为一个潜在的生物学标志物。

基于 PD-1 /PD-L1 信号通路在肿瘤免疫治疗中的重要作用，现已有多种靶向该通路的抑制剂被研发出来，主要有以下两大类：第一类为靶向 PD-1 的药物，主要包括：nivolumab、pembrolizumab、pidilizumab 和 AMP-224；第二类为靶向 PD-L1 的药物，主要有 MPDL3280A、MSB0010718C、BMS-936559 和 MEDI4736。多项临床研究结果也已经证实 PD-1 /PD-L1 抑制剂对多种恶性肿瘤具有显著的临床获益。目前已证实以 PD-1 单抗等免疫检查点抑制剂药物为代表的免疫治疗用于晚期肾癌的 I 期、II 期临床研究具有生存获益。

（李　伟　整理）

46. 抗 PD-1 单抗 nivolumab 治疗晚期肾癌目前正在进行相关的Ⅲ期临床试验进展

nivolumab 是一个完全的人类单克隆抗体，是研究最多的 PD-1 抑制剂。在 I 期临床试验中，39 例晚期实体肿瘤患者应用 nivolumab 递增剂量进行治疗。结果显示，1mg/kg 和 10mg/kg

剂量组6个月的PFS率分别为50%和58%，患者1年OS率为70%，2年、3年OS率均为52%。3～4度不良反应发生率为21%，未发生明确的药物相关性死亡或3度药物性肺炎。人体对该药有很好的耐受性，观察并没有发现最大耐受剂量及最小中毒剂量。

在Ⅱ期随机临床试验中，针对168名肾癌患者进行nivolumab治疗，结果显示应用剂量为0.3mg/kg，存活时间中位数为15.7个月，且超过50%的患者对不同剂量均有客观反应，持续超过12～20个月，严重不良事件发生率（AES）低于17%。考虑到其中有44%的患者既往接受过≥3种的全身治疗方案，包括抗肿瘤血管生成治疗及免疫治疗，nivolumab取得如此长时间的稳定疗效是十分喜人的。目前正在进行相关的Ⅲ期临床试验。

（李　远　整理）

47. 抗PD-L1单抗MPDL3280A用于晚期肾癌的Ⅰ期临床试验结果提示MPDL3280A药物安全性良好

MPDL3280A是另一个人类单克隆抗体，靶向目标是PD-L1，可阻断PD-L1与其受体结合。

MPDL3280A在黑色素瘤和肺癌患者中表现出与nivolumab类似的效果，目前正在研究其在包括肾癌在内的其他肿瘤中的疗效。在第一阶段，针对53例肾癌患者的安全性和有效性进行了试验。大多数患者（83%）曾接受过全身治疗：38% 接受免疫治疗，57% 接受酪氨酸激酶抑制剂治疗，36% 接受抗血管生成治疗。在这项研究中入选了不同肾癌类型：透明细胞癌（87%）、乳头状癌（7%）、肉瘤（4%）。患者的客观反应率为 13%，病情可稳定 24 周或更长时间。需要强调的是，虽然 PD-L1 阳性肿瘤患者反应性更强一些，PD-L1 阴性患者对 MPDL3280A 治疗也有一些反应。此外，MPDL3280A 作为 PD-L1 抗体，也显示了一定的抗肿瘤活性，其安全性也在可接受范围内。

（李　远　整理）

48. nivolumab 联合依维莫司对照用于晚期肾癌二线治疗的Ⅲ期临床研究验证有效——一个新角色的出现：肾癌肿瘤干细胞研究进展

依维莫司是一种哺乳动物雷帕霉素靶蛋白（mTOR）抑制剂，已被推荐用于索拉非尼或舒尼替尼失败后晚期 RCC 患者的治疗。nivolumab 是一种 PD-L1 检测点抑制剂，非对照研究显示其对之前接受过治疗的晚期 RCC 患者生存的改善有令人鼓舞的前景。Motzer 等将 821 例之前接受过抗血管生成治疗的晚期肾透明细胞癌患者随机分入 nivolumab 组（3mg/kg、每 2 周 1 次，ivgtt）与依维莫司组（10mg、每天 1 次、po）。结果显示，nivolumab 组与依维莫司组的患者总生存（OS）期分别是 25.0 个月和 19.6 个月，nivolumab 对比依维莫司的死亡风险比（*HR*）为 0.73，满足预先设定的优效性标准（$P \leqslant 0.0148$）。nivolumab 组的客观有效率（ORR）高于依维莫司组（25%*vs.*5%，$P < 0.001$）。两组的 3 级或 4 级治疗相关不良事件发生率分别是 19% 和 37%。其中，nivolumab 组最常见不良事件是疲劳（2%），而依维莫司组是贫血（8%）。这项随机、开放标签、Ⅲ期研究（Check Mate025）的结果显示，对于之前接受过治疗的晚期肾细胞癌患者，nivolumab 较依维莫司的 OS 期更长，3 级或 4 级不良事件发生率更低（图 22）。

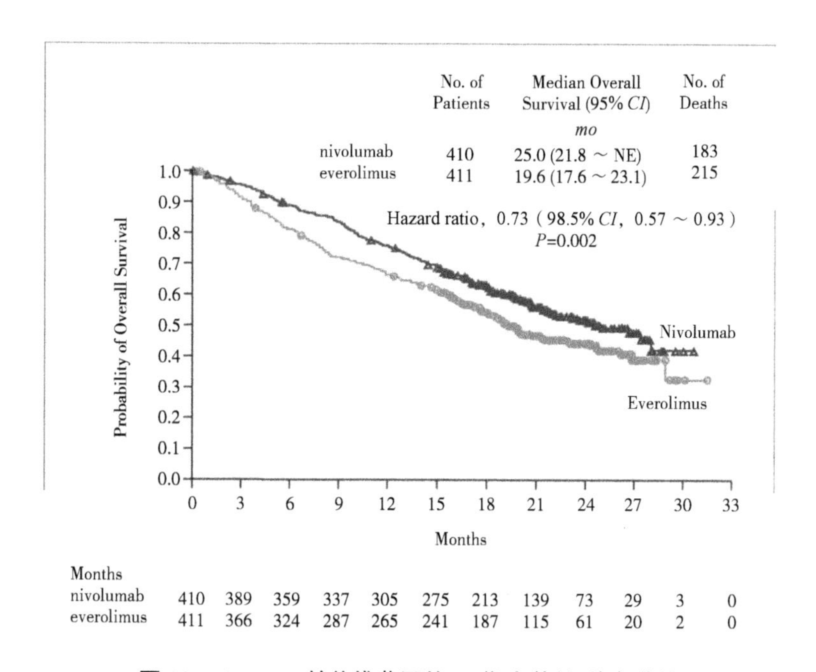

图 22 nivoumab 较依维莫司的 OS 期卡普兰-梅尔曲线

（李 远 整理）

49. 肿瘤干细胞学说与肾癌肿瘤干细胞

随着生物医学领域的不断发展，人们对肿瘤的发生发展有了更加深刻的认识。在传统干细胞研究的基础上，在肿瘤领域中肿瘤干细胞（cancer stem cell，CSC）学说逐渐走入研究人员的视野，并成为新兴的研究热点。

依照肿瘤干细胞学说，CSC 是一种少量存在于肿瘤组织中，能够无限增殖、自我更新、分化、促进肿瘤发生发展的细胞，并且与肿瘤的复发转移等有密切的联系，同时具有高耐药性。CSC 的研究始于白血病的相关研究，实验人员将白血病细胞移植至同种小鼠异体小鼠体内，最终只有极少一部分白血病细胞能够在小鼠体内增殖。

现有许多学者认为，CSC 来源于正常组织的干细胞，由于基因的突变或者细胞微环境的改变导致正常干细胞发生突变，从而引发肿瘤。

人们发现 CSC 和干细胞存在许多共性：①均具有无限增殖和分化的特性；②干细胞与 CSC 都具有端粒酶活性，端粒酶活性是正常干细胞恶性转化的重要条件之一；③均存在对称分裂及非对称分裂；④具有相似的调节生长的信号传导途径；⑤迁移或转移的能力；⑥可分化为不同时期的细胞形态。

但是 CSC 和干细胞也存在明显的差异：① CSC 的增殖分化是无序的、不受控制的，而正常组织干细胞的自我更新具有反馈机制调节，增殖和分化处于平衡状态，是有序可控的；②正常组织干细胞的增殖具有自稳定性，而肿瘤细胞无自稳定性的特点；③干细胞能够防止复制错误的发展，修正错误，而肿瘤干细胞倾向于累积复制的错误。

随着研究的深入，越来越多的实体肿瘤分离出CSC，自1997年人们首次发现了人类白血病干细胞后，相继在乳腺癌、脑肿瘤、肺癌等恶性肿瘤中找到了肿瘤干细胞。泌尿系肿瘤干细胞的研究起步相对较晚，但在前列腺癌、膀胱癌、肾癌等恶性肿瘤中也均已发现了肿瘤干细胞。其中，Florek利用体外球体形成实验从肾癌细胞中首次发现KCC干细胞，证实了肾癌干细胞的存在，为泌尿系肿瘤的分子靶向治疗提供了新的方向。

（谢天承　整理）

50. 肾癌肿瘤干细胞具有抵抗治疗的生物学特性

CSC是具有自我更新和成瘤能力的一类细胞，随着CSC研究的深入，人们对CSC的治疗抵抗机制有了进一步的探索。首先，CSC可以激活DNA损伤检查位点，能够及时检测修复因为人为治疗而引起的DNA损伤，同时可以抑制DNA损伤引起的细胞凋亡。同时，相关研究表明CSC具有清除自由基的能力，可以清除放射治疗诱导细胞所产生的活性氧，减少活性氧对DNA和染色体的伤害，从而对细胞本身起到保护作用。其次，

CSC 可以表达特异性的转运蛋白，转运蛋白可以利用细胞内腺苷三磷酸（adenosine triphosphate，ATP）分解产生的能量将进入细胞的化学治疗药物而泵出细胞外，降低细胞内的药物浓度，从而保护细胞免受细胞毒性药物的损伤。CSC 的抗凋亡基因表达升高，抑制细胞凋亡，使 CSC 得以存活并产生耐药性。CSC 大多处于停止分裂的状态（G0 期），通过休眠来逃避化学治疗药物的攻击。

CSC 其表面分子标志物包括 CD133（表达于造血干细胞、脑和结肠癌干细胞等）和 CXCR4（表达于肾祖细胞、胰腺癌干细胞等）。Varna 等发现 CD133/CXCR4 共表达的肿瘤细胞在肾癌坏死旁区域大量分布，且在靶向治疗后数量显著增加。进一步研究显示，CD133/ CXCR4 共表达的细胞具有成瘤能力，在缺氧条件下，其成瘤能力增强且对靶向药物的敏感性增加，表明 CD133/ CXCR4 共表达的细胞具有肾癌干细胞特性，且可能参与了对靶向治疗的耐受，这一过程可能与靶向治疗抑制血管生成，引发肿瘤内缺氧状态有关。

侧群细胞（side population cells，SP cells）是利用造血干 / 祖细胞进行分离时发现的一群特殊的细胞，被认为具有类似干细胞的能力，现已验证了肾癌细胞系中 SP cells 的存在，Huang 等发现 SP cells 具有显著的自我更新和多分化能力。同时 SP cells 具有与 *ABCB1* 基因相关的耐药性，其有对 5- 氟尿嘧啶（fluorouracil，5-FU）和 NSP（非侧群）细胞较强的耐受能力。目前关于肾癌

CSC 的认识还较少，CSC 参与肾癌靶向药物耐药的具体机制需要进一步研究。

（谢天承　整理）

51. 不同信号通路的激活在肾癌肿瘤干细胞中发挥了重要作用

一些在正常干细胞更新、增殖和分化相关过程中起重要作用的信号通路同样也在 CSC 中发挥重要作用，如 Notch、IL-8、Hedgehog 和 Wnt 通路。这些信号通路被异常激活或调控失衡时，可以导致正常干细胞向 CSC 转化，最终导致肿瘤的形成。

Notch 信号通路存在于多种物种，可促进细胞增殖分化及凋亡，对维持干细胞正常生长和分化起着重要作用。在哺乳动物中，Notch 信号通路共有 4 型受体，分别为 Notch-1、 Notch-2、Notch-3 和 Notch-4。其中 Notch-1 信号通过上调 PI3K/Akt 通路的活性而促进肾癌细胞增殖。许乐等研究发现，透明细胞癌的临床标本和细胞系中都存在 Notchl 信号通路的过度活化。异常活化的 Notchl 信号可以通过激活 PI3K/Akt 信号而促进肾癌细胞增殖、黏附非依赖生长和 G1 ～ GS 期的细胞周期进展，进而促进肾癌的发生、发展。免疫组化的结果表明 Notchl 的表达水平与 pAkt 和 Ki-67 的水平呈正相关。肾癌中 Notchl 和 PI3K/Akt 信号通路存在交互通话，共同参与调控肿瘤细胞的增殖。

IL-8是一个重要的促炎症蛋白质，相关研究表明肾癌细胞可分泌IL-8，从而促进肾癌细胞的形态发生间质化改变，使E-钙黏蛋白表达水平下降，N-钙黏蛋白表达上调，并可通过激活蛋白激酶C（protein kinase C，PKC）引起ERK磷酸化。但IL-8对肾癌细胞的增殖没有明显影响。上皮细胞到间质细胞的转化在肿瘤转移方面起着非常重要的作用，因此认为IL-8与肾癌的转移具有相关性。

Wnt信号通路存在于多种正常干细胞中，维持细胞的自我更新，对胚胎发育、器官形成、组织再生等，具有至关重要的作用，能够抑制细胞分化、增殖和凋亡。庄立岩等证实肾癌中存在着Wnt/Frizzled信号传导通路。Wnt信号通路包括了DSH、GSK-3β、APC、β-链蛋白（β-catenin）、TCF/LEF等多种信号分子。He等通过基因表达系列分析发现，在Wnt信号刺激下，有3个序列标签发生的变化与*C-myc*基因有关，并找到了Wnt信号分子的结合原件TBE1、TBE2，证实了TCF对*C-myc*基因表达的调控，表明*C-myc*作为该信号通路的靶基因在细胞转向肿瘤生长这一过程中起重要作用。林桂亭等研究表明，Wnt信号通路靶基因（*C-myc*基因）在肾癌组织中呈阳性表达，且与肾癌分型有相关性，在肾颗粒细胞癌中呈强阳性表达。

（谢天承　整理）

52. 针对肾癌肿瘤干细胞的干预策略和临床应用前景

CSC 对肿瘤的增殖分化和侵袭转移具有重要的作用，因此针对 CSC 进行干预对疾病的治疗显得尤为重要。针对 CSC 的若干生物特性，我们可以从以下几个方面入手。

第一，直接针对 CSC 本身进行干预，通过相关靶点（CSC 的表明特异性标志物或特异表达蛋白），利用特异性抗体直接清除获得诱导巨噬细胞吞噬肿瘤干细胞。

第二，CSC 即正常干细胞相关信号通路被异常激活或调控失衡而转化的，从正常干细胞分化而来。因此，从信号通路下手，通过抑制与 CSC 增殖分化相关的信号通路，达到有效减少 CSC 的数量并抑制肿瘤生长的效果。

第三，针对 CSC 的治疗抵抗原理，即 CSC 大多数处于 G0 期，可以通过诱导 CSC 从休眠状态进入其细胞周期，再结合传统肿瘤药物治疗，可取得良好的效果。

第四，针对肿瘤微环境，即破坏 CSC 的生长环境，使其失去得以存活的空间。可以抑制 VEGF 等的分泌，抑制肿瘤内部血管的形成导致 CSC 及肿瘤细胞的死亡。

CSC 对于肿瘤的发生发展起关键的作用。CSC 的增殖分化可不受机体的控制，从而可使肿瘤及 CSC 持续生长，其中部分 CSC 分化成不同等级的肿瘤细胞，另外小部分 CSC 不断增殖更新，源源不断地持续此过程。同时通过调节相关通路，使肿瘤细胞发生间质化改变，促进转移。因此包括肾癌干细胞在内的 CSC 是肿瘤侵袭转移的关键因素。人们在充分研究的基础上，利用好 CSC 的生物学特性，针对特异性环节，实施准确有效的干预策略。不断提高针对 CSC 的治疗方法的特异性是肿瘤治疗的重要方向。随着 CSC 的研究深入，肿瘤的治疗将会有新的突破。

（谢天承　整理）

参考文献

1.Rini BI，Escudier B，Tomczak P，et al. Comparative effectiveness of axitinib versus sorafenib in advanced renal cell carcinoma （AXIS）: a randomised phase 3 trial. Lancet，2011，378（9807）：1931-1939.

2.Topalian SL，Hodi FS，Brahmer JR，et al. Safety，Activity，and Immune Correlates of Anti–PD-1 Antibody in Cancer. New England Journal of Medicine，2012，366（26）：2443-2454.

3. 那彦群，叶章群，孙颖浩，等 . 中国泌尿外科疾病诊断治疗指南手册 . 北京：人民卫生出版社，2014.

4.Monk P，Lam E，Mortazavi A，et al. A Phase I Study of High-Dose Interleukin-2 With Sorafenib in Patients With Metastatic Renal Cell Carcinoma and Melanoma. Journal of Immunotherapy，2014，37（3）：180-186.

5.Lisa D，Laurence A，Christophe M，et al. Safety of available treatment options for renal cell carcinoma. Expert Opinion on Drug Safety，2016，15（8）：1097-1106.

6.Rini BI，Stein M，Shannon P，et al. Phase 1 dose-escalation trial of tremelimumab plus sunitinib in patients with metastatic renal cell carcinoma. Cancer, 2011, 117（4）：758-767.

7.Brahmer JR, Tykodi SS, Chow LQ, et al. Safety and activity of anti-PD-L1 antibody in patients with advanced cancer.New England Journal of Medicine, 2012, 366（26）：2455-2465.

8. 李瑞蕾，宋鑫 . 肾癌免疫治疗新策略 . 实用肿瘤杂志，2013，28（3）：331-338.

9.Giraudo L, Gammaitoni L, Cangemi M, et al. Cytokine-induced killer cells as immunotherapy for solid tumors: current evidence and perspectives.Immunotherapy, 2015, 7（9）：999-1010.

10.Rosenblatt J, Mcdermott DF. Immunotherapy for renal cell carcinoma. Hematology/oncology Clinics of North America, 2011, 25（4）：793-812.

11.Carosella ED, Ploussard G, Lemaoult J, et al. A Systematic Review of Immunotherapy in Urologic Cancer：Evolving Roles for Targeting of CTLA-4, PD-1/PD-L1, and HLA-G. Eur Urol, 2015, 68（2）：267-279.

12.Paul S, Lal G.Regulatory and effector functions of gamma-delta （γδ） T cells and their therapeutic potential in adoptive cellular therapy for cancer.Int J Cancer, 2016, 139（5）：976-985.

13.Marech I, Gadaleta CD, Ranieri G. Possible Prognostic and Therapeutic Significance of c-Kit Expression, Mast Cell Count and Microvessel Density in Renal Cell Carcinoma. International Journal of Molecular Sciences, 2014, 15（7）：13060-13076.

14.Drake V. Reprogramming the Tumor Microenvironment: Tumor-induced Immunosuppressive Factors Paralyzing T cells. Oncoimmunology, 2015, 4（7）：

e1016700.

15.Sconocchia G，Eppenberger S，Spagnoli GC，et al.NK cells and T cells cooperate during the clinical course of colorectal cancer.Oncoimmunology，2014，3（8）：e952197.

16.Velarde MC，Menon R. Positive and negative effects of cellular senescence during female reproductive aging and pregnancy. J Endocrinol，2016，230（2）：R59-76.

17.Combe P，Guillebon ED，Thibault C，et al. Trial Watch: Therapeutic vaccines in metastatic renal cell carcinoma.Oncoimmunology，2015，4（5）：e1001236.

18.Guislain A，Gadiot J，Kaiser A，et al. Sunitinib pretreatment improves tumor-infiltrating lymphocyte expansion by reduction in intratumoral content of myeloid-derived suppressor cells in human renal cell carcinoma.Cancer Immunol Immunother，2015，64（10）：1241-1250.

19.Skubitz AP，Taras EP，Boylan K，et al. Targeting CD133 in an in vivo ovarian cancer model reduces ovarian cancer progression.Gynecologic Oncology，2013，130（3）：579-587.

20.Cui C，Xue KE，Huixia L，et al. Progress in Study on Therapeutic Targeting of Cancer Stem Cells.Progress in Pharmaceutical Sciences，2016，40（1）：20-29.

21.Lawson DA，Bhakta NR，Kessenbrock K，et al. Single-cell analysis reveals a stem-cell program in human metastatic breast cancer cells.Nature，2015，526（7571）：131-135.

22.来卫东，顾润国.侧群细胞与肾癌肿瘤干细胞研究进展.中华肿瘤防治杂志，2015，22（14）：1161-1164.

23.王磊，杨海杰，张彬彬，等.肿瘤干细胞的生物学特性、来源及临床应用.

新乡医学院学报，2015，32（7）：591-595.

24. 毕良宽，林天歆，许可慰，等 . IL-8 通过激活 PKC/ERK 信号通路促进肾癌细胞上皮细胞-间质细胞转化 . 生物化学与生物物理进展，2012（10）：981-986.

25.Mellman I，Coukos G，Dranoff G. Cancer immunotherapy comes of age. Nature，2011，480（7378）：480-489.

26.Pardoll DM，Topalia SL，Drake CG． Immune checkpoint blockade: a common denominator approach to cancer therapy． Cancer Cell，2015，27（4）： 450-461.

27.Mamalis A，Garcha M，Jagdeo J.Targeting the PD-1 pathway：a promising future for the treatment of melanoma.Arch Dermatol Res，2014，306（6）：511-519.

28.Hatam LJ，Devoti JA，Rosenthal DW，et al.Immune suppression in premalignant respiratory papillomas: enriched functional CD4+Foxp3+ regulatory T cells and PD-1/PD-L1/L2 expression.Clin Cancer Res，2012，18（7）：1925-1935.

29.Patsoukis N，Brown J，Petkova V，et al.Selective effects of PD-1 on Akt and Ras pathways regulate molecular components of the cell cycle and inhibit T cell proliferation.Sci Signal，2012，5（230）：ra46.

30.Luke JJ，Ott PA.PD-1 pathway inhibitors: the next generation of immunotherapy for advanced melanoma.Oncotarget，2015，6（6）：3479-3492.

31.Taube JM，Anders RA，Young GD，et al.Colocalization of inflammatory response with B7-h1 expression in human melanocytic lesions supports an adaptive resistance mechanism of immune escape.Sci Transl Med，2012，4（127）：127ra37.

32.Achleitner A，Clark ME，Bienzle D.T-regulatory cells infected with feline immunodeficiency virus up-regulate programmed death-1 （PD-1）.Vet Immunol Immunopathol，2011，143（3-4）：307-313.

缺氧与肿瘤微环境在肾癌诊治中的研究日新月异

53. 缺氧与肾癌肿瘤微环境息息相关

微环境是肿瘤在其发生过程中所处的内环境，由肿瘤细胞本身、间质细胞、微血管、组织液及少量浸润细胞等共同组成。目前关于肿瘤组织微环境与肿瘤恶变的研究主要集中在以下3个方面：①肿瘤细胞与其周围组织中的功能相关的各型细胞如何共同作用促进肿瘤的侵袭和转移；②肿瘤细胞与其组织微环境之间双向和动态的关系；③在肿瘤的起始和进展过程中，肿瘤细胞与其细胞外基质之间的相互作用。

正常细胞与其周围的组织环境之间存在动态平衡，两者共同作用可以调控细胞活性，决定细胞增殖、分化、凋亡以及细胞表面相关因子的分泌和表达。而肿瘤发生恶变的过程则是不断打破这一平衡的恶性循环过程。肿瘤细胞无限增殖，就需要不停地建立适于自己生长的外部组织环境。而随着恶变的演进，肿瘤外部组织环境中的营养条件已不能满足肿瘤生长的需求，这时肿瘤细胞可以通过诱导血管生成等途径不断构建新的营养代谢网络，促进肿瘤细胞的生长，这一规律贯穿于整个肿瘤进展的过程，是肿瘤不断恶变并发生转移的基础。

肿瘤组织代谢环境的两个基本特征是组织缺氧和酸中毒。早在 1955 年，Thomlinson 等就发现恶性肿瘤内存在的肿瘤细胞处于低氧状态。恶性肿瘤增长迅速，一方面，肿瘤细胞凋亡的速度明显低于其所对应的正常组织，从而使得它对氧及其他葡萄糖等能量物质的需求增加；另一方面，肿瘤体积高度膨胀，一部分肿瘤组织逐渐远离具有丰富营养来源的血管而出现血供不足，导致这一部分肿瘤组织缺氧。临床发现，大部分恶性肿瘤生长、发展过程中都存在内部缺氧区域，而且这些区域常常出现坏死，也更容易发生肿瘤转移。肿瘤组织缺氧区域中的 HIF-1a 处于高表达状态。研究发现 HIF-1a 表达与肿瘤的恶性程度相关性较大，已成为重要的抗肿瘤转移的靶标。应用 HIF-1a 单克隆抗体进行免疫组化，结果显示，HIF-1a 在许多肿瘤细胞中表达升高。

肾癌是一种实体瘤，缺氧对肾癌微环境的改变也息息相关。肾是对缺氧比较敏感的器官，与大多数的肿瘤一样，RCC 在生长过程中经历缺氧、血管生成、再增殖的恶性循环，HIF、血管生成与抑制因子在 RCC 的生长过程中发挥着关键的作用。HIF-1

是在缺氧状态下哺乳动物细胞中广泛表达的调控因子，组织和细胞缺氧条件可诱使其表达活性增加。在组织和细胞的缺氧状态下，HIF-1 在肿瘤的新陈代谢、血管形成、发展和转移中发挥着重要作用。HIF-1 由 α 亚基和 β 亚基组成，HIF-1α 是 HIF-1 唯一的氧调节亚单位，可以决定 HIF-1 的活性，在缺氧条件下，活化的 α 亚基进入细胞核内与 β 亚基结合形成活化的 HIF-1，引起一系列细胞对缺氧的反应。

（1）HIF 的成员、结构与功能

HIF 是由 α 亚基和 β 亚基组成的二聚体，具有生物学活性的亚基是 α 亚基，而 β 亚基是其具有标志性的结构亚基，目前发现的 HIF 成员包括 HIF-1α、HIF-2α 及 HIF-3α，均以 α 亚基命名。HIF-1α 的 N 端包含 bHLH 和 PAS 结构域，主要介导异源二聚体的形成及其与 DNA 的结合，而 C 端包含反式激活结构域，是转录激活作用的活性域之一。HIF-1α 有两个活性域，共同发挥作用。位于中心区的 NAD 与 ODDD 重叠，CAD 位于 C 末端。CAD 的功能主要依赖于转录共激活因子 CBP/p300，在氧张力正常的情况下，HIF-1 阻滞因子阻滞其与 CBP/p300 相互作用，缺氧时，允许 CAD 和 CBP/p300 的相互作用。另外，在缺氧状态下，HIF-1α 转录激活区域的活性增强，其数量水平显著增加，从而增加靶基因的转录活性。

HIF-2α 和 HIF-1α 蛋白结构相似，具有同源性，在功能上，HIF-2α 作用的基因靶点、作用方式、与 HIF-1α 也具有高度的相似性。与 HIF-1α 不同的是，在分布上，HIF-2α mRNA 的表达以内皮细胞、血管细胞为主；而在功能上，HIF-2α 能够调节促红细胞生成素（EPO）的生成，家族性红细胞增多症即由 HIF-2α 的变异所致。

目前，对 HIF-3α 的作用研究尚未明确，不同于 HIF-1α 与 HIF-2α，其缺少 C 末端转录激活域，mRNA 表达不受缺氧调控。低氧状态下 HIF-3α 活性增强，它与 HIF-1β 形成二聚体并与 HRE 核心序列相结合，介导下游基因的表达。在人的肾中，HIF-3α 的作用可能会抑制缺氧状态下 HIF 介导的靶基因转录，表现为相反的调节作用。

（2）HIF 的调节机制

HIF 通过 α 活性亚基与靶基因的启动子、增强子结合，实现对靶基因的调控。HIF 的靶基因又称为缺氧反应基因（hypoxia response gene，HRG），HRG 的 HIF 识别点称为缺氧反应元件（hypoxia response elements，HRE）。缺氧时，HIF 表达增加、活性增强，与 HRE 特异性地相结合，启动靶基因，调节靶基因的转录。目前已确定的 HIF-1α 靶基因已近 200 种，包括肿瘤新生血管形成的生成及抑制因子、肿瘤细胞自噬和肿瘤细胞迁徙、侵袭与转移等。VEGF 不仅受 HIF-1α 的调节，同时也受 HIF-2α 的调节，HIF-2α 与下游的 VEGF 的 HRE 结合，激活 VEGF 的 mRNA 的转录，同时在一定程度上增强 VEGF 的 mRNA 的稳定性。有研究报道，HIF-2α 可与受体酪氨酸激酶 Tie-2 结合，促进血管内皮细胞增殖，在肿瘤新生血管形成方面发挥作用。此外，肿瘤细胞的凋亡因子 TGF-α 和 Cyclin D1 的表达也受 HIF-2α 的调节，在肿瘤细胞的凋亡方面有着重要的意义。虽然目前对 HIF-3α 的研究较少，其靶基因及作用机制未阐明，但其可能与 HIF-1α 及 HIF-2α 有着拮抗作用。

（3）HIF 与 RCC

与其他肿瘤细胞生长一样，肾癌组织细胞内常处于低氧状态，并出现适应性应答反应。应答中重要的内容之一就是新生血管的形成，以此来满足肿瘤细胞的生长需要。HIF 在肾癌细胞缺氧应答反应中发挥着关键作用。

① HIF-1α 与 RCC：HIF-1α 在正常肾组织中表达水平极低且已被降解，故很难检测到。但在肾肿瘤组织中，HIF-1α 的表达水平较高，尤其在 RCC 中，HIF-1α 的表达明显增高。HIF-1α 的降解与 pVHL 密切相关，正常情况下，pVHL 使 HIF 与活化的泛素连接酶连接，并被与泛素接连酶相连的泛素结合酶快速降解。而在大多数 CCRCC 中，出现 *VHL* 基因突变或因高甲基化而失活，导致 pVHL 不能形成或受损，HIF-1α 不能被降解而发生异常蓄积，形成 HIF 的高表达状态。大量蓄积的 HIF-1α 通过调节靶基因的表达，影响着肾肿瘤的生长。VEGF 是目前已知的作用最强的血管生成因子，是肾肿瘤血管生成的主要调节因子，VEGF 增加或活性增强，肿瘤新生血管的数量则随之增加，肿瘤的生长速度加快和侵袭能力增强。HIF-1α 可与 VEGF mRNA 上游的启动

子或增强子序列结合，增强 VEGF 的 mRNA 的转录。通过 CD34 检测确定微血管密度（microvessel density，MVD）是检测肿瘤新生血管的重要指标，标志着肿瘤的生长、浸润、侵袭、转移程度。研究表明，HIF-1α 的表达与 MVD 呈正相关。另一方面，HIF-1α 使得肾肿瘤中与无氧糖酵解酶相关的 GLUT-1、糖酵解酶等在转录水平的表达增加，为肿瘤细胞的增殖提供能量。HIF-1α 在 RCC 中发挥着重要的作用，成为调节 RCC 生长、浸润、侵袭、转移的重要靶点。

② HIF-2α 与 RCC：HIF-2α 与 HIF-1α 有高度的同源性，虽然在缺氧应答中的作用不及 HIF-1α 重要，但在肿瘤血管生成和细胞凋亡中也发挥了一定的作用。HIF-2α 也可与 VEGF 的 HRE 结合，在促进肿瘤血管新生中发挥作用，且转录激活 VEGF mRNA 的特异性较 HIF-1α 更强。另外，HIF-2α 可影响细胞增殖，诱导细胞凋亡，作用可能与调控细胞周期蛋白 D1（Cyclin D1）的表达有关。HIF-2α 对 RCC 的生长，尤其是肾癌新生血管的生成发挥着重要作用。研究显示，HIF-2α 的表达与 VEG 及 MVD 呈正相关。Xia 等进一步研究了 HIF-2α 与 VEGF 和 RCC 血管生成的关系，证实了 HIF-2α 是调节 RCC 血管生成的关键因子。而应用小干扰 RNA（small interfering RNA，siRNA）阻断 HIF-2α，VEGF 的表达水平显著降低。

③ HIF-3α 与 RCC：目前对 HIF-3α 的作用研究尚未明确。缺氧对 HIF-3α 的影响仅限于在蛋白水平上，翻译修饰后以不同

的异构体形式存在。不同的异构体可能具有不同的作用，目前已知的异构体至少有 5 种。异构体 2 与异构体 4 是 RCC 中主要的异构体形式。其中，异构体 4 的作用可能与 HIF-1α 的负性调节有关，其可以阻止 HIF-1α 与下游靶基因的 HRE 结合，同时可在转录水平抑制 HIF-1α。

在肾细胞癌生长、增殖、转移的过程中，由于代谢的加快，细胞内处于低氧状态，HIF 成员是参与 RCC 对缺氧应答反应中的关键因子，并通过靶基因的调节，促进新生血管的生成，促进肿瘤的生长。其中 HIF-1α 和 HIF-2α 在促进新生血管的生成方面发挥着主要作用，HIF-3α 可能存在负性调控作用。HIF 在未来有可能成为 RCC 靶向治疗的新目标。

（胡光辉　整理）

54. 肿瘤干细胞参与构筑肾癌特殊的微环境

肿瘤是一种单克隆细胞起源，经无限增殖形成的恶性疾病。2001 年 Reya 等发现恶性肿瘤浸润性生长、局部复发和远处转移的特点与干细胞基本特征十分相似，继而推测肿瘤是干细胞增殖分化失调而产生的异常组织，在干细胞的理论基础上提出了“CSC 学说”。2006 年美国癌症研究协会（American Association for Cancer Research，AACR）CSC 研究小组一致将 CSC 定义为存在于肿瘤组织中的具有无限自我更新能力并能产生不同分化程度的肿瘤细胞的细胞。

Al-Awqati 等提出了 RCC 干细胞的假设，认为 RCC 主要是由有致癌性能的 RCC 干细胞和无致癌性能的其他细胞组成，RCC 干细胞很可能是 RCC 的种子细胞，可能来源于近端肾小管祖细胞等肾细胞。胚胎时期的肾细胞和小部分的肾癌组织细胞均能产生大量转化生长因子 α（TGF-α），而正常成熟肾细胞则没有检测到此因子的表达。根据以上结果可推断，RCC 细胞中小部分细胞的特性与胚胎时期的肾细胞极为相似，提示了 RCC 干细胞存在的可能。直到 2005 年，Florek 等利用体外球体形成试验从肾癌细胞中首次发现了 RCC 干细胞，证实了肾癌干细胞的存在。目前基于肾癌组织中这种干细胞存在的理解有 2 种：①这种表现出干细胞特性的干样细胞可能是位于肾癌组织中的正常肾干细胞，在肿瘤组织中促进肿瘤生长和血管形成；②也可能是正常的肾干细胞恶化后形成的最原始的肿瘤细胞，在不同微环境诱导下分化形成具有不同特性的肿瘤细胞群，进而形成不同病理类型和不同恶性程度的肿瘤组织。

与正常组织干细胞一样，CSC 的存活也需要特定的微环境，又称为“生态位”。微环境调节干细胞的自我更新和持续存活，并维持小部分干细胞处于相对静止状态。除 CSC 自身存在对放疗、化疗的抵抗因素外，局部微环境的改变也为 CSC 的存活和侵袭提供有利因素。肿瘤微环境是指肿瘤细胞与邻近正常组织之间的部分，主要包括间质干细胞、细胞外基质、肿瘤相关成纤维细胞、脂肪细胞、内皮细胞、免疫细胞等。在肿瘤微环境中，肿瘤细胞与微环境中的细胞通过相互接触或分泌细胞因子的方式相互作用，二者之间发生了极其精细而复杂的对话。并且，肿瘤微环境中的细胞在维持 CSC 的干性、肿瘤生长、转移等过程中起着重要的作用。CSC 的生存需要称为“干细胞龛”的特定的肿瘤微环境。CSC 与肿瘤微环境关系紧密，CSC 不仅可以适应肿瘤微环境的变化，还可以改变、影响肿瘤微环境；而肿瘤微环境不仅可以影响 CSC 的自我更新能力，还可以诱导正常小细胞和非肿瘤干细胞向 CSC 转变。近年来关于 CSC 与肿瘤微环境的相互作用已成为研究热点。

（1）间质干细胞与 CSC 的相互作用

从理论上说，间质干细胞可抑制肿瘤生长，但在肿瘤微环境中的间质干细胞的抗肿瘤生长能力却存在争议。作为肿瘤微环境的重要组成部分，间质干细胞在肿瘤发展的过程中起着重要作用。在肿瘤生长过程中，间质干细胞被招募到肿瘤微环境中，间质干细胞的主要作用包括以下 6 条。①它可以改变肿瘤微环境原来的平衡，建立新的平衡，并促进肾癌生长；②通过分化为血管内皮细胞、周细胞和（或）分泌促血管生长因子，如：VEGF、PDGF、成纤维细胞生长因子（fibroblast growth factor，FGF）和基质细胞衍生因子 1（stromal cell-derived factor 1，SDF-1），从而促进肿瘤血管生成；③通过分泌大量细胞因子，如：表皮生长因子（EGF）、FGF、PDGF、SDF-1、IGF-1、IGF-2、TGF-β、胰岛素样生长因子结合蛋白 2（IGF-binding proteins，IGFBPs）而发挥免疫抑制功能，抑制肿瘤细胞凋亡；④促进肿瘤发生上皮间质转化（epithelial-mesenchymal transition，EMT），促进肿瘤转移；⑤可以分化为肿瘤相关的成纤维细胞和脂肪细胞；⑥越来越多的证据显示间质干细胞也可以调整 CSC 的增殖。Li 等的研究发现，在肿瘤微环境中，肿瘤细胞分泌 IL-1 能诱导 MSCs 介导的 PGE2 分泌，由此产生的 PGE2 就以自分泌的方式，与肿瘤旁分泌的 IL-1 信号合作，诱导间充质干细胞一组细胞因子的表达。之后 PGE2 和这些细胞因子，继续通过旁分泌的方式激活 β-catenin 信号通路的活性，并促进癌症干细胞的形成。

（2）肿瘤相关成纤维细胞与 CSC

成纤维细胞有静息状态和激活状态 2 种不同状态，激活状态的成纤维细胞最早是在伤口愈合中被发现的，有研究显示在伤口愈合的过程中，静止状态的成纤维细胞会发生形态上的改变从而转变为激活状态的成纤维细胞。肿瘤细胞可以旁分泌一些信号分子，改变肿瘤微环境中的成纤维细胞的表型，但具体机制仍不清楚。肿瘤相关成纤维细胞和伤口相关的激活的成纤维细胞在基因表达上很类似，而这些基因通常与预后不佳有关。

（3）免疫抑制细胞与 CSC

免疫系统可以抑制肿瘤生长，但肿瘤内部的免疫抑制细胞如肿瘤相关巨噬细胞（TAM）和调节 T 细胞（regulatory T cell，Treg 细胞）却抑制了免疫系统的功能。肿瘤相关巨噬细胞在许多实体瘤中都有发现，并且与肿瘤预后较差有关。肿瘤相关巨噬细胞主要包含抑制肿瘤生长的 M1 和促进肿瘤生长的 M2 两种亚型。在肿瘤微环境中 M2 亚型更为多见，它可以分泌大量免疫抑制细胞因子，如：IL-10、趋化因子 CC 亚家族（chemokine CC subfamily）CCL17 和 CCL22；还分泌促肿瘤血管生长因子和肿瘤组织重塑因子，如：VEGF、胎盘生长因子（PIGF）。目前也有数据显示 TAM 也可以与 CSC 相互作用，如在胰腺癌中，降低 TAM 的表达可以明显降低肿瘤中 CSC 的比例；TAM 通过分泌 TGF-β 促进肝癌干细胞发生上皮间质转化，从而增强肿瘤的侵袭能力；TAM 可以通过旁分泌 EGF 并通过 EGFR 信号转导及转录激活因子 3（signal transduction and activator of transcription 3，STAT3）/Sox-2 信号通路促进表达小鼠乙醛脱氢酶的 CSC 增殖；将 TAM 与乳腺癌细胞融合杂交后的细胞获得乳腺癌干细胞表型（$CD44^{+}$ $CD24^{-}$ / $lowESA^{+}$ lin^{-}），并且上皮间质转化相关基因表达亦明显增加；TAM 可以分泌乳脂肪球表面生长因子 8（MFG-E8）、IL-6，激活 STAT3 信号通路，从而影响干细胞的自我更新和化疗耐药。

（4）肿瘤血管和 CSC

肿瘤血管生成在肿瘤整个生长和转移过程中起着重要作用。首先，其在肿瘤生长过程中为肿瘤提供营养；其次，内皮细胞与肿瘤细胞相互作用，调节肿瘤生长；最后，肿瘤组织中分散的血管也为肿瘤转移提供途径。在肿瘤生长初期肿瘤组织无血管生成能力，主要通过炎症激活核因子 - κ B（nuclear factor kappalight-chain-enhancer of activated B cell；nuclear factor- κ B，NF- κ B） 信号通路促进肿瘤血管生成，同时肿瘤细胞也可以通过分化为血管内皮细胞类似细胞来模拟肿瘤血管（称为“血管拟态”）。也有研究报道 CSC 可以分化为肿瘤内皮细胞。肿瘤血管与正常血管组织存在差异，有文献报道，肿瘤组织血管与正常组织血管有 1000 余个基因表达不一样，其中包括：*FGFR*、基质金属蛋白酶（MMP）、*JAK3*。随着对肿瘤血管研究的不断深入，CSC 与肿瘤血管相互之间的联系也慢慢被认识。

首先，CSC 可以作用于内皮细胞，促进肿瘤血管生成。Grange 等研究发现人 $CD105^+$ 肾癌干细胞在体外试验和小鼠的体内实验中都可以通过分泌微囊泡而促进人脐静脉内皮细胞增殖并形成小管样结构，促进肺部转移灶的形成；进一步研究发现 $CD105^+$ 微囊泡中含有较多的 EGF、FGF、MMP2、MMP9、血管生成素 1 等，而这些因子在非 $CD105^+$ 微囊泡中没有。Calabrese 等的研究发现 Nestin+/CD33+ CSC 与内皮细胞关系密切。内皮细胞可以维持 CSC 的自我更新，维持 CSC 的干性，促进肿瘤生长，使用贝伐单抗不能直接杀伤肿瘤细胞，但可以使 $Nestin^+$/$CD33^+$ 干细胞表型比例下降。最后，内皮细胞可以通过分泌细胞因子 VEGF、HGF 作用于干细胞。

（5）细胞外基质和 CSC

细胞外基质作为实体瘤的一个重要组成部分，主要由成纤维细胞产生。细胞外基质不仅可以维持肿瘤的组织结构，还可以调整肿瘤细胞的功能，如细胞增殖、迁移、分化、血管生成和淋巴管的生成。目前越来越多的证据显示细胞外基质是干细胞龛的一个组成部分，并且干细胞龛中细胞外基质的改变可以调节干细胞在静止、自我更新、分化这 3 个不同生物状态之间的平衡。体外和体内实验都显示细胞外基质受体可用来富集干细胞，从而证明干细胞与细胞外基质相互作用可以维持干细胞的干性。无论是通过酶消化掉细胞外基质还是减少细胞外基质受体整合素或者减少细胞外基质的组成（糖蛋白、黏蛋白 C 或二聚糖）都可以减少干细胞的数量。CSC 可以通过细胞外基质受体锚定在某一个特定的微环境中，这样不仅可以使干细胞龛中的细胞通过分泌细胞因子直接作用于干细胞以维持干细胞的干性，还可以维持干细胞的极性，促使其不定向分化。细胞外基质可以作为一道机械屏障，阻挡药物作用，促使 CSC 耐药。细胞外基质中的纤维连接蛋白、波形蛋白、胶原蛋白、蛋白多糖等可和肿瘤微环境中的细胞因子如 FGF、HGF、VEGF、BMP、TGF-β 等结合，使其失活，而 MMP 可以将细胞外基质酶解消化，释放以上因子，从而发挥对干细胞的调节作用。

（6）低氧和 CSC

氧分子作为一个重要的信号分子，在多个生物学过程中发挥着重要作用，如红细胞的生成、血管生成、细胞分化等方面。在实体瘤中虽然有丰富的血管生成，但这类血管与正常血管存在着差异，其排列紊乱，功能不足，使肿瘤组织中氧灌注不足，从而使得局部组织缺氧。缺氧是实体瘤发展过程中常见的一种生物学现象，并且低氧常常为提示肿瘤预后的一个重要指标，越来越多的证据显示经过低氧选择后的细胞较正常肿瘤细胞更具侵袭力且对治疗耐药。低氧可以使胶质瘤细胞表达干细胞相关基因 *OCT4*、*Nang*、*C-myc* 增加，不仅可以维持 CSC 的干性，还可使已分化的细胞去分化，并增加肿瘤细胞的克隆形成能力和迁移能力。近些年，许多研究慢慢转向低氧诱导的基因表达和低氧相关信号通路上。现在关于低氧诱导干细胞形成已成为抗肿瘤治疗耐药、促进肿瘤进展、复发的一个新机制。

在缺氧微环境中细胞可以通过 IGF2/IGF1R、TGF-α/EGFR 和 PI3K/Akt 等信号通路增加 HIF 表达，进而激活了一系列的基因、信号通路，在肿瘤适应缺氧微环境中发挥了重要作用。首先，HIF-1 可以通过上调 VEGF、GLUT-1、肾上腺髓质素 1、磷酸甘油酸激酶、TGF-α 和细胞周期蛋白 D1 的表达。其次，HIF-1 可以促进成体干细胞（adult stem cell）转变为干细胞，有数据显示，在转基因小鼠模型中敲除了 HIF-1α 基因，转入 HIF-2α 基因后，胚胎组织中干细胞相关基因 POU5F1（Oct3/4）表达增加。这说明 HIF-2α 可以直接促进 POU5F1 表达，而 POU5F1 可以使成体细胞去分化转变为多能干细胞。最后 HIF-1 可以激活干细胞相关信号通路，促进干细胞自我更新。低氧可以激活 HIF-1α，从而激活 Wnt-β-cantenin 信号通路，促进 CSC 增加。低氧可以促进

HIF-1α 的表达，从而激活 Notch 信号通路，而 Notch 信号通路在低氧维持干细胞干性方面起到了重要作用。HIF-2α 也与 CSC 息息相关，有研究报道，HIF-1α 在非干细胞甚至正常的神经细胞中都有表达，而 HIF-2α 只在干细胞中表达。HIF 与 BMP 和 Shh 信号通路相关的直接证据目前尚未见报道。

（7）结语

CSC 作为肿瘤发生、发展、复发、耐药的根源，近些年在肿瘤界广受关注。随着 CSC 研究的不断深入，研究者们慢慢发现，不仅仅是 CSC 可以分化产生不同的子细胞，非 CSC 在一定的条件下也可以转变为 CSC。这就提示我们，肿瘤的发展不仅仅是单纯的突变肿瘤细胞的累积，还受到肿瘤微环境的调节。正如前面所提到的，CSC 和非 CSC 不是绝对的，它们是动态变化的，单纯针对肿瘤细胞的治疗或单纯针对 CSC 的治疗都存在局限性。只有综合考虑肿瘤组织中所有细胞亚群的特性，充分了解肿瘤中不同细胞亚群的相互作用机制，才可能根治肿瘤。因此，CSC 与肿瘤微环境相互机制的作用势必会成为肿瘤研究中的热点，并在此过程中寻找肿瘤治疗的潜在靶点，为临床抗肿瘤治疗提供新思路。

（胡光辉　整理）

55. 肾癌肿瘤微环境诱导内皮细胞基因表达朝血管新生方向发展

肿瘤微环境是一个复杂的综合系统，它由许多基质细胞组成，包括成纤维细胞、免疫和炎性细胞、脂肪细胞、胶质细胞、平滑肌细胞以及一些血管内皮细胞等。这些细胞可以被肿瘤细胞诱导，在其周围产生大量的生长因子、细胞趋化因子以及基质降解酶，有利于肿瘤细胞的增殖和侵袭。当肿瘤直径长至 1 ～ 2mm 时，肿瘤组织会诱导血管生成以满足自身无限增殖的营养需求。目前研究表明，不管是肿瘤增殖的营养和代谢条件，还是作用于血管生成的重要因子都存在于肿瘤微环境中。研究较多的因子是 HIF-1，它不仅可以作用于 VEGF，而且对 PDGF、IL-8 等均有作用。肿瘤微环境也可以直接影响肿瘤细胞自身血管生成因子的表达。如碱性成纤维生长因子（basic fibrolast growth factor，bFGF）的表达和种植瘤的部位有关，将人肾型细胞癌细胞接种于裸鼠的肾，表达的 bFGF 要比接种于正常皮下的高 10 ～ 20 倍，在肾更容易形成血管。另外发现，干扰素是 bFGF 的一种抑制剂，它在皮下种植瘤周围的内皮细胞和成纤维细胞中高表达，在肾周围的组织中却没有表达。这种因部位不同而出现的 bFGF 表达水平的改变主要是源于其对组织微环境的适应能力。除此之外，淋巴系统对肿瘤的血管生成也有一定的影响，如 T 淋巴细胞、巨噬细胞、肥大细胞等。

肾癌是血供非常丰富的肿瘤，微血管密度越高，转移、复发以及预后不良的风险则越高。3 号染色体短臂的丢失导致 *VHL* 基因的失活可导致 VEGF 和其他促血管生成因子的高表达。因此，即使在常氧状态下，HIF 也没被降解。VHL 的许多功能不依赖于 HIF，例如，失活的 VHL 不能与纤连蛋白和羟化胶原蛋白 IV 结合，导致肾癌胞外基质受损，促进肾癌细胞侵袭和血管新生。除了 VHL/HIF 信号通路，其他信号通路也参与调节肾癌血管生成因子的分泌。如：在 VHL 失活的肾癌细胞中，癌蛋白 HDM2 不仅影响 HIF-1 的表达，同时直接调节血管生成因子表达（如 VEGF、PAI-1 和 ET-1）。肾癌还是具有免疫原性的肿瘤之一，VEGF 除了促血管新生效应，还可以通过抑制树突细胞的分化、持续分泌免疫抑制因子来调节肿瘤细胞微环境调控免疫耐受。

在肿瘤发生过程中，肿瘤细胞和体细胞之间的自分泌和旁分泌介导的促血管和抗血管的平衡机制被打破。通常肿瘤血管的新生“开关”由以下因子开启：①癌基因调节肿瘤细胞表达血管新生蛋白，包括 VEGF、FGF、PDGF、EGF、LPA 和血管生成素（Ang）；②代谢或者机械压力；③基因突变；④免疫应答；⑤缺氧。肿瘤血管的新生依赖于肿瘤类型、位置、分期并且促进肿瘤的生长、侵袭和转移。

肿瘤血管新生的主要机制依赖于内皮细胞的出芽生长。内皮细胞的出芽生长受 VEGF 调控，同时与内皮细胞、周皮细胞、基质细胞和胞外基质间相互作用。VEG 和血管生成素激活基质降解酶，包括纤溶酶原激活物（plasminogen activator，PA）、MMPs，使得基质松弛，促进内皮细胞的迁移。VEGF 和 Ang2/tie2 系统则诱导内皮细胞脱离，增强血管孔隙性。血浆蛋白渗出，为内皮细胞迁移提供渗透压差。血管出芽新生受特殊的内皮细胞调节，尖端细胞则引导出芽，茎细胞则紧跟尖端细胞，进行增殖延伸并形成小管。不具有增殖能力的内皮方阵细胞则感受、调节持续出芽时的灌注压力。VEGF 可同时诱导由 Notch-1 介导的茎细胞增殖和由 Dll4 诱导的尖端细胞迁移。EGFL7 和 ECM 共同调节血管腔形成。最后内皮细胞产生的 PDGF 募集皱皮细胞包围并稳定新形成的血管。除了出芽方式，周围已经存在血管、血管球形成、VEGF 募集的循环内皮细胞、骨髓来源的内皮祖细胞以及造血干细胞、祖细胞、单核细胞和巨噬细胞也可以促进肿瘤血管的内皮细胞形成。另外，肿瘤细胞自身可以模拟内皮细胞而形成有功能但无管化的血液通道或者镶嵌体血管。氧分压是 VEGF 表达的重要调节因子，主要通过 VHL/HIF 通路调节。在常氧状态下，脯氨酸羟化酶会羟化 HIF 蛋白上的脯氨酸残基，并被 VHL 蛋白识别，进行多泛素化进而被降解。肿瘤生长时由于血管化不足，经常伴随氧张力下降。因此，肿瘤血管新生开始启动，为缺氧和坏死区输送营养物质和氧。在缺氧状态下，PHD 失活，非羟化的 HIF 则积聚在细胞质并转运至细胞核与缺氧反应原件结合，启动调控在血管新生的基因的转录。HIF 诱导的因子包含：VEGF、PDGF、TGFβ、TGFα、EGFR、IGF2、MMP1SDF1、GLUT-1 以及碳酸酐酶 X 和激活素 B（activin B）。

HIF 也受非依赖氧信号通路，如通过 EGFR 和其他信号分子调控。*EGFR*、*VHL*、*P53* 和 *PTEN* 基因失活突变会促进 HIF-1α 的合成。HIF 的表达也受一些微 RNA 的调控。研究显示，在缺氧内皮细胞中，*miR424* 基因的表达上调能促进 HIF-1 的稳定和血管新生。HIF 除了是血管新生的重要调控因子，对肿瘤的增殖、生长、迁移、侵袭、PH 调节、代谢、放化疗耐药、免疫逃避和基因稳定等都有重要作用。

目前的研究认为：在内皮细胞基础上形成毛细血管的血管新生方式已不再是肿瘤新生血管化的唯一途径。通过动员 EPCs 形成新血管的方式同样为恶性肿瘤新生血管化的重要形式。传统观点认为后者只发生在肿瘤生长的初期，但现在的观点认为血管新生和血管发生可发生在肿瘤血管形成的全过程中。EPCs 类似于胚胎期的成血管细胞，表现出典型的迁移性，具有增殖和分化为成熟内皮细胞的能力。以往通常认为肿瘤新生血管仅发生于内皮出芽生长，在这一方面，Shirakawa 等使用肿瘤模型证明 EPCs 同样参与肿瘤血管的生成，特别是在肿瘤周边组织。到目前为止，一些临床研究证实，相比癌组织本身，癌旁组织存在更多 EPCs 以及更丰富的微血管。肿瘤的进一步生长是伴随着新的血管不断形成的，同样，肾癌的发展也需要更多的 EPCs 参与，这与肾癌新生血管的形成是吻合的。有研究报道在癌旁组织中存在高表达的血管生长因子，如 VEGF 和 SDF-1，EPCs 被动员进入外周循环，通过募集最终归巢于肾癌局部。局部的血管生长因子 VEGF 和 SDF-1 的高表达引起 EPCs 的特异性归巢。这些均源于肿瘤部位相对的缺血、缺氧环境使肿瘤细胞表达的 VEGF 和 SDF-1 上调。此外，越来越多的研究证实 EPCs 能分泌 VEGF 和 SDF-1，而且，肿瘤基质为新生血管提供了条件，并作为很多生长因子的储存库。FLK 作为 VEGF 受体，它的表达变化呈现正反馈。CXCR4 为 SDF-1 的受体，其表达特征也呈现正反馈现象。VEGF/Flk 和 SDF-1/CXCR4 通路可能在肾癌的新生血管化中扮演着重要角色。肾癌生长的微环境中，EPCs 可动员进入外周血循环，归巢到癌旁组织。癌旁组织中 VEGF 和 SDF-1 在 EPCs 动员中具有重要作用，而血浆 VEGF 及 SDF-1 对 EPCs 的动员同样具有重要的调节作用。EPCs 可能通过自身分泌多种促血管因子和参与血管形成促进血管新生化来帮助肿瘤生长，在肾癌进展中扮演重要角色。

（胡光辉　整理）

56. 原发灶肾癌微环境的改变促成了肿瘤的侵袭转移

肾癌的细胞微环境同其他肿瘤一样，较为复杂。原发灶微环境的改变，对肾癌细胞的生物学特性会产生重要影响。正常细胞生存在特定的细胞环境生态中并且受微环境的调控，脱离原生环境，外部环境就会对正常细胞的生存产生威胁。由于缺乏必需的生存信号调控，正常细胞在不适宜的微环境中将无法生存，而发生失巢凋亡（anoikis）。失巢凋亡是阻止正常细胞离开原生环境以防播种在不恰当的位置的机制。在肿瘤发生和进展的过程中，为了摆脱局部组织的控制并且避免失巢凋亡，肿瘤细胞会与胞外基质进行相互作用。启动与胞外基质的互动作用是肿瘤细胞侵袭生长和转移的第一步。

肿瘤细胞通过产生大量的生长因子和蛋白水解酶调节着肿瘤基质环境并以旁分泌的形式诱导血管生成和炎症反应。同时，还可以激活肿瘤基质中的各型细胞而活化肿瘤基质。基质活化会促进肿瘤进展，调整细胞外基质成分，激活成纤维细胞和肌上皮细胞，募集周皮细胞、平滑肌细胞、免疫细胞及炎症细胞。活化后的基质细胞会分泌 IGF-1、肝细胞生长因子（hepatocyte growth factor，HGF）等多种细胞因子，对肿瘤的恶性转化起促进作用。研究显示，成纤维细胞与肾癌细胞共培养后，激活了 ERK/Akt 信号通路，显著增强肾癌细胞的迁移和侵袭能力。周皮细胞的聚集促进了血管新生，为肾癌细胞转移筑巢提供养分。炎症细胞和免疫细胞的聚集促进肾癌细胞逃离免疫监视。肾癌细胞从原发灶的迁移也受基质金属蛋白酶的作用。基质中的脂肪细胞和肿瘤相关成纤维细胞分泌 MMPs 降解胞外基质蛋白，促使细胞脱离细胞–细胞之间的黏附，从而向远处迁移。

随着肾癌不断生长，原发灶的缺氧微环境也对其侵袭转移具有重要促进作用，而肾癌 *VHL* 基因的失活所导致的假性缺氧，促使 HIF-1α/HIF-2α 表达上调，激活增强下游癌基因表达，也是重要因素。HIF-1α 则诱导 EMT，促进原发灶肿瘤细胞远处转移。HIF-1α 诱导 EMT 中关键分子 Snail 的表达，使得肿瘤细胞黏附蛋白 E 表达下降，增强癌细胞的侵袭性。HIF-1α 同时与 EMT 通路中的 *Twist-1* 基因的缺氧反应原件结合，增强 Twist-1 的表达，促进肿瘤的转移。HIF-α/Myc 通过激活 *LGALS1* 基因的表达增强细胞-细胞基质间的相互作用，增强肾癌细胞的侵袭和迁移能力，激活 RhoA 调控细胞骨架重塑。激活的 c-Myc 会减弱线粒体呼吸链中的电子转移和氧消耗，即减弱有氧呼吸，增强无氧呼吸，释放氧自由基。氧自由基引起抑癌基因的 DNA 损伤，并且还可以抑制细胞凋亡，使 P53 蛋白依赖通路失活，打破细胞对缺氧微环境的稳态，促进肿瘤细胞从原生环境的脱离，增强其侵袭转移能力。

除低氧微环境外，肿瘤细胞的旺盛生长同时伴随着大量酸性代谢产物的外排，从而形成了肿瘤细胞外的酸性环境。肿瘤细胞具有很强的适应性，能迅速适应缺氧环境。有氧呼吸功能发生障碍，肿瘤细胞可以增强无氧糖酵解并释放大量乳酸，加上肿瘤组织周围不完备的脉管系统，使分解代谢产物不能及时排出，这都促成肿瘤组织周围酸性环境的形成，而研究发现这种酸性环境有利于肿瘤的转移。1991 年，Schlappack 等利用实验性动物转移模型，将 3 种细胞 KHT、SCC-VII 和 B-16 首先在一定的酸性条件下培养，然后分别从尾静脉注入 C57BL/6 小鼠，23 天后发现 3 组动物肺部的转移结节数与正常培养细胞组有显著性差异；在肿瘤血管生成的研究中发现，肿瘤细胞表面可以向内皮细胞分泌一种转运 VEGF 的小囊泡，pH 越低越有利于小囊泡对于 VEGF 的摄取。

肿瘤的转移是一个复杂的过程，多种因素参与调控。肾癌原发灶的微环境和细胞之间相互作用，微环境的改变会增强肾癌细胞的侵袭性，而肿瘤细胞自身通过信号分子改变微环境以利于自身脱离原发灶向远处转移。

（胡光辉　整理）

57. 肾癌肿瘤相关巨噬细胞与免疫微环境

机体抗肿瘤的主要方式是细胞免疫。肾癌是具有免疫原性的肿瘤，可以引起机体特异性免疫应答，主要通过 $CD8^+$ 细胞毒性 T 淋巴细胞（$CD8^+$CTL）介导的穿孔素 / 颗粒酶或 Fas/FasL 途径或由 T 细胞产生的细胞因子可使肿瘤细胞崩解。但是，肾癌进行性生长说明肿瘤细胞可以逃避集体的免疫攻击。机体免疫功能抑制是导致肿瘤发展及治疗失败的重要原因，肿瘤可以产生多种免疫抑制性物质促进肿瘤细胞增殖。近年来，肾癌中 PD-1/PD-L1 通路的抑制取得了突破性疗效，同时也证明了肾癌进展过程中免疫抑制的作用。肾癌细胞、肿瘤浸润淋巴细胞及抗原提呈细胞膜上表达PD-L1，其与效应T细胞上的PD-1结合，传递负性调控信号，导致肿瘤抗原特异性T细胞的凋亡或免疫无能，形成免疫抑制的肿瘤微环境，进而促使肿瘤细胞的逃逸。

肾癌细胞微环境中含有巨噬细胞、T细胞、自然杀伤细胞、树突细胞和中性粒细胞，对肾癌细胞的增殖和侵袭具有促进作用。肾癌相关巨噬细胞可能受趋化因子如CCL2调控。CCL2是CCR2的配体，巨噬细胞表达CCR2。而肾癌组织产生的CCL2显著高于正常肾组织。肾癌患者组织特异来源的巨噬细胞表达趋化因子CCR8受体，分离的$CD11^+CD8^+$细胞产生的IL-6、VEGF、CCL3和CCL4显著高于$CCR8^-$细胞，但两种细胞产生的其他趋化因子/细胞因子水平无差异。在肿瘤内，CCR^+的肿瘤相关巨噬细胞偏向受STAT3调控并且能诱导T淋巴细胞内的Foxp3的表达。这些细胞同时会产生较高水平的CCL1（CCR8的配体）。因此，在肾癌中，CCL1/CCLR8和CCR2/CCL2对调控肾癌肿瘤相关巨噬细胞的免疫抑制具有重要作用。

肿瘤相关巨噬细胞会受所在部位的组织影响而获得组织相关特异的表型，目前主要存在两种类型巨噬细胞，即M1型和M2型。当受到TLR4和I型细胞因子（如IFN-γ）刺激时，出现的是M1型巨噬细胞。M1型巨噬细胞主要功能是吞噬抗原，产生促炎症蛋白质（IL-12，TNF-α等），递呈Ⅱ类抗原，杀死肿瘤细胞。相反，M2型巨噬细胞由Ⅱ类细胞因子诱导（IL-4、IL-13）并产生大量抗炎因子（如IL-10）。同时会表达一些分子抑制适应性免疫反应，促进损伤修复，减轻炎症反应。

最近一些研究阐释了肿瘤相关巨噬细胞在透明肾细胞癌中的作用机制。最近一项研究发现，肾癌微环境中的CD11b^{+}、HLA^{-}DR^{+}、CD15^{-}、CD33^{-}、CD163^{+}、CD68^{+}和CD33^{-}的巨噬细胞具有免疫抑制特性，能分泌IL-10并且能促进T细胞分泌IL-10。分离的TAM同肿瘤组织一样会产生较高的CCL2诱导单核细胞至肿瘤内。肾癌肿瘤相关巨噬细胞产生的IL-10和CCL2主要受过表达的5-脂氧化酶调控。有趣的是，使用脂肪氧化酶抑制剂NDGA则会抑制TAMs细胞表达CCL2和IL-10。但又会诱导T细胞介导的IL-10表达上调。另外，TAMs和T细胞共培养则增强了细胞毒性T淋巴细胞抗原4和Foxp3的表达，触发了肿瘤逃逸的另外一个机制，但该免疫抑制通路不受15-LOX2激活。

另外一项研究显示，肾癌的TAMs表达巨噬细胞表面标志物CD163和CD204，并且瘤内CD163^{+}细胞会随着年龄、核分级和TNM分期而变化。在单因素分析中，CD163^{+}细胞水平越高临床结局越差。该研究还发现肾癌细胞在肿瘤条件培养基中会促使TAMs朝向M2细胞极化，并且TAMs与肾癌细胞株共培养后则会诱导恶性细胞内的STAT3活化，增强免疫抑制促进肾癌细胞增殖和转移。肾癌细胞和TAMs之间的相互作用可能受肾癌细胞上的膜结合型巨噬细胞集落刺激因子（macrophage colony-stimulating factor，M-CSF）和巨噬细胞表面的M-CSFR调控。因为使用M-CSFR抑制剂后可阻断肿瘤细胞内STAT3的激活。

另外，肾癌细胞可以共表达 CSF-1 和 CSF-1R。集落刺激因子 1（colonystimulating factor 1，CSF-1）结合 CSF-1R 后会促进肾癌细胞增殖，抑制凋亡。然而，CSF-1 依赖自分泌通路也可以促进肾癌的生长。

有学者发现肾癌组织比周围正常组织更容易募集巨噬细胞。肾癌细胞中 CXCL8 表达水平较正常肾小管上皮细胞高，表达 CXCL8 的肾癌细胞会诱导巨噬细胞至肿瘤内，激活 Akt/mTOR 通路和 EMT，促进肾癌侵袭和迁移。而肾癌微环境中 TAMs 的渗透还可以促进肾癌血管新生，促进肾癌的增殖和进展。肾癌微环境中的 TAMs 与肿瘤微血管密度以及 VEGF 水平呈正相关。

肾癌免疫微环境与肾癌的发生和进展密切相关。肾癌细胞会募集肿瘤相关巨噬细胞至肿瘤部位，肿瘤相关巨噬细胞可协助肾癌细胞逃离自身免疫反应，促进肾癌细胞生长、增殖和侵袭。修正肿瘤微环境将可能是治疗肿瘤的另一新方法，值得深入研究。

（胡光辉　整理）

参考文献

1.Hanahan D，Weinberg RA. Hallmarks of cancer：the next generation.Cell，2011，144（5）：646-674.

2.Chaffer CL，Brueckmann I，Scheel C，et al. Normal and neoplastic nonstem cells can spontaneously convert to a stem-like state. Proc Natl Acad Sci USA，2011，

108（19）：7950-7955.

3.Korkaya H，Liu S，Wicha MS. Breast cancer stem cells，cytokine networks，and the tumor microenvironment. J Clin Invest，2011，121（10）：3804-3809.

4.Yang X，Hou J，Han Z，et al. One cell，multiple roles：contribution of mesenchymal stem cells to tumor development in tumor microenvironment.Cell Biosci，2013，3（1）：5.

5.Bianchi G，Borgonovo G，Pistoia V，et al. Immunosuppressive cells and tumour microenvironment：focus on mesenchymal stem cells and myeloid derived suppressor cells. Histol Histopathol，2011，26（7）：941-951.

6.Shinojima N，Hossain A，Takezaki T，et al. TGF-β Mediates Homing of Bone Marrow–Derived Human Mesenchymal Stem Cells to Glioma Stem Cells. Cancer Research，2013，73（7）：2333-2344.

7.Liu S，Ginestier C，Ou SJ，et al. Breast Cancer Stem Cells Are Regulated by Mesenchymal Stem Cells through Cytokine Networks. Cancer Research，2011，71（2）：614-624.

8.Li HJ，Reinhardt F，Herschman HR，et al. Cancer-stimulated mesenchymal stem cells create a carcinoma stem-cell niche via Prostaglandin E2 signaling.Cancer Discovery，2012，2（9）：840-855.

9.Mclean K，Gong Y，Choi Y，et al. Human ovarian carcinoma-associated，mesenchymal stem cells regulate，cancer stem cells and tumorigenesis，via altered BMP production. Journal of Clinical Investigation，2011，121（8）：3206-3219.

10.Jung MJ，Rho JK，Kim YM，et al. Upregulation of CXCR4 is functionally crucial for maintenance of stemness in drug-resistant non-small cell lung cancer cells. Oncogene，2013，32（2）：209-210.

11.Mitchem JB，Brennan DJ，Knolhoff BL，et al. Targeting tumor-infiltrating macrophages decreases tumor-initiating cells，relieves immunosuppression，and improves chemotherapeutic responses.Cancer Research，2013，73（3）：1128-1141.

12.Fan QM，Jing YY，Yu GF，et al. Tumor-associated macrophages promote cancer stem cell-like properties via transforming growth factor-beta1-induced epithelial-mesenchymal transition in hepatocellular carcinoma.Cancer Letters，2014，352（2）：160-168.

13.Yang J，Liao D，Chen C，et al. Tumor-associated macrophages regulate murine breast cancer stem cells through a novel paracrine EGFR/Stat3/Sox-2 signaling pathway. Stem Cells，2013，31（2）：248-258.

14.Ding J，Jin W，Chen C，et al. Tumor Associated Macrophage × Cancer Cell Hybrids May Acquire Cancer Stem Cell Properties in Breast Cancer. Plos One，2012，7（7）:e41942.

15.Jinushi M，Chiba S，Yoshiyama H，et al. Tumor-associated macrophages regulate tumorigenicity and anticancer drug responses of cancer stem/initiating cells.Proc Natl Acad Sci U S A，2011，108（30）：12425-12430.

16.Yu X，Li H，Ren X. Interaction between regulatory T cells and cancer stem cells.International Journal of Cancer Journal International Du Cancer，2012，131（7）：1491-1498.

17.Ping YF，Bian XW. Consice review: Contribution of cancer stem cells to neovascularization.Stem Cells，2011，29（6）：888-894.

18.Grange C，Tapparo M，Collino F，et al. Microvesicles released from human renal cancer stem cells stimulate angiogenesis and formation of lung premetastatic niche. Cancer Research，2011，71（15）：5346-5356.

19.Lu P，Weaver VM，Werb Z. The extracellular matrix：a dynamic niche in cancer progression.Journal of Cell Biology，2012，196（4）：395-406.

20. Lu P，Takai K，Weaver VM，et al. Extracellular matrix degradation and remodeling in development and disease.Cold Spring Harbor Perspectives in Biology，2011，3（12）：pii：a005058.

21.Wong GS，Rustgi AK. Matricellular proteins: priming the tumour microenvironment for cancer development and metastasis. British Journal of Cancer，2013，108（4）：755-761.

22.Li L，Cole J，Margolin D A. Cancer Stem Cell and Stromal Microenvironment. Ochsner Journal，2013，13（1）：109-118.

23.Casazza A，Di CG，Wenes M，et al.Tumor stroma：a complexity dictated by the hypoxic tumor microenvironment.Oncogene，2014，33（14）：1743-1754.

24.Li P，Zhou C，Xu L，et al.Hypoxia enhances stemness of cancer stem cells in glioblastoma: an in vitro study.Int J Med Sci，2013，10（4）:399-407.

25.Conley SJ，Gheordunescu E，Kakarala P，et al. Antiangiogenic agents increase breast cancer stem cells via the generation of tumor hypoxia.Proceedings of the National Academy of Sciences of the United States of America，2012，109（8）：2784-2789.

26.Wang L，Wei C，Li G，et al. High expression of CXCR4，CXCR7 and SDF-

1 predicts poor survival in renal cell carcinoma. World Journal of Surgical Oncology, 2012, 10 (1): 212.

27.Jiang J, Tang YL, Liang XH. EMT: a new vision of hypoxia promoting cancer progression. Cancer Biology & Therapy, 2011, 11 (11): 714-723.

28.Qi Zhang, Xueli Bai, Wei Chen, et al. Wnt/β-catenin signaling enhances hypoxia-induced epithelial–mesenchymal transition in hepatocellular carcinoma via crosstalk with hif-1α signaling. Carcinogenesis, 2013, 34 (5): 962-973.

29.Lundgren K, Nordenskjöld B, Landberg G. Hypoxia, Snail and incomplete epithelial-mesenchymal transition in breast cancer.British Journal of Cancer, 2009, 101 (10): 1769-1781.

30.Sugimoto M, Kohashi K, Itsumi M, et al. Epithelial to Mesenchymal Transition in Clear Cell Renal Cell Carcinoma with Rhabdoid Features. Pathobiology, 2016, 83 (6): 277-286.

31.Inman BA, Harrison MR, George DJ. Novel immunotherapeutic strategies in development for renal cell carcinoma.European Urology, 2013, 63 (5): 881-889.

32.Ohaegbulam KC, Assal A, Lazarmolnar E, et al. Human cancer immunotherapy with antibodies to the PD-1 and PD-L1 pathway.Trends in Molecular Medicine, 2015, 21 (1): 24-33.

33.Daurkin I, Eruslanov E, Stoffs T, et al. Tumor-associated macrophages mediate immunosuppression in the renal cancer microenvironment by activating the 15-lipoxygenase-2 pathway.Cancer Research, 2011, 71 (20): 6400-6409.

34.De Palma M, Lewis CE. Macrophage regulation of tumor responses to anticancer therapies.Cancer Cell，2013，23（3）：277-286.

35.Komohara Y，Hasita H，Ohnishi K，et al. Macrophage infiltration and its prognostic relevance in clear cell renal cell carcinoma.Cancer Science，2011，102（7）：1424-1431.

36.Menke J，Kriegsmann J，Schimanski CC，et al. Autocrine CSF-1 and CSF-1 receptor coexpression promotes renal cell carcinoma growth.Cancer Research，2012，72（1）：187-200.

37.Yhee JY，Yu CH，Kim JH，et al. Angiogenesis and Expression of Vascular Endothelial Growth Factor，Tumour Necrosis Factor-α and Hypoxia Inducible Factor-1α in Canine Renal Cell Carcinoma. Journal of Comparative Pathology，2012，147（2-3）：129-138.

肾癌基因组学和表观遗传学分析进展

58. DNA 甲基化在肾癌发生发展中的研究新进展

DNA 甲基化作为表观遗传学重要的分子机制之一，越来越受到国内外学者的关注。众所周知，DNA 甲基化能通过调节染色质结构、DNA 构象、DNA 稳定性及 DNA 与蛋白质的相互作用，进而调控基因的表达。近年来，随着研究的深入，DNA 甲基化在肾癌中的作用也逐渐被揭示。本文将从 DNA 甲基化的概念及其与肾癌诊断、治疗和预后等方面做一回顾。

（1）DNA 甲基化

DNA 甲基化是指在甲基转移酶的催化下，在胞嘧啶环的 5'-碳上添加甲基，使其转变为 5- 甲基胞嘧啶，是一种可逆的共价修饰，常发生于基因组的 CpG 二核苷酸序列。基因组中，胞嘧啶（C）和鸟嘌呤（G）组成的串联重复序列称为 CpG 岛。CpG 岛一般位于基因的启动子区域，其甲基化会导致基因转录活性降低，进而影响基因的表达。有研究显示，抑癌基因 CpG 岛的高甲基化及基因组整体的低甲基化在肾癌的发生发展中起着至为重要的作用。

（2）DNA 甲基化与肾癌

研究显示 *VHL* 基因失活、HIF 累积在肾癌发生过程中至关重要。*VHL* 基因的失活主要归因于基因突变，除此以外，尚有少部分源于 *VHL* 基因启动子区的甲基化。有研究显示，*VHL* 基因启动子区的甲基化与肾癌的分期有关。RASSF1A 蛋白由 *RASSF1* 基因编码，该蛋白的缺失或者下调与多种不同类型肿瘤的发生发展密切相关。Ellinger 及 Peters 等的研究提示肾癌组织中 RASSF1A 启动子区 CpG 甲基化水平明显高于正常组织及癌旁组织，提示其与肾癌的发生密切相关。抑癌基因 *CHD5* 及 *UQCRH* 在约 40% 的肾透明细胞癌组织呈现高甲基化，*UQCRH* 的甲基化程度更被证实与肾癌临床病理参数及预后相关。

Ricketts 等的研究提示一系列肿瘤抑癌基因在肾癌细胞系及组织标本中呈现高甲基化。抑癌基因 *SLC34A2*、*OVOL1*、*DLEC1*、*TMPRSS2*、*SST* 及 *BMP4* 在肾癌组织中甲基化比例分别为：63%、40%、20%、26%、31% 及 35%。进一步研究显示下调 *OVOL1* 及 *SST* 能显著促进肾癌细胞的生长，提示抑癌基因启动子区的高甲基化与肾癌发生密切相关。

随着研究的深入，*BMP*、*DAB2IP* 及 *SLC16A3* 等基因启动子区甲基化也被证实与肾癌有关。抑癌基因 *DAB2IP* 启动子区 CpG

的甲基化更是被证实能独立预测肾癌患者的总生存时间（OS）。Wang 等进一步通过对国内（多中心）及国外共 463 例肾癌组织中 *DAB2IP* 启动子区 CpG 甲基化的检测，证实了 *DAB2IP* 启动子区 CpG 的甲基化是肾癌 OS 的独立危险因素。Deckers 等发现 CDO1 在 38.3% 的肾癌组织中呈现高甲基化，同时发现高甲基化与更差的预后有关。在预后模型中，纳入 CDO1 启动子区 CpG 甲基化状态相比未纳入精确性更高。近年来，更有研究通过将多个基因的启动子区甲基化状态联合，已期待能更好地预测肾癌患者的预后，获得较好的、可重复的结果。Wei 等构建的 *PITX1*、*FOXE3*、*TWF2*、*EHBP1L1* 及 *RIN1* 等五基因启动子区甲基化的模型，在多个队列中被证实是肾癌患者 OS 的独立预测因素。虽是如此，但研究证据级别尚较低，基因甲基化在肾癌患者预后预测方面的应用尚有待更多研究验证。

（3）DNA 甲基化与肾癌治疗

凋亡基因 *ASC/TMS1* 在 83%（5/6）的肾癌细胞系中低表达。在肾癌组织中，*ASC/TMS1* 的表达也明显低于癌旁组织。进一步研究发现该差异表达情况与基因启动子区的甲基化密切相关。通过去甲基化药物的干预，肾癌细胞的增殖及侵袭明显受到抑制。提示针对甲基化治疗的药物尚可能成为肾癌的治疗选择。5- 氮杂 -2'- 脱氧胞苷（DAC），是一种 DNA 甲基转移酶抑制剂，现已被临床用于血液病的治疗。目前 DAC 在肾癌的体外实验中初步证实了效果，体内实验及临床实验有待进一步开展。Zhu 等研究表明，抑癌基因，特别是 *APAF-1* 基因启动子区 CpG 岛的去甲基化可增强铂类治疗的敏感性。Liu 等的研究提示甲基转移酶抑制剂可在体内、外逆转肾癌对奥沙利铂的耐药。继续深入探究甲基化抑制剂在肾癌治疗中的应用，或许可使其成为众多个体化肾癌治疗的可选方案之一。

总的来说，目前的研究认为，抑癌基因的高甲基化和全基因组的低甲基化是肾癌形成的原因之一。DNA 的甲基化水平可能与肾癌患者临床病理参数相关，基于血液或肿瘤本身甲基化的检测，或许能为肾癌的诊断、治疗及预后提供依据，但基于目前的研究尚未能形成系统的理论。随着研究的不断深入，甲基化在肾癌发生发展中的分子机制将逐步被揭示。其应用于临床药物研发及预后预测等方面尚有待更多的研究和探索。

（黄天宝　整理）

59. 肾癌中组蛋白修饰越来越受重视

表观遗传在肿瘤的发生发展中起着重要的作用，组蛋白修饰作为表观遗传的重要组成部分，近来越来越受重视。目前认为肿瘤的发生发展是由遗传和表观遗传共同异常导致基因表达异常所引起的疾病。遗传改变主要包括基因突变、移位，而表观遗传主要涉及 DNA 甲基化、组蛋白修饰和微 RNA 调控等。

（1）表观遗传

表观遗传学是除外 DNA 核苷酸序列改变，研究在细胞分裂期间 DNA 或其相关蛋白发生的可遗传的改变，包括 DNA 甲基化、组蛋白修饰和微 RNA 调控。异常的 DNA 甲基化通常发生在胞嘧啶和鸟嘌呤丰富的地区，其与基因沉默有关。组蛋白修饰主要有组蛋白赖氨酸甲基化和乙酰化。乙酰化一般与基因的激活有关，而甲基化根据甲基化部位与基因的转录、激活或抑制有关。微 RNA 调控主要参与细胞的转化和肿瘤的形成。

目前相关研究显示，在癌症的形成及进展过程中，基因改变并不是影响基因表达的唯一路径，恶性肿瘤细胞中常可观察到表观遗传学现象。

（2）组蛋白修饰

要了解组蛋白修饰的概念，首先我们需要明确何为组蛋白。组蛋白是围绕在双链 DNA 中的一种被称为核小体的结构蛋白。而核小体是由一组四对组蛋白分子（H2A、H2B、H3 和 H4）构成的组蛋白八聚体，通过 DNA 包围形成。这种结构构成了真核染色质的基本单位。染色质包括两种：异染色质和常染色质。异染色质是高度螺旋的，因此难以转录；而常染色质松散地装填，因此很容易转录。DNA 和组蛋白可以以沉默或激活的基因进行修饰。

顾名思义，组蛋白修饰就是基于组蛋白的修饰，目前已知的组蛋白修饰共有九种：甲基化、乙酰化、磷酸化、泛素化、类泛素化、ADP 羰基化、脱亚氨基化、脯氨酸异构化、丙酰化。目前对甲基化、乙酰化和磷酸化的研究较多。其中以组蛋白 H3 和 H4 较多见。组蛋白修饰不仅种类繁多，而且相互之间还能互相组合变化，如组蛋白甲基化其赖氨酸残基可以发生单甲基化、双甲基化和三甲基化，而且组蛋白的修饰可通过调节控制染色体结构来影响各种基于 DNA 的重要过程，故组蛋白的共价修饰可能是更为精细的基因表达方式。

多项研究发现，组蛋白修饰酶功能的改变，包括赖氨酸甲基化与肿瘤的发生发展有着密切的关系。组蛋白修饰酶的异常活性可能改变染色质结构和转录的正常程序的中断，推动细胞向恶性肿瘤细胞转变。最近研究表明，H3K4me2 和 H3K18Ac（与活跃转录相关）和 H3K9me2（与基因抑制有关）的组蛋白修饰能够预测疾病的预后。H3K9me2 与肾癌的预后不良相关。

（3）*VHL* 突变与肾癌的发病

众所周知，大约 50% 的 CCRCC 伴有 *VHL* 的突变。而 *VHL* 的突变一部分来源于体细胞突变，一部分来源于启动子甲基化。*VHL* 功能障碍导致 HIF 升高进而增加肾癌的肿瘤血管生成及肾癌的发生发展。虽然通过在启动子甲基化使 *VHL* 失活的发生率占所有 *VHL* 失活的 15%，然而肿瘤抑制基因的失活主要因其启动子甲基化导致，而基因突变很少发生（肾癌相关肿瘤的抑制基因见表 22）。

表 22　RCC 中频繁甲基化（至少 30% 的肿瘤）候选抑癌基因举例

染色体定位	基因名称	基因	RCC 甲基化平均百分比（%）	肿瘤数目（个）
1q25.2-25.3	*PTGS2*	前列腺素内过氧化物酶	95	65
2q23	*RPRM*	Reprimo	44	52

续表

染色体定位	基因名称	基因	RCC 甲基化平均百分比（%）	肿瘤数目（个）
3p14.2	*FHIT*	脆性组胺酸三聚体	53	87
3p21.1	*FAM107A/TU3A*	序列相似性家族 107	39	61
3p21.3	*RASSF1A*	Ras 相关区域家族 1A	51	735
4p14	*UCHL1*	泛素羧基终端酯酶 L1	38	32
4q25	*DKK2*	Dickkopf 2	58	52
4q31.3	*SFRP2*	分泌型卷曲相关蛋白 2	53	62
5q31	*PDLIM4*	PDZ 和 LIM 结构域蛋白 4	43	41
7p14-12	*IGFBP1*	胰岛素样生长因子结合蛋白 1	30	30
7p14-13	*SFRP4*	分泌型卷曲相关蛋白 4	53	62
7q21.1	*MDRI*	多重耐药基因 1	86	65
8p12-11.1	*SFRP1*	分泌型卷曲相关蛋白 1	47	234
8p22-21.3	*DLC1*	Deleted in liver cancer 1	35	34
8q24	*COL14AL*	胶原蛋白 14AL	44	41
9p21	*CDKN2A*	细胞周期蛋白依赖性激酶抑制剂 2A	33	299
9q22	*COL15AL*	胶原蛋白 15AL	53	65
9q34.1	*DAPK1*	死亡相关蛋白激酶	35	219
10q11.2	*DKK1*	Dickkopf 1	44	62
10q24.1	*SFRP5*	分泌型卷曲相关蛋白 5	57	62
11p15.2	*DKK3*	Dickkopf 3	50	62
11q13	*CST6*	半胱氨酸蛋白酶抑制剂	46	61
12q14.3	*WIF1*	Wnt 抑制因子	73	62

续表

染色体定位	基因名称	基因	RCC 甲基化平均百分比（%）	肿瘤数目（个）
12q23	*APAF1*	凋亡蛋白酶激活因子 1	98	170
14q23.2	*ESR2*	雌激素受体 2	53	65
15q24	*LOXL1*	赖氨酰氧化酶 1	35	23
15q25	*BNC1*	碱性核蛋白 1	46	59
16q22.1	*CDH1*	E 钙黏蛋白	35	229
17p13.2	*CXCL16*	Chemokine （C-X-C motif） ligand 16	42	62
17q21	*JUP*	连接性盘状球蛋白	91	54
17q21.2	*HOXB13*	Homeobox family B 13	30	50
17q21.2	*KTN19*	角蛋白 19	38	66
17q21.31-22	*COL1AL*	胶原蛋白 1AL	57	30
18p11.3	*DAL-1/4.1B*	Differentially expressed in adenocarcinoma of the lung	45	55
19q13.2	*SPINT2*	Serine peptidase inhibitor，Kunitz type 2	38	118
21q11.2-21.1	*BTG3*	B 细胞易位基因 3	70	20
22q12.1-13.2	*TIMP3*	金属蛋白酶组织抑制剂 3	51	289

通过比较家族性肾癌和散发性肾癌的甲基化图谱，发现一些位点包括 *RASSF1*、*PITX2*、*CDH13*、*HS3ST2*、*TWIST1*、*TAL1*、*TUSC3* 和 DCC 甲基化水平在散发性肾癌中明显高于家族性肾癌。这表明肾癌的甲基化通路具有一定的复杂性，这也解释了为

什么阻断 *VHL* 对肾癌治疗效果不佳。

目前发现肾癌患者中有很多基因包括 *CDH1*、*APAF1*、*COL1A1*、*DKK2*、*DKK3*、*SFRP1*、*SFRP4*、*SFRP5*、*WIF*、*PCDH17* 和 *TCF21* 的甲基化明显高于正常组织。这些基因在不同方面参与肿瘤的发生：诸如信号转导、凋亡、血管生成、黏合性和肿瘤侵袭。

最近另一项针对 38 例 CCRCC 和 9 例正常组织的甲基化状态研究显示 55 个基因甲基化程度在肾癌中明显升高。进一步详细的功能研究发现 8 个新的 CCRCC 肿瘤抑制基因（tumor suppressor gene，TSG）的候选基因包括 *OVOL1*、*DLEC1*、*BMP4*、*SST*、*TMPRSS2*、*TM6SF1*、*SLC34A2* 和 *COL1A2*。其中 *OVOL1* 甲基化后可以增加 *c-Myc* 的表达，而 *c-Myc* 的途径活化通常见于 CCRCC 的形成。

目前有几个用于鉴定肾癌的 TSG 表观遗传方法。一种策略是用 5- 氮 -2'- 脱氧胞苷处理 RCC 细胞系在经高密度微阵列表达分析。并在原发肿瘤中进一步验证去甲基化后的再表达基因。发现五个转录沉默相关基因 *BNC1*、*COL14AL*、*CST6*、*PDLIM4* 和 *SFRP1* 均有启动子的甲基化。进一步通过细胞实验验证了这些基因扮演着抑制肿瘤的作用。另一种策略是基于甲基化 DNA 免疫沉淀（简称 MeDIP）与高密度的全基因组表达芯片对基因组甲基的直接分析，发现 9 个基因 *ATP5G2*、*PCDH8*、*CORO6*、*KLHL35*、*QPCT*、*SCUBE3*、*ZSCAN18*、*CCDC8* 和 *FBN2* 在原发性肾透明细胞癌中经常甲基化，且这些基因的启动子甲基化最终导致其表达水平显著减少。

运用 HELP（Hpa Ⅱ微小片段富集通过连接介导 PCR）方法，最近一项研究肾癌整个基因组的 130 万个位点的 CpG 甲基化状态显示异常甲基化是在肾特异性增强子区尤其丰富。这些异常的高甲基化区同样是 AP2a、AHR、HAIRY、ARNT 和 HIF1 等转录因子的结合区，因而可以降低肾癌中的缺氧信号通路。

（4）组蛋白修饰在肾癌诊断方面的价值

理想的肿瘤标志物应具有以下特征：①只在肿瘤患者体内表达且与肿瘤的分期与分级相关。②肿瘤标志物对治疗有反应。③容易检测。而表观遗传学生物标志物改变发生在恶性表型出现之前，因而有助于发现早期阶段的肿瘤，是有前景的工具，且其在筛选和诊断肿瘤、评估预后、预测肿瘤对治疗的反应等方面具有优势，对于在早期阶段诊断肿瘤尤为重要。另外表观遗传学生物标志物在临床取得的标本中可以检测到表观遗传学改变（如细胞学刮片、内镜刷取物、活检标本、血清、唾液、尿液、粪便等），因而表观遗传学生物标志物的应用是具有前景的。

原发肾肿瘤中存在因 DNA 甲基化而沉默的抑癌基因，其中一些基因与特定的组织学亚型有关。但目前还没有可靠的表观遗传学标志物，可在检测肾细胞癌时兼具特异性和敏感性，并且也不能用于区分肿瘤的良恶性。目前研究发现，在血清、外周血和尿液中可以检测到一些启动子的甲基化。这些基于 DNA 甲基化的无创性的检测为在 CCRCC 诊断提供了可能。例如，*RASSF1A* 和 *VHL* 的启动子甲基化在 CCRCC 患者的血清水平明显升高。另外肾癌患者外周血中 KILLIN（一种新的 p53 调节 TSG 近端 PTEN）的和长散在重复序列（LINE-1），表达明显高于健康对照。一个大样本研究发现，含有上皮钙黏素、前列腺素内过氧化物合成酶 2（PTGS2）、*RASSF1A* 启动子甲基化的基因面板可能更精确地检出肾细胞癌。目前虽然已经证实一些差异性表达 DNA 甲基化可以反映肾癌患者对化疗药物的反应，但到目前为止，仍然没有用于临床的 DNA 甲基化标志物预测肾癌患者对化疗药物反应。

（5）组蛋白修饰在肾癌预后方面的价值

肾细胞癌的独立预后预测因子包括人类第 10 号染色体缺失的磷酸酶和张力蛋白同源物、JUP （junction plakoglobin ）、EPB41L3（erythrocyte membrane protein band 4. 1-like 3）、凋亡蛋白酶活化因子 1 和死亡相关蛋白激酶 1，以上预测因子均提示预后不良。但目前尚无有效用于肾细胞癌诊断的组蛋白修饰数据。

在预测预后方面，相比组蛋白修饰水平高的患者，H3K4me2 和 H3K18Ac 免疫染色阳性癌细胞百分比较低的患者，其 1 年生存率更低。此外，低细胞水平的 H3K9me2 与预后不良有关，是肾细胞癌独立的预后预测因子。

（6）组蛋白修饰在肾癌治疗方面的价值

以抑制 DNA 甲基化转移酶进而使沉默基因活性恢复的“表

观遗传治疗”已成为 CCRCC 有前途的治疗策略。这种新兴的治疗策略使肾癌细胞基因表达谱重新编程，因此使得 CCRCC 对于标准疗法更敏感。

因为表观遗传具有遗传性和可改变性，所以使其成为具有潜力的治疗靶点。目前一些通过改变 DNA 甲基化（DNA 甲基转移酶抑制剂）和组蛋白修饰（组蛋白脱乙酰酶抑制剂）已经被用于治疗表观遗传。一些关于 DNA 甲基转移酶抑制剂和组蛋白脱乙酰酶（HDAC）抑制剂的临床实验正在进行。

人体中三个催化活性的 DNA 甲基化酶（DNMT1、DNMT3a 和 DNMT3b）调控 DNA 甲基化。因此针对 DNMT 为靶向的治疗是潜在性的肾癌治疗方案。目前 MG98 被认为是一个有潜力的 DNMT1 抑制剂。它可以通过结合到 DNMT1 的 mRNA 上进一步阻止蛋白合成而降低细胞内 DNMT1 水平。目前研究显示 Wnt/β-catenin 信号通路在肾癌的肿瘤发生发展中起着重要的作用。研究显示 wnt 拮抗剂启动子的甲基化导致肿瘤细胞的增殖和分化。分泌型卷曲相关蛋白 2（SFRP2）是 Wnt 信号的拮抗剂，其作为一个抑癌基因在肾癌中低表达。最近一项研究显示 DNMT 抑制剂 5- 氮 -2'- 脱氧胞苷可以提升 SFRP2 的表达进而促进 RCC 的凋亡。

组蛋白修饰包括乙酰化（转录激活）、甲基化（活化或抑制）和磷酸化（染色质结构和功能的改变）。这些变化涉及酶的异常活性可以导致染色质结构的异常和癌症后续发展。组蛋白脱乙酰酶抑制剂是基于它们的结构构成分类的。一些新的药物目前正在开发中。OBP-801 也称为 YM753 的新型 HDAC 抑制剂，联合磷脂酰肌醇 3- 激酶（P13K）抑制剂（LY294002）可以诱导肾癌细胞凋亡，抑制肾癌细胞的细胞生长。

HDAC 抑制剂的几种治疗益处已在临床前试验中进行了说明，但不幸的是，这还没有转化为临床试验。原因之一是长期治疗可能产生药物抵抗。目前的研究表明，与 2 周短期治疗的治疗相比，HDAC 抑制剂（丙戊酸）的长时间使用（12 周）与耐药性有关。

展望：组蛋白修饰作为表观遗传的重要组成部分，其在肾癌发生发展中的作用逐渐受到重视。随着研究手段的进步和对组蛋白修饰研究的深入，相信在不久的将来，组蛋白修饰必定会成为肾癌诊断、治疗和预后的新标志。

（郭长城　整理）

60. 微 RNA 在肾癌中的基础和临床研究新进展

微 RNA 是一类长度为 21 ～ 23 个核苷酸的短链非编码 RNA，并且分成了很多个微 RNA 家族。微 RNA 通过与 mRNA 的 3'- 端非翻译区（3'-UTR）完全或不完全互补配对，导致靶 mRNA 降解或抑制其翻译，最后起到转录后水平调节基因表达的作用。微 RNA 参与调控着人类约 30% 的 mRNA，在许多生物学进程中扮演着重要的角色，比如器官的形成、细胞分化、细胞凋亡、肿瘤的形成与转移等，其表达异常与包括肾癌在内的许多恶性肿瘤发生发展有关。

近年来，随着微 RNA 作为癌基因或抑癌基因越来越为人们所熟知，检测和干预这些小的核苷酸序列有可能使肾癌的诊断与治疗取得更大的进展。

（1）微 RNA 与肿瘤信号通路的相互作用

①与 HIF-1 信号通路相关的微 RNA。在大多数 RCC 中存在 *VHL* 失活导致 HIF-1 转录活性的增强，使得这一通路成为研究微 RNA-mRNA 相互作用的热点。很多的体外和临床实验都对可能作为 HIF 下游信号分子的微 RNA 进行了探索。几个研究小组对目前已知的几个在 RCC 中差异表达的微 RNA 的靶点进行了预测分析，发现在编码 VHL/HIF-1 信号通路相关蛋白的 mRNA 中有很多潜在的结合位点，包括 VHL、HIF-1α、HIF-1β、VEGF-R1、VEGF-R2、VEGF-A 等。

由于在大多数 RCC 中 *VHL* 的缺失或失活对增强 HIF-1 活性起着重要作用，Valera 等研究了在 RCC 中调节异常的特定的微 RNA 和 VHL mRNA 水平的相关性，结果发现 miR-92 和 *VHL* 表达水平在几个 RCC 亚型中都表现出很强的负相关，表明我们能够通过特定的微 RNA 过表达来激活 HIF-1 的转录活性，而不再依赖于 *VHL* 的突变。此外，Liu 等研究发现 miR-23b 能够靶向作用于肾癌细胞中的 POX，进而导致脯氨酰羟化酶活性减低，HIF-1α 水平升高，逃脱蛋白酶复合体途径降解，促进肾癌的发生。

Neal 等利用 *VHL* 突变、CCRCC 细胞系通过 VHL/HIF-1 通

路研究了微 RNA 的调节作用，把微 RNA 表达水平与 *VHL* 野生型做了比较，根据芯片检测结果，虽然 *VHL* 通路缺陷的细胞中大多数微 RNA 无差异，但也发现 miR-720、miR-31、miR-663、miR-21、let 7i 发生了下调，miR-210、miR-155、miR-193b、miR-17-92 cluster、miR-18a、miR-20a 发生了上调。这些微 RNA 中的一些（miR-210 和 miR-155）由于 HIF 下游 *VHL* 活性的增强而明确地改变，但其他的似乎与 HIF 水平无关。后来 McCormick 等在 RCC 细胞系中验证了 HIF-1 和 HIF-2 都靶向作用于 miR-210，并且 HIF-2 能够不依赖 HIF-1 调控 miR-210。Mikhaylova 用 VHL-negative RCC 细胞进行了类似的实验，发现 miR-204 能够以不依赖 HIF 的方式在正常情况下抑制自噬，并且 miR-204 的缺失使得肿瘤细胞通过致癌自噬维持生长。

在 RCC 中，HIF-1 激活致癌的基因靶点，其亚型蛋白的直接调控作用以及它通过微 RNA 作用的下游靶点都受到了很大的关注。Song 等发现 miR-138 在 CCRCC 细胞系中能够抑制 HIF-1α 的表达，还有研究发现下调 miR-30-2-3p/30a-3p 的表达能够上调 HIF-2α 的水平。这两个 α 亚型中的任何一个都能与 HIF-1β 二聚体形成转录因子，增强很多种类的肿瘤相关基因的表达。

VEGF 是在包括 RCC 在内的很多类型肿瘤中普遍存在的一个 HIF-1α 直接作用靶点，在对 CCRCC 转录组的研究中，VEGF 可能的微 RNA 网络和受体已经被做了概述。Muller 和 Nowak 发现 VEGF-A 是 miR-206 和 miR-106a-5p 的靶点，是他们研究的

CCRCC 中下调的微 RNA 中前十位中的两个，此外，VEGF 受体、NRP1 、NRP2 和 FLT1 也随着 miR-206（targeting NRP1）的减少，mir-106-5a/miR-216b/miR-3065-5p（targeting NRP1）网络和 miR-106-5a/miR-335-5p/miR-3065-5p （targeting NRP2）网络的作用而分别发生了上调。一项来源于 82 位 CCRCC 患者的肿瘤样本分析发现 miR-185 的水平与肿瘤中 VEGFR2 的表达和微血管密度都存在很强的正相关，表明 miR-185 在 RCC 血管形成中扮演着重要角色。

另一个 HIF-1α 的直接靶点是间叶细胞波形蛋白中间丝蛋白，它的表达可以被miR-138下调，进而抑制上皮至间叶细胞的转变。

②与 mTOR 通路相关的微 RNA。进展期肾癌的二线治疗经常用到 mTOR 通路抑制剂，它们通过干预致癌自噬、细胞增殖等几个肿瘤幸存机制抑制肿瘤进展。这些抑制剂的直接靶点包括 mTOR 和其他一些蛋白，比如形成 mTORC1 的 Rictor，目前已知的 RCC 细胞中存在的 miR-99a 就是一个可靶向作用于 mTOR 转录产物的直接的 mTOR 抑制剂，此外也有很多微 RNA 作用于 mTORC1 的上游信号蛋白。Dey 等研究发现，在大部分 RCC 中，上调的癌基因 *miR-21* 能够通过靶向作用于抑癌基因 *PTEN* 而激活 PI3K-AKT 信号通路和 mTORC1 下游的活性，进而维持肿瘤的增殖和侵袭能力。Zaman 等发现，在肾癌中，*PTEN* 也是癌基因 *miR-23b-3p* 的靶基因。miR-122 也被证实能够通过 PI3K-Akt 通路增强 RCC 细胞中 mTOR 的活性和细胞的增殖能力，但是此

过程中涉及的靶 mRNA 还没有被鉴别出来。

除了靶向作用于 PTEN，miR-21 也被证实在 RCC 中能够通过降低 Rictor-PDCD4 的相互作用而增强 AKT 的磷酸化来激活 mTOR，进而增强肾癌细胞的转移能力。某一特定的微 RNA 比如 miR-21 具有通过靶向作用于很多通路控制节点进而激活一个特定的致癌通路的能力，从本质上讲是建立了一个有害的乘数效应；另一方面，微 RNA 在肿瘤通路中具有多个作用位点，也增加了靶向作用于单一致癌微 RNA（比如 miR-21）来抑制肿瘤进展和转移的治疗价值。

③与 c-MET 通路相关的微 RNA。与 RCC 发生与进展相关的另一个重要通路是 c-MET 受体，一个经常在乳头状 RCC 中发生突变的受体酪氨酸激酶。它的激活导致 RCC 迁移、增殖、侵袭能力增强。近期的临床试验已经检测了特定的 c-MET 抑制剂的效果，并且一种多激酶抑制剂（cabozantinib）也表现出了较好的疗效。c-MET 表达紊乱也被认为是其他类型肿瘤发展的重要因素，在这些肿瘤中，已经发现了一些可以靶向作用于 c-MET 产物的微 RNA。比如 miR-26a 和 miR-181a-5p 在肝癌细胞中通过直接作用于 c-MET 转录产物阻断或抑制血管生成和侵袭等。miR-199a-3p 是以前就被证实的在 RCC 中下调的一个微 RNA，最近根据在几个肾癌细胞系中的转染结果发现，它能够减弱 c-MET 下游信号，并且能够减弱这些细胞的增殖能力。类似的，miR-206 在横纹肌肉瘤中能够靶向作用于 c-MET 通路，也进一步证实

了它在 CCRCC 中下调能够一定程度上通过激活 c-MET 通路导致肿瘤进展。

（2）微 RNA 与 RCC 的早期诊断

微 RNAs 可以作为血清或尿液中的一种潜在分子标志物，用于可被诊断影像学侦测到之前的早期肾癌。为此，研究者一直致力于构建在血清和尿液中可以检测和干预的用于诊断早期肾癌的微 RNAs 分子库，并且检测了几个在 RCC 转录组中差异表达的、可以作为 RCC 早期诊断标志物的微 RNAs 的循环水平。

几个在 RCC 转录组中显著上调或下调的微 RNAs 最先被当作了 RCC 早期诊断的血清分子标志物，包括 miR-210 和 miR-221。Wulfken 等评估了几个候选微 RNA 作为 RCC 的血清诊断物的作用，发现 miR-1233 水平是 RCC 的一个强有力的生物标志。Zhai 提出了外周血 miR-508-3p 水平同样可以达到诊断的目的。考虑到单个微 RNA 用于早期诊断的局限性，Hauser 等提出了一个微 RNA 组合，包括 miR-26a-2*、miR-191、miR-337-3p、miR-378；出于同样的目的，Redova 等提出了 miR-378 和 miR-451 的组合，Wang 等最终延伸出了一个包含五个微 RNA，miR-193a-3p、miR-362、miR-572、miR-28-5p 和 miR-378 的微 RNA 组合。这些微 RNA 组合具有区别肾肿瘤和其他器官来源的肿瘤的潜在价值。在 von Brandenstein 等的研究中，miR-15a 被当作一个潜在的区分良恶性肾肿瘤的分子标志物。

血清微 RNA 的另一个潜在应用价值是判断进展期肾癌对

目前的一线和二线靶向药物治疗的反应。舒尼替尼作为转移性RCC的一线治疗对于一部分患者（<25%）受益有限，近期一项关于肿瘤中差异表达的微RNA（包括miR-942、miR-628-5p、miR-133a和miR-484）的研究表明，这组微RNA可以用于预测该病是否对舒尼替尼治疗有反应，随后的一项研究提示通过对外周血样本微RNA分型可以预测舒尼替尼抵抗。因此，可以设想微RNA分型有助于用于转移性肿瘤一线和二线治疗药物的分级与分型。

（3）微RNA与RCC的预后

微RNA也是判断各种类型RCC预后的相关指标。Petillo等通过少量的CCRCC样本向我们展示出miR-32初级转录物在肿瘤中过表达预示着不良预后。此外，其他的一些微RNAs表达水平改变也与RCC患者不良预后有关，包括miR-106B（down）、miR-486（up）、miR-630（up）和微RNA-23b/27b（down）。Slaby等发现在肿瘤中下调miR-106b对CCRCC发生转移有重要预测价值。miR-9的甲基化也可以作为转移发生的一个预测分子，高水平的甲基化灭活的miR-9与原发肿瘤的转移高度相关。与正常肾组织相比，miR-155在肿瘤组织中显著过表达，miR-155的低表达被提出作为Ⅲ期和Ⅳ期CCRCC患者不良预后的一个标志。也有很多研究集中在以miR-21的上调程度预测CCRCC患者的无进展生存期和总生存期，也有人用miR-21与miR-216或miR-10b水平的比值作为疾病进展的预后指标。

Heinzelmann 把以单一微 RNA 预测 CCRCC 预后扩展到以一组微 RNA，包括 miR-451、miR-221、miR-30a、miR-10b 和 miR-29a，这些微 RNA 的异常与 CCRCC 患者的高转移风险和不良预后有关。Wu X 等提出了另一组微 RNA（miR-10b、miR-139-5p、miR-130b 和 miR-199b-5p），具有类似的诊断 CCRCC 转移的作用。Slaby 等提出了利用一组微 RNA（miR-127-3p、miR-145 和 miR-126）的表达水平预测行肾切除术后的无转移性 RCC 患者的早期复发风险。SilvaSantos RM 在一个单因素分析中也向我们展示了一组微 RNA（miR-21、miR-141 和 miR-15）的预测作用。

（4）微 RNA 与 RCC 的治疗

也许微 RNA 最迫切的应用体现在肾癌的治疗上。理论上来讲，根据配对的微 RNA 和上面描述的信号通路网络，我们能够在临床上通过上调抑癌微 RNA 或下调原癌微 RNA 来直接治疗或辅助治疗 RCC。

微 RNA 潜在的应用价值之一就是增加 RCC 这一实体瘤对放疗的敏感性。最近的研究发现 miR-185 可抑制 ATM- Rad3 相关激酶的转录，进而增强辐射诱导的细胞凋亡和抑制细胞增殖，这一发现为增加 RCC 的放疗效果提供了可能。另一个潜在的可以辅助增强 RCC 放疗效果的微 RNA 是 miR-454-3p，一项近期的研究表明 B 细胞异位基因（*BTG1*，一个在细胞周期进程中扮演重要角色的抑癌基因）是 miR-454-3p 的一个直接靶点，miR-454-3p 下调 *BTG1* 后使得肿瘤细胞对放疗敏感。这些研究表明特定的微 RNA 和微 RNA 家族可以作为肿瘤细胞对放疗的增敏剂。

RCC 也是对传统化疗不敏感的一类肿瘤，近期研究发现 miR-381 以 WEE1 为靶点通过上调 Cdc2 的活性、抑制增殖、促凋亡来增强肾癌细胞对 5- 氟尿嘧啶的敏感性，为将来这类抗增殖的化疗药物能够更有效地治疗 RCC 带来了希望。WEE1 也是 miR-424 的靶点，研究发现 miR-424 在上调 Cdc2 和促凋亡方面与 miR-381 具有协同作用，推测 miR-424 也可以增加 RCC 对化疗的敏感性。

通过一系列化疗药物诱导肿瘤衰老是很多类肿瘤的治疗目标。有研究发现，转染 miR-138 可以通过减少组蛋白甲基转移酶表达、增加 P16 表达来诱导体外培养的 RCC 细胞衰老，因此 miR-138 有可能用作诱导衰老疗法的辅助剂以增强其效果。miR-101 也表现出抑制 EZH2 和 RCC 细胞增殖的能力，因此也有可能被用于诱导衰老疗法。

（5）RCC 中微 RNA 的囊泡运输

微 RNA 不仅能够作用于自身细胞，还可以以囊泡的形式作用于周围细胞和远端器官。囊泡中包含多种蛋白、mRNA 和微 RNA，并且根据其大小和产生的亚细胞器不同被分为三类。外泌体是一种直径为 30 ～ 100nm 的在细胞内部由细胞内多泡体形成的囊泡，同样内部包裹了蛋白、mRNA 和微 RNA 等物质。外泌体由细胞分泌释放出来，在血液等体液内传播，最后又可被其他细胞吞噬，是细胞间通讯的重要介质。通过对来源于 RCC 患者尿液的外泌体蛋白质组学分析发现，来源于患者囊泡的蛋白质表达谱明显不同于正常对照组。此外，来源于 786-O 细胞系的外泌体作用于同样的细胞系后能够促进细胞的迁移和侵袭。

与在其他类型肿瘤中的观察结果类似，微 RNA 包装进囊泡后，能够在 RCC 细胞的全身转移中起到重要作用。尽管详细的过程还没有被阐明，但研究表明特定的微 RNA 在囊泡中会优先于肿瘤细胞中出现上调或下调。Grange 等研究发现一部分拥有间充质干细胞标志并表现出干细胞样行为的肾癌细胞能够释放包含微 RNA 的微泡，触发血管生成，并且在肺内建立一个可以让 RCC 细胞增殖的预转移微环境。此外，把这些外泌体注射进小鼠体内后，再注射 RCC 细胞能够显著增加肺转移。因此，囊泡通过原发肿瘤中的类干细胞亚型细胞释放特定的微 RNA 可以促使转移的 RCC 细胞到达肺部，并构建直接的利于肿瘤生长和侵袭的环境。

另一方面，囊泡作为非免疫传输系统为利用特定的抑癌微 RNA 靶向作用于癌细胞提供了可能，这种治疗方法的可行性也已经在几项研究中被证明。加载了特定的 siRNA 或微 RNA 的外泌体能够作用于特定的组织并改变其功能。Ohno 等的研究表明，细胞表面表达 EGF 类似物并且转染了抑癌的微 RNA let-7a 的细胞中的外泌体能够传送微 RNA 至异种移植的 EGF 受体阳性的小鼠乳腺癌细胞。尽管以上实验还没有在 RCC 细胞中被重复，但这些研究表明，在将来可通过注射设计好的外泌体来利用特定的抗癌微 RNA 治疗肾癌。

靶向药物主要通过作用于肿瘤中特定的异常信号通路（包括 VHL/HIF-1 和 PI3K/Akt/mTOR）来治疗肿瘤。随着十年前靶向药物的出现，肾癌的治疗步入了一个崭新的时代。不同药物的选择与组合并且联合免疫疗法为肾癌患者的个体化治疗和改善生存期带来了希望。近年来，不断有研究发现微 RNA 作为癌基因或抑癌基因参与致癌信号通路的调控，在 RCC 中异常表达的微 RNA 也越来越多地被发现，将来肾癌的治疗方法必将更加多样和有效。我们可以利用微 RNA 加强化疗和放疗效果，或者单独使用特定的微 RNA 阻断那些被现有的有不良反应的药物靶向作用的肿瘤信号通路。相信微 RNA 在 RCC 治疗中的作用将不再只处于理论层面，其对疾病的诊断、预后、靶向治疗方面的价值将逐渐凸显。

（陈志国　整理）

61. lncRNA 在肾癌中的基础和临床研究新进展

近年来，长链非编码 RNA（long noncoding RNA，lncRNA）在肿瘤中的研究取得长足进展，为肿瘤的发生、进展及转移提供了新的思路。

长链非编码 RNA 是指长度＞200 个核苷酸、具有基因表达调节功能、不能编码产生蛋白质的一类RNA。近年来研究提示，lncRNA 以 RNA 形式在表观遗传调控、转录调控以及转录后调控等多种层面上调控基因的表达水平。此调控机制非常复杂，往往是由 lncRNA、微 RNA、mRNA、蛋白之间在不同调控水平相互作用形成调控网络以完成对蛋白表达的准确调节。

我们团队近年来对 lncRNA 在肾癌中的表达、作用及机制进行了深入的研究，已经发现了 lncRNA-SARCC、MALAT-1、SPRY4-1T1、NBAT-1 等与肾癌发生发展存在密切关系的 lncRNA，力争在精准医疗时代对肾癌的精准化诊治提供新的思路。2016 年《自然》(Nature) 的子刊《Oncogene》杂志发表了我们课题组的一项最新研究成果。该研究发现了一个新的 lncRNA-SARCC，该 lncRNA 受缺氧调控，并且影响缺氧环境下肾癌细胞的增殖能力。研究表明，lncRNA-SARCC 能抑制 *VHL* 突变型肾癌细胞株的细胞增殖，可促进 *VHL* 野生型肾癌细胞株的细胞增殖。分子机制上的研究表明，lncRNA-SARCC 能通过结合雄激素受体（AR）来转录后调控 AR，通过抑制 AR 蛋白来抑制 AR / HIF-2α/ c-myc 信号。反之，HIF-2α 通过结合 lncRNA-SARCC 启动子区域的缺氧反应元件来转录调节 lncRNA-SARCC 表达。在缺氧环境下，lncRNA-SARCC/AR 复合物和 HIF-2α/c-myc 信号通路之间的负反馈机制差异性调节肾细胞癌的发生发展。上述研究结果从 lncRNA 角度阐述了缺氧诱发肾癌的机制，并且从分子水平上解释了缺氧如何通过调控 lncRNA 来影响肾癌的发生——即通过靶向从 lncRNA-SARCC/AR 复合物到 HIF-2α/c-myc 这一新发现的信号通路来影响肾癌发生。

我们团队用 PCR 分析发现肾透明细胞癌组织和癌细胞株 786-O 和 ACHN 中 MALAT-1 的表达水平明显高于癌旁组织和正常肾细胞株 HK-2，MALAT-1 在 CCRCC 中的表达水平越高，患者预后越差。进一步研究表明，MALAT-1 与 CCRCC 的增殖、侵袭和转移密切相关，且与 CCRCC 患者的预后密切相关。

SPRY4-IT1 也是我们团队在肾癌研究中发现的 lncRNA 之一。研究结果显示 SPRY4-IT1 在肾癌组织中的表达量显著高于正常癌旁组织。用 siRNA 干扰 SPRY4-IT1 表达后，分别采用 wound healing 法、流式细胞仪和 Transwell 法检测其对细胞增殖、凋亡和迁移的影响，发现肾癌细胞株迁移能力与对照组相比明显降低，但细胞增殖无明显变化，细胞凋亡变化亦不明显。这些结果表明，SPRY4-IT1 在肾细胞癌组织中高表达，并且能促进肾癌细胞迁移，可能成为判断肾癌预后的重要分子标志物。

我们还发现 lncRNA（neuroblastoma associated transcript-1, *NBAT-1*）在肾癌组织中的表达明显低于癌旁组织，其表达水平与肾癌患者的预后密切相关。多因素分析结果显示 NABAT-1 是肾癌预后的独立影响因素，体内实验亦表明敲减 NBAT-1 表达可促进肾癌细胞株增殖、迁移和侵袭，可作为肾癌预后的标志物，亦作为肾癌诊断治疗的候选靶点之一。

相对于蛋白编码序列以及小分子 RNA 来说，lncRNA 的研究还仅仅处于起步阶段，随着对 lncRNA 在哺乳动物进化及疾病发生发展中作用的关注，lncRNA 的机制已成为现代遗传学研究的热点问题。通过研究肾癌中 lncRNA 的生物学功能及其在疾病中的调控机制，能够更全面地理解疾病的发生机制，寻找新的疾病诊断标志物以及治疗靶点，为肾癌的诊断和治疗疾病提供新的思路和方法。

（张海民　整理）

62. 肾癌和代谢组学

代谢组学是继基因组学和蛋白质组学后发展起来的一门新兴学科，其定义是指对生物体内所有代谢物进行定性和定量分析，从中寻找表达量有差异的代谢产物，研究其与上游的基因和下游的通路以及生理病理相对应的关系。相对分子质量 1000 以内的小分子物质是代谢组学研究的主要内容。

疾病导致机体病理生理的变化，从而引起代谢产物的改变。因此，我们可以将代谢组学用于临床疾病的辅助诊断和治疗后效果的评估。代谢组学在肾癌中的研究有助于寻找肾癌早期诊断的特异性标志物，探索代谢组学和肾癌分期分级的密切关系以及检测肾癌患者术后特异性代谢产物的变化。一般来说，代谢组学的检测样本主要来源于患者的组织样本、血清或者尿液。Gao 等采用 1H-NMR 技术分析了 31 例肾癌、癌旁组织和正常肾组织样本，通过数据分析处理，发现不论有无转移，癌组织的代谢物与邻近组织比较差异均有统计学意义。

目前，代谢组学在肾癌的诊断和预后评估中发挥的作用越来越大，但在现实操作中依然存在不少的问题。样本的采集和处理缺乏统一的标准；现有的技术能否满足特异性标志物的特异性和敏感性；很多研究的样本量较小，有待大样本研究数据的证实。

总的来说，代谢组学距在临床中实际应用还有不小的距离。幸运的是，与基因组学和蛋白质组学相比，代谢组学具有研究工作量相对较小，更能直观地反映肾癌患者生理病理变化的优点。因此，代谢组学的应用前景非常乐观。相信随着技术的不断发展和进步，代谢组学在肾癌早期诊断和预后评估中将发挥更大的作用。

（翟　炜　整理）

参考文献

1.Siegel RL，Miller KD，Jemal A. Cancer statistics，2016. Ca A Cancer Journal for Clinicians，2016，66（1）：7-30.

2.Tan PH，Cheng L，Riouxleclercq N，et al. Renal Tumors：Diagnostic and Prognostic Biomarkers. American Journal of Surgical Pathology，2013，37（10）：1518-1531.

3.Yu ZH，Zhang Q，Wang YD，et al. Overexpression of cyclooxygenase-1 correlates with poor prognosis in renal cell carcinoma. Asian Pac J Cancer Prev，2013，14（6）：3729-3734.

4.Chou A，Toon C，Pickett J，et al. von Hippel-Lindau syndrome.Frontiers of

Hormone Research，2013，41：30-49.

5.Maher ER，Neumann HP，Richard S. von Hippel-Lindau disease：a clinical and scientific review.Eur J Hum Genet，2011，19（6）：617-623.

6.Sato Y，Yoshizato T，Shiraishi Y，et al. Integrated molecular analysis of clear-cell renal cell carcinoma. Nature Genetics，2013，45（8）：860-867.

7.Majid S，aini S，Dahiya R. Wnt signaling pathways in urological cancers: past decades and still growing. Molecular Cancer，2012，11：7.

8.Terakawa T，Miyake H，Kusuda Y，et al. Expression level of vascular endothelial growth factor receptor-2 in radical nephrectomy specimens as a prognostic predictor in patients with metastatic renal cell carcinoma treated with sunitinib. Urologic Oncology，2013，31（4）：493-498.

9.Gupta SD，Das RN，Ghosh R，et al. Expression of COX-2 and p53 in juvenile polyposis coli and its correlation with adenomatous changes. Journal of Cancer Research & Therapeutics，2016，12（1）：359-363.

10.Lu X，Liu DP，Xu Y. The gain of function of p53 cancer mutant in promoting mammary tumorigenesis.Oncogene，2012，32（23）：2900-2906.

11.Liu Y，Yang H，Zuo F，et al. The VHL short variant involves in protein quality control. Gene，2016，589（1）：63-71.

12. Lessi F，Mazzanti CM，Tomei S，et al. VHL and HIF-1alpha: gene variations and prognosis in early-stage clear cell renal cell carcinoma. Med Oncol，2014，31（3）：840.

13. Ellinger J，Holl D，Nuhn P，et al. DNA hypermethylation in papillary renal cell carcinoma. Bju International，2011，107（4）：664-669.

14.Wu D, Xin D, Jie J, et al. Decitabine for Treatment of Myelodysplastic Syndromes in Chinese Patients: An Open-Label, Phase-3b Study. Advances in Therapy, 2015, 32 (11): 1140-1159.

15.Zhu X, Yi F, Chen P, et al. 5-Aza-2' -Deoxycytidine and CDDP Synergistically Induce Apoptosis in Renal Carcinoma Cells via Enhancing the APAF-1 Activity. Clinical Laboratory, 2015, 61 (12): 1821-1830.

16. Ricketts CJ, Morris MR, Gentle D, et al. Methylation profiling and evaluation of demethylating therapy in renal cell carcinoma. Clin Epigenetics, 2013, 5 (1): 16.

17.Siegel R, Naishadham D, Jemal A.Cancer statistics, 2012. CA Cancer J Clin, 2012, 62 (1): 10-29.

18.Ljungberg B, Campbell SC, Choi HY, et al. The epidemiology of renal cell carcinoma. Eur Urol, 2011, 60 (4): 615-621.

19.Chang C, Lee SO, Yeh S, et al. Androgen receptor (AR) differential roles in hormone-related tumors including prostate, bladder, kidney, lung, breast and liver. Oncogene, 2014, 33 (25): 3225-3234.

20.Wen S, Niu Y, Lee SO, et al.Androgen receptor (AR) positive vs negative roles in prostate cancer cell deaths including apoptosis, anoikis, entosis, necrosis and autophagic cell death.Cancer Treat Rev, 2014, 40 (1): 31-40.

21.Rechoum Y, Rovito D, Iacopetta D, et al.AR collaborates with ERα in aromatase inhibitor-resistant breast cancer. Breast Cancer Research and Treatment, 2014, 147 (3): 473-485.

22.He D, Li L, Zhu G, et al. ASC-J9 suppresses renal cell carcinoma progression by targeting an androgen receptor-dependent HIF2α/VEGF signaling pathway.Cancer Res，2014，74（16）：4420-4430.

23.Stone L.Kidney cancer: Androgen receptor——a new target in renal cell carcinoma?Nat Rev Urol，2014，11（8）：425.

24.Fenner A. Kidney cancer：AR promotes RCC via lncRNA interaction. Nature Reviews Urology，2016，13（5）：242.

25.Guttman M，Rinn JL. Modular regulatory principles of large non-coding RNAs. Nature，2012，482（7385）：339-346.

26.Sánchez Y，Huarte M. Long Non-Coding RNAs: Challenges for Diagnosis and Therapies. Nucleic Acid Therapeutics，2013，23（1）：15-20.

27. Zhang HM，Yang FQ，Chen SJ，et al. Upregulation of long non-coding RNA MALAT1 correlates with tumor progression and poor prognosis in clear cell renal cell carcinoma.Tumor Biology，2015，36（4）：2947-2955.

28. Zhang HM，Yang FQ，Yan Y，et al. High expression of long non-coding RNA SPRY4-IT1 predicts poor prognosis of clear cell renal cell carcinoma.International Journal of Clinical & Experimental Pathology，2013，7（9）：5801-5809.

29.Xue S，Li QW，Che JP，et al. Decreased expression of long non-coding RNA NBAT-1 is associated with poor prognosis in patients with clear cell renal cell carcinoma. Int J Clin Exp Pathol，2015，8（4）：3765-3774.

30.Gao H，Dong B，Jia J，et al. Application of ex vivo （1）H NMR metabonomics to the characterization and possible detection of renal cell carcinoma metastases.Journal of Cancer Research and Clinical Oncology，2012，138（5）：753-761.

我们面临的挑战

近十年来，随着我国经济的发展和社会的进步，人口疾病谱也发生了巨大变化，多数传染性疾病得到了有效的控制，转而以慢性疾病如恶性肿瘤、心脑血管疾病，成为严重威胁我国人群健康的主要疾病，这其中就包括泌尿系统肿瘤——肾癌。肾癌是泌尿系常见的恶性肿瘤，占成人恶性肿瘤的3%。近年来，肾细胞癌的发病率呈逐年上升趋势，与10年前相比，肾细胞癌的发病率上升了2%～3%。根据《2016癌症统计》估算，全球每年约有209 000例肾细胞癌新增病例和102 000例死亡病例。肾细胞癌具有较高的恶性倾向，确诊时25%～30%的患者已属晚期，30%～40%无远处转移的肾细胞癌患者在接受手术治疗后也会出现远处转移。伴随着发病率和死亡率的不断增加，中国肾癌治疗也面临严峻的挑战。统计数据显示，中国治疗包括肾癌在内新药的可及性远不如美国和英国等发达国家。肾癌的防治已成为我国所要面临的突出的公共卫生问题，肾癌的预防与控制将面临更大的挑战。以下几点将是我国肾癌防控的主要突破口。

（1）肾癌基因：由于肾癌早期并没有明显症状，目前缺乏特异性高、灵敏度高的肾癌肿瘤标志物。早期肾癌的诊断主要依靠影像学检查，在诊断时已经发生远处转移，预后通常并不乐观。因此，通过应用新近发现的肿瘤标志物来进行早期诊断是非常重要的。寻找肾癌肿瘤标志物主要有两种思路：表达差异和功能差异。有研究表明：*GPC3/MXR7* 基因、*LGL/Hugl-1* 基因、环氧化酶 2 在肾癌和癌旁组织中存在差异表达，这些都有成为肾癌标志物的潜力，但缺乏大样本数据。按功能来分类我们通常将这些分子标志物分为两类：①与肾癌发生机制高度相关的标志物如：*VHL* 基因、HIF-1α、VEGF、CA Ⅸ及 mTOR 途径相关的分子蛋白标志物。②在其他恶性肿瘤中被广泛研究的标志物也有与肾癌相关的，如 P53、Ki-67、CXCR3/CXCR4、MMP-2/MMP-9、IMP3、Vimentin 等。

（2）微创手术：针对微创外科手术机器人系统的研究与应用发展也非常迅速。手术机器人系统有持镜机器人（AESOP、伊索）系统、第一代操作机器人（ZEUS、宙斯）系统 da Vinci（达芬奇）系统等。其中美国加州 Intuitive 公司制造的达芬奇机器人辅助腹腔镜手术系统在临床上得到广泛的应用。达芬奇机器人 2000 年研制成功，该系统自身不断升级换代，2014 年 4 月第四代达芬奇机器人手术系统研制成功，功能更强大，视觉系统应用最新的 3D 高清摄像系统。与传统腹腔镜手术相比，机器人手术更微创，患者术后恢复更快，术者学习曲线更短（例如，腹腔镜前列腺癌根治术的学习曲线相对较长，一般需 50 ～ 100 例手术才能渡过学习曲线，而机器人辅助腹腔镜下前列腺切除术仅 10 ～ 20 例即可渡过学习曲线），有很好的应用前景。机器人辅助腹腔镜下肾部分切除术是一种安全、有效的治疗局限性肾肿瘤的术式。该术式在肾肿瘤的完整切除及肾脏创面缝合上有明显的优势。国内多个肾癌团队曾报道完成了达芬奇机器人辅助全腔镜下伴腔静脉癌栓的肾癌根治术。但是由于机器人购置费用和设备维护费用较贵，限制了其在国内的广泛开展。当然，现有机器人系统均未实现触觉反馈，为进行更加安全和精细的手术，创造出新的主动触觉反馈系统是十分必要的。另外，目前的研究随访时间较短，某些机器人辅助腹腔镜手术临床效果还有待于多中心大样本的长期随访研究。

（3）分子靶向治疗：肿瘤分子靶向治疗常用的治疗靶点有细胞受体、信号传导和抗血管生成等。此类靶向药物主要有两类：单克隆抗体和小分子化合物。以舒尼替尼、索拉非尼、依维莫司为代表的靶向药物进入中国后在治疗晚期肾癌上取得了一定的疗效。分子靶向药物在临床的成功应用为肾癌的治疗翻开了新篇章，其进展令人鼓舞，但仍有很多问题亟待解决。如现有的研究结果显示，靶向药物治疗的有效性只能达到部分缓解或稳定，只有少部分患者出现完全缓解；另外对于非透明细胞型肾癌患者的靶向药物研究还缺少大规模的临床实验；并且虽然目前肾癌相关抑癌基因种类较多，但具有重要临床意义并成为靶点治疗的基因数量相对较少。对于分子靶向药物联合、序贯治疗的有效性和毒副作用以及三线治疗的药物选择也尚处于研究阶段，这些问题也都需要进一步的研究和论证。

（4）免疫治疗：抗 PD-1/PD-L1 抗体在一些治疗中表现出迅速、有效的药物反应，是当前免疫靶向治疗的免疫检查点抑制剂主要代表药物，为恶性肿瘤的免疫治疗奠定了基础。但 PD-1/PD-L1 信号通路阻滞剂对肿瘤患者的预后及其带来的不良反应有待进一步研究。另外，实践中 PD-L1 阻滞剂是否优于 PD-1 阻滞剂并不明确。免疫治疗作为肿瘤治疗的新方向探索肿瘤和机体免疫之间的关系，达到个体及优化治疗是未来需解决的问题。目前免疫疗法已经成为在肿瘤治疗中的焦点，许多问题也随之浮出水面。例如，这些药物在各种肿瘤中的长期不良反应和耐药机制如何，优化治疗剂量和时间表，研究可能影响疗效的生物标志物，评估不同治疗方式的组合对于最大限度地发挥免疫治疗的潜力也是需要我们进一步研究的。

总之，我国的肾癌防控还处于加速前进阶段，与国外诊疗水平有一定差距，面临着巨大挑战。目前的现实目标应是尽快遏制肾癌发病率和死亡率的上升势头，提高早诊率及预后。要达到上述目标需要全社会的共同努力，以预防为重点，力争在肾癌发生的初始或在足够早期阶段加以控制，最终达到降低肾癌发病率和死亡率，改善我国人群健康的目的。

出版者后记

Postscript

1年时间，365个日夜，300位权威专家对每本书每个细节的精雕细琢，终于，我们怀着忐忑的心情迎来了《中国医学临床百家》丛书的出版。我们科学技术文献出版社自1973年成立即开始出版医学图书，40余年来，医学图书的内容和出版形式都发生了很大变化，这些无一不与医学的发展和进步相关。

近几年，中国的临床医学有了很大的发展，在国际医学领域也开始崭露头角。以北京天坛医院牵头的CHANCE研究成果改写美国脑血管病二级预防指南为标志，中国一批临床专家的科研成果正在走向世界。但是，这些权威临床专家的科研成果多数首先发表在国外期刊上，之后才在国内期刊、会议中展现。如果出版专著，又为多人合著，专家个人的观点和成果精华被稀释。

为改变这种零落的展现方式，作为科技部所属的唯一一家出版机构，我们有责任为中国的临床医生提供一个系统展示临床研究成果的舞台。为此，我们策划出版了这套高端医学专著——《中国医学临床百家》丛书。“百家”既指临床各学科的权威专家，也取百家争鸣之义。

丛书中每一本书阐述一种疾病的最新研究成果及专家观点，按年度持续出版，强调医学知识的权威性和时效性，以期细致、连续、全面展示我国临床医学的发展历程。与其他医学专著相比，本丛书具有出版周期短、持续性强、主题突出、内容精练、阅读体验佳等特点。在图书出版的同时，同步通过万方数据库等互联网平台进入全国的医院，让各级临床医师和医学科研人员通过数据库检索到专家观点，并能迅速在临床实践中得以应用。

在与专家们沟通过程中，他们对丛书出版的高度认可给了我们坚定的信心。北京协和医院邱贵兴院士表示“这个项目是出版界的创新……项目持续开展下去，对促进中国临床学科的发展能起到很大作用”。北京大学第一医院霍勇教授认为“百家丛书很有意义”。复旦大学附属华山医院毛颖教授说“中国医学临床百家给了我们一个深度阐释和抒发观点的平台，我愿意将我的学术观点通过这个平台展示出来”。我们感谢这么多临床专家积极参与本丛书的写作，他们在深夜里的奋笔，感动着我们，鼓舞着我们，这是对本丛书的巨大支持，也是对我们出版工作的肯定，我们由衷地感谢！

在传统媒体与新兴媒体相融合的今天，打造好这套在互联网时代出版与传播的高端医学专著，为临床科研成果的快速转化服务，为中国临床医学的创新及临床医师诊疗水平的提升服务，我们一直在努力！

科学技术文献出版社

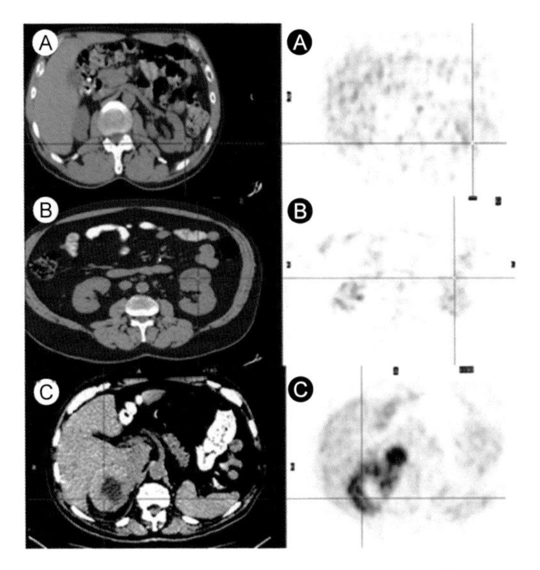

图 A：65 岁，男性，2.5cm Fuhrman 2 级肾透明细胞癌，不摄入示踪剂。图 B：55 岁，男性，6cm Fuhrman 6 级肾透明细胞癌，摄入最小剂量示踪剂。图 C：66 岁，男性，10cm Fuhrman 4 级肾透明细胞癌，肉瘤型 RCC，病灶中央有坏死中心，摄入最大剂量示踪剂，SUVmax=10。

彩插 1　原发性肾肿瘤 FDG PET-CT 影像（见正文 029 页）

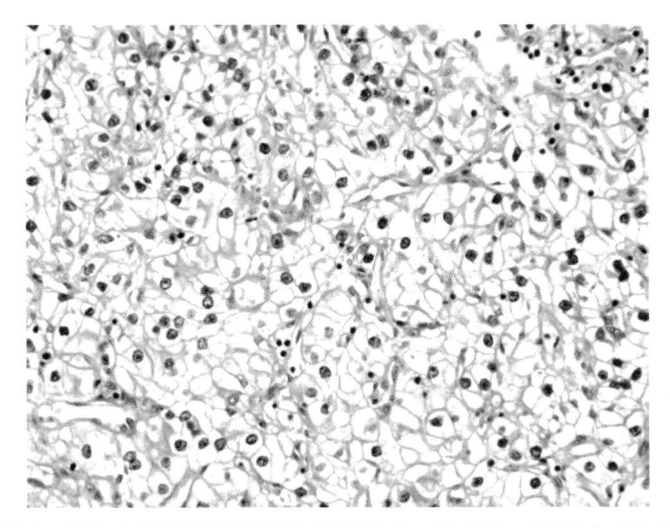

彩插 2　ISUP 3 级肾透明细胞癌（H&E 染色，×100）（见正文 070 页）

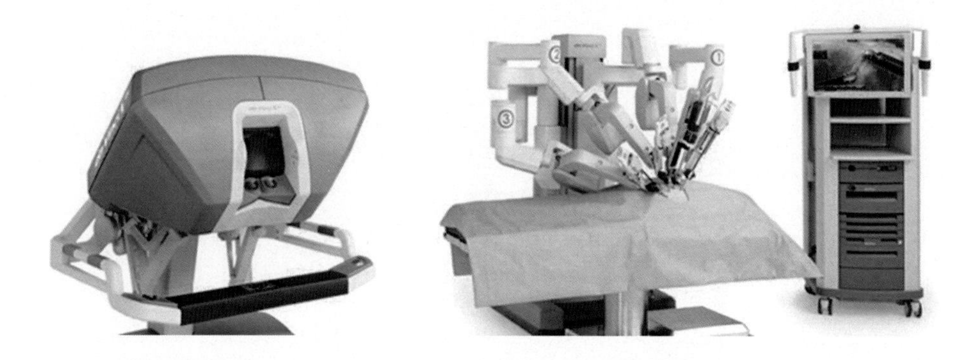

彩插 3　“达芬奇”外科手术机器人（见正文 105 页）

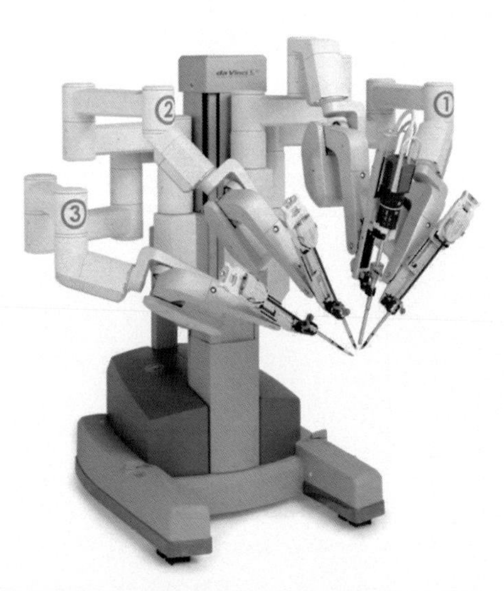

彩插 4　“达芬奇”外科手术机器人的操作手臂（见正文 105 页）

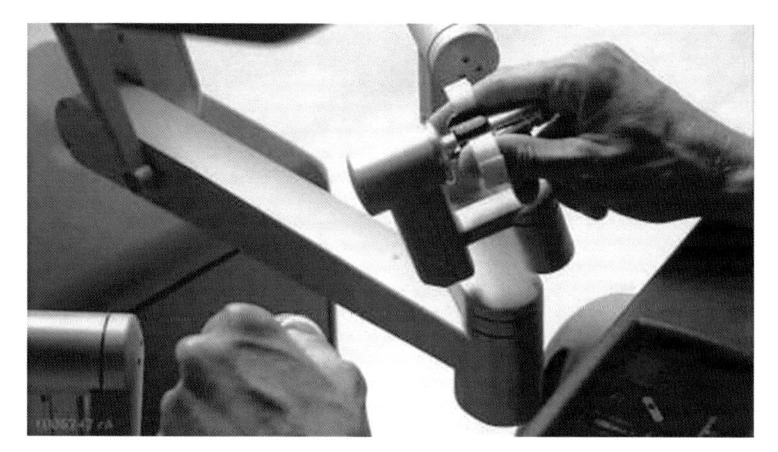

彩插 5　医生在操作“达芬奇”外科手术机器人（见正文 106 页）

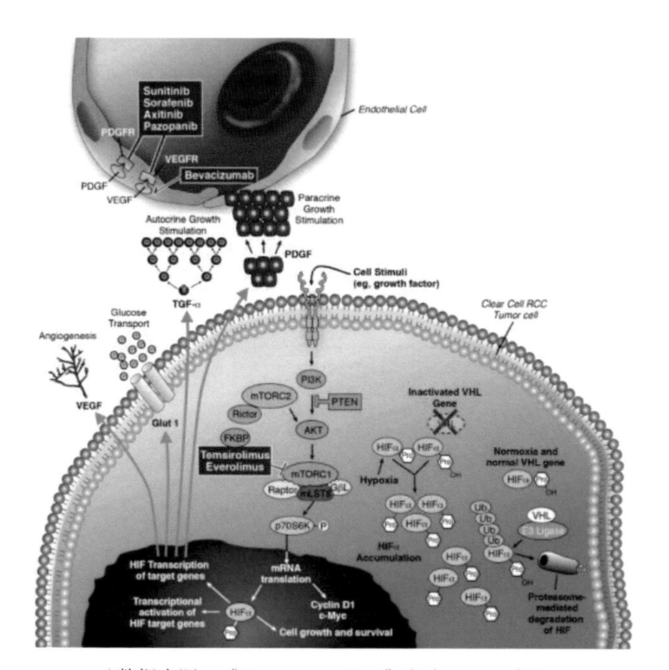

（数据来源：《European urology》杂志，2015 年）。

彩插 6　肾透明细胞癌癌变过程中的细胞通路（见正文 148 页）

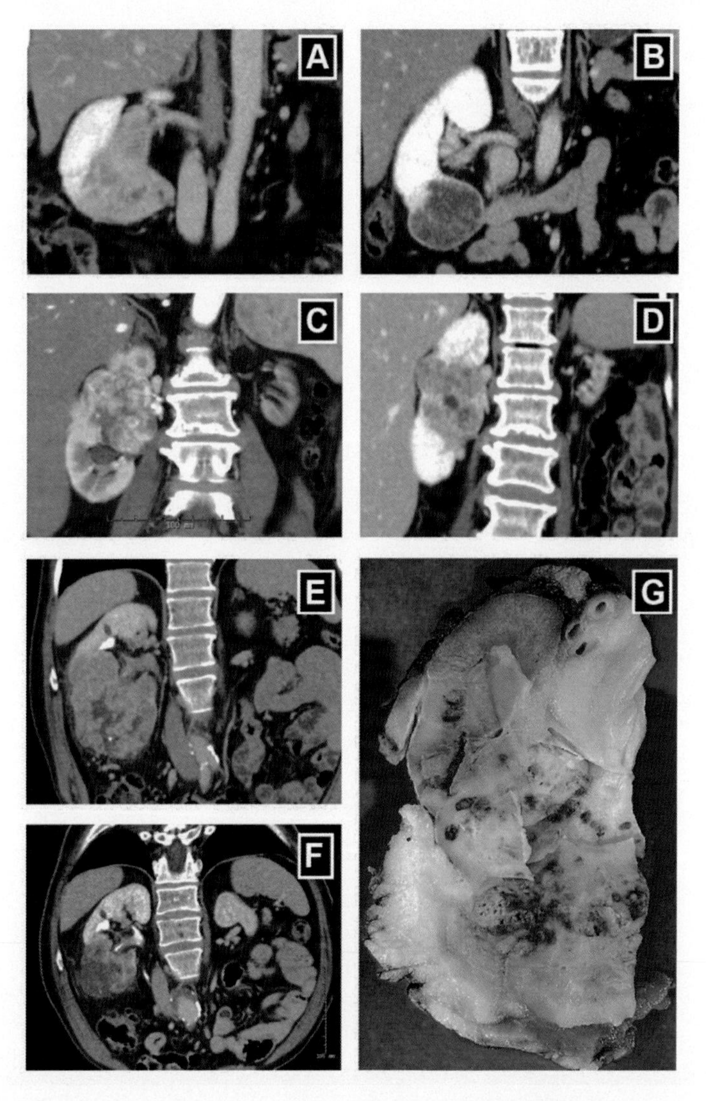

图A: 病例1: 60岁男性孤独肾患者，CKD和肾门肿瘤几乎延伸到肾主静脉。图B: 帕唑帕尼使用后，肿瘤体积回缩，81%的肾功能得以保全。图C：案例2:64岁女性孤独肾患者，肾门肿瘤和CKD。图D：帕唑帕尼使用后肿瘤大小减小，尽管观察到肿瘤血管减少和大量坏死。78%的肾功能得以保全。图E：案例3:58岁男性肾门肿瘤和对侧萎缩。图F：帕唑帕尼使用后，肿瘤体积明显缩小。图G：卫星病灶和根除性肾脏切除手术。

（数据来源：《The Journal of urology》杂志，2015年）。

彩插7　帕唑帕尼使用前后CT扫描结果（见正文152页）

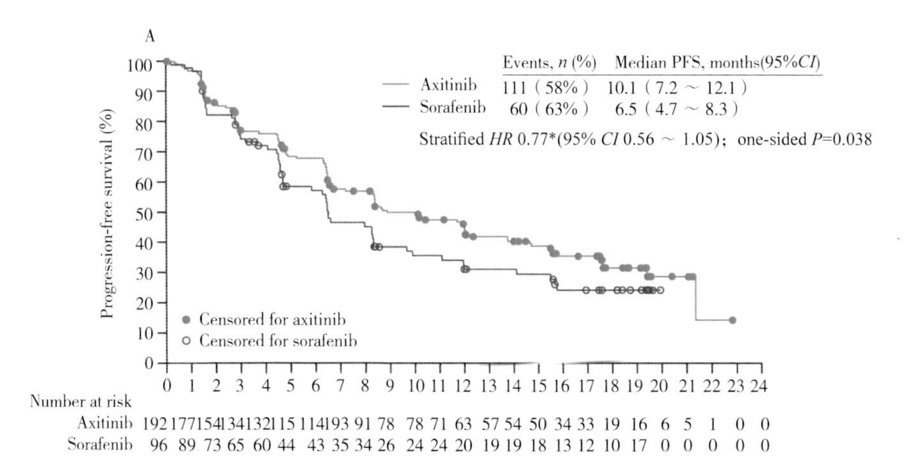

（数据来源：《The Lancet Oncology》杂志，2013 年）。

彩插 8 Kaplan-Meier 意向治疗人群的无进展生存期分析（见正文 155 页）

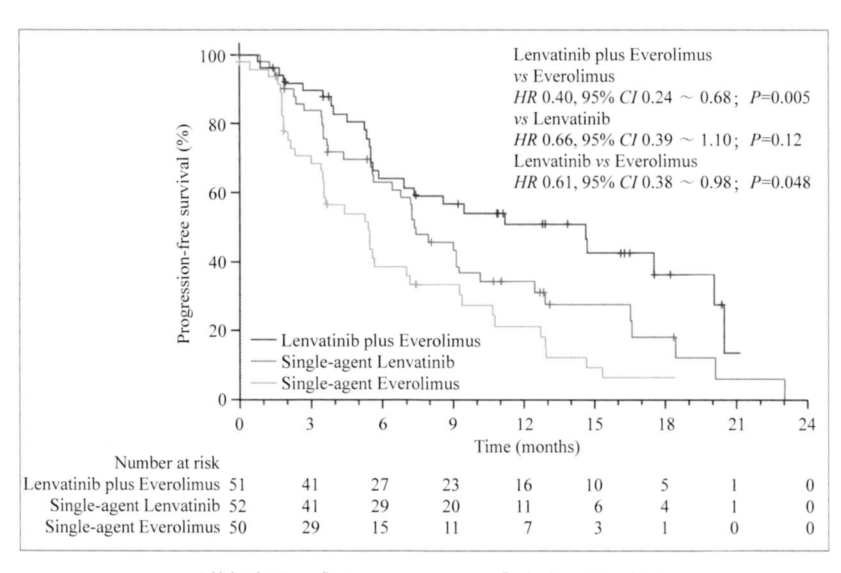

（数据来源：《The Lancet Oncology》杂志，2015 年）。

彩插 9 Kaplan-Meier 治疗人群无进展生存期分析（见正文 158 页）

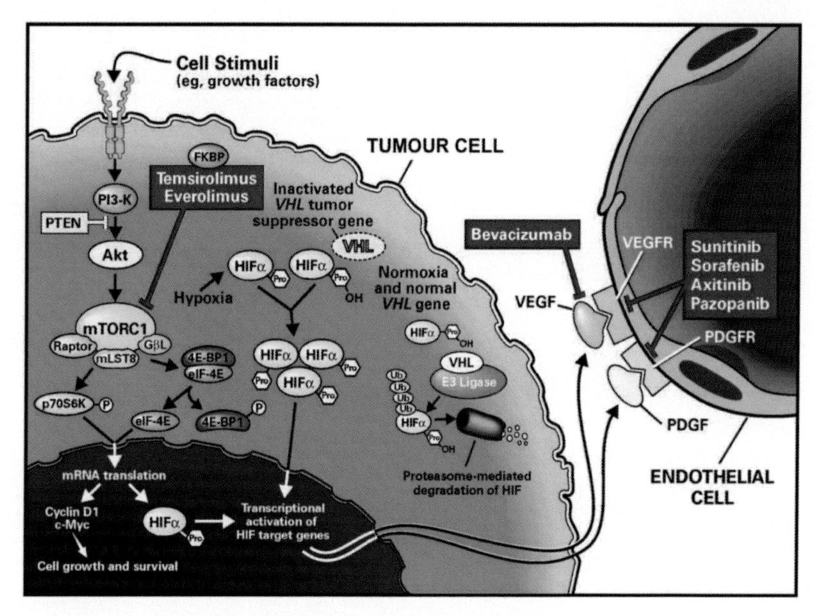

彩插 10　肾癌靶向药物作用机制（见正文 166 页）

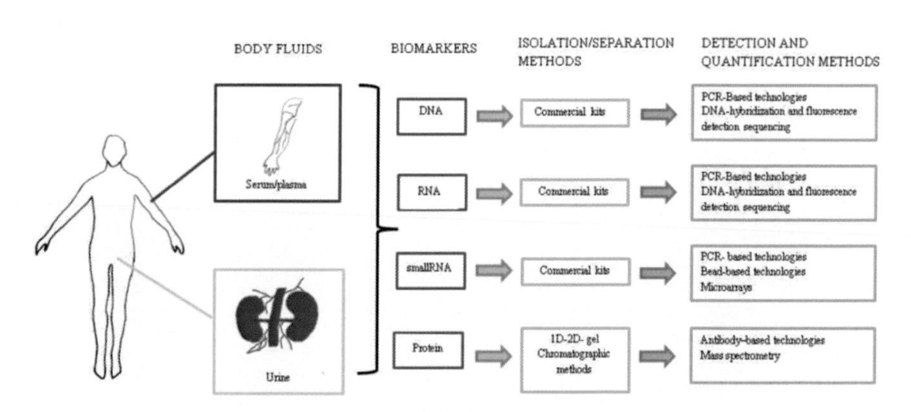

彩插 11　从体内获取标志物的途径解析（见正文 172 页）